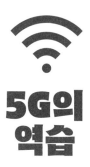

5G의
역습

EMF*D:
5G, Wi-Fi & Cell Phones: Hidden Harms
and How to Protect Yourself
by Dr. Joseph Mercola

Copyright © Dr. Joseph Mercola 2020
All rights reserved.
Originally published in 2020 by Hay House Inc. USA

Korean Translation Copyright © Minumin 2021

Korean translation edition is published by arrangement with
Hay House UK Ltd through Amo Agency.

이 책의 한국어 판 저작권은 아모 에이전시를 통해
Hay House UK Ltd와 독점 계약한 ㈜민음인에 있습니다.
저작권법에 의해 한국 내에서 보호를 받는 저작물이므로 무단 전재와 무단 복제를 금합니다.

Image on page p.55 reprinted from The Lancet Planetary Health, Vol. 2, no. 12, Priyanka
Bandara and David O. Carpenter, "Planetary electromagnetic pollution: it is time to assess its
impact," pages e512–e514, copyright 2018, with permission from Elsevier.

Illustration on page p.204 reprinted from Ageing Research Reviews, Vol. 47, Keisuke Yaku,
Keisuke Okabe, and Takashi Nakagawa, "NAD metabolism: Implications in aging and
longevity," pages 1–17, copyright 2018, with permission from Elsevier.

빨라진 다운로드 속도만큼
당신의 수명도 단축된다

5G의 역습

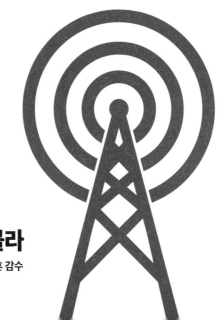

조셉 머콜라

김보은 옮김 · 이영훈 감수

판미동

이 책에 쏟아진 찬사

"전자기장이 건강에 미치는 영향을 설명하는 이 획기적인 책은 정신이 번쩍 들게 하는 이야기를 전하는 동시에 우리의 행동을 이끌도록 호소한다. 머콜라 박사는 전자기장 노출로 일어나는 유해한 현상들을 조심스럽게 늘어놓으며, 우리가 입은 피해를 완화할 구체적인 방법을 실시간으로 설명한다. 5G 상용화가 시작되면서 나는 가족과 환자들을 전자기장의 해로운 영향에서 보호하려고 노력했다. 이는 우리가 모두 참여해야 할 전투다. 머콜라 박사의 책은 이 중요한 투쟁에서 길을 밝혀 줄 것이다."

토머스 카원 (의학박사, 『인간의 심장, 우주의 심장』 저자)

"점점 나빠지기만 하던 내 건강은 전기장 노출을 차단하자 하룻밤 새 나아졌다. 무선통신과 전기장 노출이 건강에 미치는 영향을 15년 전에 알았더라면 10년간 깊은 고통과 괴로움 속에서 몸부림치지는 않았을 것이다. 이 책을 읽고 알게 된 지식을 자기 자신과 사랑하는 사람을 보호하기 위해 반드시 공유하기 바란다."

피터 설리번 (클리어라이트벤처 설립자)

"전자기장이 당신의 건강에 어떤 영향을 미치는지 알고 싶은가? 이 책은 지구가 전자기장으로 가득 차는 이유와 그에 대응해 우리가 취할 수 있는 행동을 능수능란하게 설명해 줄 것이다. 건강을 지키는 데 관심 있는 사람이라면 반드시 읽어야 할 책이다."

로이드 버렐 (『전자기장 실용 지침서』 저자, ElectricSense.com 설립자)

"5G 기술은 더 빠른 연결, 더 넓은 대역폭, 짧은 지연 속도, 대규모 사물 인터넷, 스마트 도시를 약속한다. 하나라도 마음에 들지 않는 게 있는가? 머콜라 박사는 이 책에서 5G가 광범위하게 실용화되어 전자기장 노출이 대량으로 늘어나면 나타날 수 있는 부정적인 생물학적 효과에 대해 설명한다. 5G 기술은 사방에 존재하므로 누구도 빠져나갈 수 없다. 전자기장의 위험을 알고 싶다면 이 책은 필수다."

스테퍼니 세네프 (MIT 컴퓨터과학과 인공지능연구실 책임연구 과학자)

"『5G의 역습』은 독자에게 불량전기와 마이크로파 방사선의 형태로 발산하는 주파수가 우리의 건강을 해친다고 이야기한다. 이 책은 장기간에 걸친 전자기파 노출의 생물학적 효과를 시험해 보지도 않은 채, 전 세계 정부가 5G, 즉 5세대 무선통신 기술을 확산하기 위해 경쟁하는 아주 흥미로운 시기에 찾아왔다.

우리는 스마트 계량기, 스마트 기기, 와이파이를 통해 더 많은 방사선에 노출되고 있다. 이제는 5G 스몰셀 안테나가 100미터 간격으로 가로등에 설치된다. 많은 사람이 "왜 5G 설치를 서두르는가?"라거나 "이

기술이 정말 필요한가?"라고 묻는다. 이제는 유기농 식품을 먹고, 정화된 물을 마시고, 신선한 공기로 숨 쉬고, 열심히 운동하고, 충분히 숙면을 취한다고 해서 건강해지지 않는다. 해로운 전자기장 오염 노출을 최소화하는 것이 중요하다. 이 책을 읽고 전자기장 노출을 줄이는 방법과 전자기장으로 입은 피해를 복구하는 방법을 배워 보자. 실망하지 않을 것이다!"

마그다 하바스 (캐나다 트렌트대학교 명예교수)

"조셉 머콜라 박사는 전자기장에 관한 이 책을 쓰면서 특히 인간의 건강에 어떤 영향을 미치는지에 중점을 두었다. 전자기장에 민감한 사람들에게 현실적인 해결책이 가득한 이 책은 우리들에게 매우 귀중한 자원이다. 아직 전자기장을 잘 모르거나 심각하게 생각하지 않는 사람들은 이 책을 읽은 뒤 전자기장을 결코 무시할 수 없게 될 것이다. 모든 사람이 전자기장의 위험을 알아야 한다. 이 종합 설명서가 도움이 될 것이다."

오람 밀러 (건축생물학 환경 전문컨설턴트, 전자기장 방사선 전문가)

차례

보이지 않는 것이 우리를 해칠 수 있다

20세기 중반부터 수십 년 동안 흡연은 사람들의 흔한 습관이었다. 사람들은 집에서, 직장에서, 학교에서, 식당에서, 차 안에서, 심지어 비행기 안에서 담배를 피웠다. 담배는 대부분 남성의 셔츠 주머니에 자랑스럽게 들어 있었고, 여성의 가방 속에도 둥지를 틀었다.

현재로 빠르게 시간을 당겨 보자. 흡연은 거의 모든 공공장소에서 금지되었다. 흡연율도 크게 줄었다. 하지만 담배는 전 세계에서 일상 생활의 중심이자 공동체 문화로 자리 잡았다.

담배 산업계는 이미 1950년대에 흡연이 건강에 미치는 재앙을 인지했다. 하지만 그 증거를 대중에게 숨겼다. 수십 년 동안 대중은 담배의 안전성에 관한 뻔뻔스러운 거짓말만 들었다.

몇몇 용감한 내부 고발자가 감춰진 연구 결과와 산업계의 교묘한 전략을 고발한 후에야 정부는 사람들의 담배 중독을 줄이려 노력하기 시작했다. 그러는 동안 전 세계에서 수백만 명이 목숨을 잃었다.

21세기로 넘어오면서 셔츠 주머니와 가방 속에는 담배 대신 다른 것이 차지하기 시작했다. 바로 휴대전화다. 새천년이 시작되고 불과 20년 사이에 이 통신기기는 신기한 물건에서 현대인의 필수품이 되었다.

담배와 휴대전화는 사람들로부터 사랑을 받는다는 사실 말고도 더 많은 공통점이 있다. 슬프게도 이들은 개인과 공중보건에 엄청난 위협을 안겨 준다는 사실을 공유한다.

휴대전화의 위험은 휴대전화 자체에서 생기는 것이 아니라 휴대전화가 작동할 때 이용하는 전자기장(electromagnetic fields, 줄여서 EMFs라고 한다.) 때문에 생긴다. 휴대전화 외에 무선으로 작동하는 다른 전자기기도 마찬가지다.

전자기장은 눈에 보이지 않는 주파수(진동수) 스펙트럼으로 존재한다. 그 종류로는 라디오 및 TV파, 마이크로파, 가시광선, 자외선, X-선, 방사성 원소가 있다. 전자기장의 공급원은 태양 빛 같은 자연물 외는 모두 인공물이다. 대표적인 예로 전자레인지로 요리할 때 이용하는 에너지를 들 수 있다.

이런 전자기장은 생리적으로 우리 몸에 해로운 영향을 미친다. 하지만 이 사실을 아는 사람은 거의 없다. 우리는 전자기장이 안전하다는 잘못된 인식에 빠져 있다. 산업계는 흡연의 폐해를 감추었던 그때와 마찬가지로 우리를 오랫동안 암흑 속에 가둬 두려 할 것이다.

그리고 정부는 끝없이 자발적으로, 심지어 열정적으로 기술 기업이 원하는 일은 무엇이든 할 수 있도록 격려한다. 여기에는 의회에서 기업 규제 법안을 만드는 것을 엄청난 돈으로 무마하는 일도 포함된다. 위험의 정체가 무엇인지 이해하기는커녕 위험을 피하는 일조차 점점 더 어려워지고 있다.

보수적인 측정치로도 전자파 과민증을 앓는 사람은 인구의 3%다. 이들이 전자기장에 노출되면 두통, 불면증, 피로감, 심계항진(자신의 심장 박동을 불편하게 느끼는 증상), 따끔거림 등의 증상을 경험한다. 그 외 다른 사람들은 전자기장을 느낄 수 없다. 그러나 전자기장을 느낄 수 없다고 해서 전자기장이 일으키는 상해를 입지 않는다는 뜻은 아니다.

정부 기관은 사람들이 전자기장을 안전하다고 믿기 바라지만, 불행하게도 이것은 사실이 아니다. 전자기장 노출로 인한 상해는 정자 수가 줄어들고, 수면 장애가 생기며, 불안감, 우울증, 알츠하이머병, 암과 같은 질병이 계속 늘어나는 형태로 나타난다.

휴대전화가 해로울 수 있다는 우려를 처음 들었던 때는 무려 20년 전이었다. 당시 나는 그 말에 어느 정도 동의는 했지만 어떤 행동도 취하지 않았다. 진실을 고백하자면, 나는 이것이 사실이라고 믿고 싶지 않았다. 당시 과학은 기껏해야 애매한 답만을 내놓았을 뿐이었다.

게다가 이것이 사실이라 하더라도 나는 내 건강한 식단과 생활습관이 이런 상대적이며 '하찮은' 노출을 상쇄하기에 충분하리라고 생각했다. 슬프게도 내 추측은 전문가로서 아주 멍청한 가정이었다. 나는 무선 산업계의 책동에 넘어갔다.

지금은 식단을 아무리 조심스럽게 관리하고 생활습관을 전략적으로 관리하더라도 전자기장 노출을 줄이려 진지하게 노력하지 않는 한 건강할 수 없다는 사실을 알고 있다.

휴대전화와 와이파이는 엄청난 편의성을 제공한다. 게다가 이들은 어디에나 존재한다. 우리는 심지어 잠잘 때도 휴대전화와 절대로 떨어지지 않는다. 일할 때도 손닿는 거리에 무선 인터넷에 연결된 컴퓨터가 있다. 우리는 전기 배선과 전자레인지, 휴대전화 기지국, 와이파이를 통해 항상 전자기장에 직접적으로 연결된 집, 동네, 도시에 산다.
사회가 더 많은 무선 기술을 받아들이면서 우리는 더 강력한 전자기장에 잠기고 있다. 이 중에는 우리가 소유한 기기가 발산하는 전자기장도 있지만, 휴대전화나 무선 라우터(서로 다른 네트워크를 연결해 주는 장치)를 소유하지 않아도 우리는 계속 늘어나는 전자기장에 노출될 수밖에 없다. 휴대전화 기지국, 무선 핫스팟, 무선 신호를 송출하는 위성이 엄청나게 늘어났기 때문이다.
설상가상으로 5G(혹은 '5세대' 휴대전화 기술)가 점점 확대되면서 전자기장에 노출되는 수준이나 건강과 환경에 미치는 영향이 기하급수적으로 증가할 것이다.
5G가 이용하는 전자기장의 일부는 신호를 보내고 받는 데 신기술이 필요하다. 그러므로 새 안테나들이 폭발적으로 증가할 것이다. 늘어난 안테나와 기지국을 통해 전해지는 모든 신호는 이미 우리가 헤엄치고 있는 전자기장의 그물망 위로 겹겹이 쌓일 것이다.

이 새로운 전자기장은 사람을 대상으로 장기 안전성 시험을 거치지 않았다. 미생물, 곤충, 동물, 식물은 말할 것도 없다. 본의 아니게 모든 생명체가 대규모 공중보건 실험 대상이 된 것이다. 그러나 일단 이 책을 읽으면 여러분은 아무것도 모른 채 실험 대상이 되는 상황을 피할 수 있다. 자신이 무엇에 노출되었는지, 자신을 보호하기 위해 무엇을 해야 하는지도 알게 될 것이다.

바로 이것이 이 책의 목적이다. 당신에게 지식을 알려 주어 건강의 위협을 최소화하도록 돕는 것이다.

매일 휴대전화를 주머니에 넣거나 얼굴에 가까이 대고 통화할 때마다, 스마트 가전을 살 때마다, 5G 폰으로 업그레이드할 때마다 어떤 위협을 받는지 모른다면 당신은 건강, 수명, 자녀를 낳을 능력까지 도박판에 내놓은 셈이다.

설상가상으로 여러분 자녀의 건강과 수명, 아이를 낳을 능력도 도박판 위에 올라가 있다. (휴대전화로 영상을 보든, 아무렇게나 앱을 누르든, 많은 어린이가 휴대전화를 사용하도록 허락받고 있기에 특히나 우려되는 부분이다. 부모들은 아이들을 얌전히 있게 하려고 이르면 6개월 된 아기에게도 휴대전화를 쥐여 준다.)[1]

시한폭탄을 처리하기 위해 광범위한 행동을 즉각 취하지 않으면 전자기장이 우리의 건강을 해치고야 말 것이다.

유용한 기술을 무조건 모두 멀리하라는 말로 들리는가? 휴대전화와 와이파이만이라도 멀리하라는 말인 것 같은가? 절대로 아니다. 기술 발달로 발산되는 방사선 노출을 줄이는 방법을 배우면 유용하다는 뜻이다. 나는 당신에게 이 방법을 알려 주려고 이 책을 썼다. 편리한 무선 접속 기술의 위험을 완화하기 위해 이들을 더 자세히 들여다볼 때가 되었다. 문제가 무엇인지 모르면 문제를 바로잡을 수 없다.

아래와 같은 것들을 이해할 수 있도록 이 책을 구성했다.

- 전자기장은 무엇이며 어떻게 작용하는가?
- 과학은 전자기장의 위험을 어떻게 증명하는가? 더불어 기업과 정부 기관은 이 과학적 증거를 숨기기 위해 어떻게 공모했고, 향후 어떻게 공모할 것인가?
- 전자기장은 정확히 어떻게 사람의 몸을 손상시키는가?
- 이미 일어난 상해를 어떻게 회복할 것인가?
- 전자기장 노출을 제한하고 앞으로 입을 피해 위험을 줄이는 방법으로는 무엇이 있는가?

가능한 한 이해하기 쉽게 풀어쓰려 했지만, 상당히 수준 높은 기술 정보도 있어서 때로 이 책을 읽는 일 자체가 힘들 수도 있다. 일부분은 당황스러울 수 있겠지만, 결과적으로 이 책은 당신의 건강이 더 나아질 수 있도록 이끌 것이다.

이 선택은 지금 반드시 해야 한다. 이동통신 산업계나 정부가 당신을 보호해 줄 때까지 기다리다가는 너무 오래 걸릴 것이다. 더는 기다릴 시간이 없다.

1장

전자기장이란 무엇인가?

우리가 사용하는 모든 현대 문명의 이기를 떠올려 보라.

그 목록은 끝이 없다. 식기세척기, 오븐, 세탁기와 건조기, 난방기,

에어컨, 텔레비전, 컴퓨터. 무엇보다 휴대전화를 빼놓을 수 없다.

이 모든 기기는 눈에 보이지 않는 전기와 자기 에너지로 움직인다.

지난 수십 년 동안 이 기기들과 함께 무선 인터넷과 와이파이는

엄청난 편의를 제공하면서 우리 삶을 바꾸어 왔다.

그 대가는 무엇일까?

이런 생활 편의용품은 시간을 크게 절약해 주기에,

우리는 이들이 미칠지도 모르는 해로움을 쉽게 무시한다.

수십 년 동안 많은 과학자가 전자기장이 건강에 미치는 영향을

우려해 왔다. 우리가 무선 전자기장의 부정적인 영향력을 이해하려면

전자기장이 무엇인지, 어떻게 작용하는지,

대상에 어떻게 영향을 미치는지에 관한 기본 지식이 필요하다.

바로 이 장에서 이 질문의 답을 찾게 될 것이다.

전자기장은 무엇일까?

전자기장에도 여러 종류가 있다. 각각의 전자기장은 고유의 진동수, 즉 1초 동안 고정된 한 지점을 통과한 파동의 수를 뜻하는 주파수가 있다. 주파수는 헤르츠 단위로 측정하는데, 19세기 독일의 물리학자 하인리히 헤르츠의 이름을 따라 Hz로 표기한다. 1,000헤르츠는 1킬로헤르츠(kHz)이고, 100만 헤르츠는 1메가헤르츠(MHz), 10억 헤르츠는 1기가헤르츠(GHz)다.

전자기장은 번개나 태양 빛 같은 자연물에서도 나오고, 휴대전화, 와이파이 라우터, 전선, 전자레인지 같은 인공물에서도 나온다. 전자기장은 스펙트럼으로 존재하고, 극단적으로 낮은 주파수인 초저주파($3{\sim}300Hz$)부터 시작해서 주파수가 $10^{22}Hz$보다 더 높은 감마선까지 다양하다. 다음 그림은 그 스펙트럼을 나타낸다.

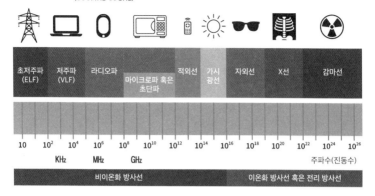

휴대전화
(800MHz-39GHz)

초저주파 (ELF)	저주파 (VLF)	라디오파	마이크로파 혹은 초단파	적외선	가시 광선	자외선	X선	감마선

| 10 | 10^2 | 10^4 | 10^6 | 10^8 | 10^{10} | 10^{12} | 10^{14} | 10^{16} | 10^{18} | 10^{20} | 10^{22} | 10^{24} | 10^{26} |

KHz   MHz   GHz   주파수(진동수)

비이온화 방사선	이온화 방사선 혹은 전리 방사선

전자기장 스펙트럼

위의 그림처럼 전자기장은 보통 이온화 방사선과 비이온화 방사선으로 분류한다.

이온화는 특정 전자기장이 원자에 단단하게 묶인 전자를 하나 이상 떨어뜨려서 원자 구조를 붕괴시킬 만한 충분한 에너지를 가지고 있다는 뜻이다. 그러면 중성이었던 원자가 양전하를 띤 이온으로 변한다.

이온은 프리라디칼을 생성하기 때문에 문제가 된다. 간단하게 말하면, 프리라디칼은 이온화된 후 균형이 기울어진 전하를 회복시킬 다른 대상과 결합하지 못한 분자를 가리킨다. 프리라디칼은 질서 정연하고 문명화된 세포 생화학의 세계에서 예측불허로 움직인다.

우리 몸이 건강하기 위해서는 프리라디칼이 어느 정도 필요하기 때문에 그 자체로는 위험하지 않다. 하지만 그 양이 많아지면 문제가 된다. 프리라디칼은 세포막, 단백질, 줄기세포, 미토콘드리아를 구성하는 복잡하고 정교한 분자를 공격하고 손상시켜 대부분의 경우 이 구조물들을 쓸모없는 형태로 망가뜨린다.

이온화 방사선은 DNA도 손상시킬 수 있다. 이온화 방사선 중의 하나인 X선 촬영을 할 때마다 납 방호복으로 몸을 가려서 장기 노출을 막아야 하는 이유도 여기에 있다.

이온화 방사선의 주요 유형으로는 우라늄 같은 방사성 원소에서 나오는 중성자, 알파 입자(방사선 핵종에서 나오는 양전하를 가진 입자), 베타 입자(베타 붕괴가 일어나면서 원자핵에서 나오는 음전자나 양전자), X선, 감마선이 있다. 알파 입자와 베타 입자는 종이나 알루미늄판 같은 물리적 방어벽으로 막을 수 있어서 보통은 크게 신경 쓰지 않는다. 그러나 방사성 원소에서 나오는 중성자와 X선, 감마선은 투과력이 더 커서 여기에 노출되면 심각한 생물학적 피해를 입을 수 있다.[1,2]

다양한 공급원에서 나오는 이온화 방사선 노출 수준

이온화 방사선 노출	밀리램 단위
배경 복사	0.006
가슴 X선 촬영	10
11km 상공을 날 때	0.6/시간
CT 스캔 찍을 때	200-1,000

※위 자료는 미국 원자력규제위원회에서 수집했다.[3]

비이온화 방사선은 이온을 만들 에너지가 충분하지 않기 때문에 대개 안전하고 생물학적으로 '해롭지 않다'고 수십 년 동안 알려져 왔다. 그러나 최근 비이온화 방사선이 살아 있는 세포를 손상할 수 있는 다른 기전이 있다는 사실이 밝혀지고 있다.

앞의 그림에서 볼 수 있듯이, 비이온화 방사선은 휴대전화나 베이비 모니터, 무선전화, 스마트 가전 같은 다른 무선 기기를 포함한 전자 기기에서 생성된다.

비이온화 방사선에 노출된다 하더라도 적절한 양이라면 대체로 안전하다는 주장을 많은 사람이 고수한다. 하지만 이는 거짓이라는 점이 증명되었다.(이 주장의 과학적 진실은 4장에서 자세히 다루겠다.)

그렇다고 해서 비이온화 방사선이 모두 다 해로운 것은 아니다. 앞의 그림을 보면 가시광선과 적외선도 비이온화 방사선이다. 최적의 건강 상태를 유지하려면 가시광선과 적외선 노출이 필요하다.

집에 있는 전자기장 발생원 6가지

다음 나열한 기기는 집에서 방대한 전자기장 대다수를 방출한다. 7장에서 이런 기기를 대체하거나 기기가 발산하는 전자기장을 줄이는 방법을 소개할 것이다. 거리가 가까울수록 노출 수준이 기하급수적으로 증가하므로 일단 이런 기기들에서 최대한 멀리 떨어지는 것이 좋다.

- 휴대전화, 노트북, 태블릿
- 와이파이 라우터
- 무선 디지털 이동전화 방식의 전화
- 전자레인지
- 블루투스 장치. 예를 들어 헤드폰, 에어팟, 건강 추적기, 키보드, 무선 마우스, 프린터, 베이비 모니터, 보청기, 스피커, 게임기와 컨트롤러, 아마존 에코(아마존닷컴이 개발한 스마트 스피커)와 알렉사 운영이 가능한 기기, 사실상 신제품 TV를 포함한 모든 '스마트' 기기
- 스마트 전기, 가스, 수도 계량기

이온화 방사선과 비이온화 방사선 모두 우리 몸에 손상을 일으킨다

비이온화 방사선은 왜 때에 따라 좋기도 하고 나쁘기도 할까?

모순처럼 보이는 이 현상을 설명하려면, 이온화 방사선과 비이온화 방사선의 위험성을 조금 더 깊이 파헤쳐야 한다.

먼저 이온화 방사선이 우리 몸을 손상시키는 방법에 대해서 알아보자. 이온화 방사선은 우리 몸의 모든 조직을 쉽게 뚫고 들어간다. 이온화 방사선은 원자의 전자를 궤도에서 이탈시켜서 프리라디칼을 만드는 파괴적인 이온으로 바꿀 수 있다.

이 과정에서 가장 우려되는 부분은 이온화 방사선이 DNA가 보관된 세포핵을 통과할 때다. 이온화 방사선은 에너지가 충분해서 DNA

공유결합을 직접 끊을 수 있다. 이것이 이온화 방사선이 유전자 손상을 일으키는 방법이다. 이는 이후 세포의 죽음이나 암으로 이어질 수 있다.

간접적으로 DNA를 파괴하는 방법도 있다. 바로 세포핵 속의 물을 몸속에서 가장 위험한 프리라디칼인 하이드록실 프리라디칼로 바꾸는 것이다. 매우 불안정한 분자인 하이드록실 프리라디칼은 DNA를 파괴할 수 있다.

아래 그림을 살펴보면 이온화 방사선이 일으키는 직접적이거나 간접적인 DNA 손상을 더 정확하게 알 수 있다.

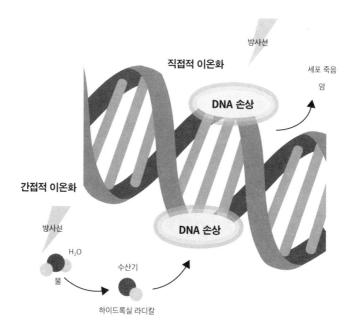

X선이 DNA를 손상하는 과정

무선 산업계와 연방 규제 기관은 비이온화 방사선에는 DNA 결합을 직접 파괴할 만큼의 에너지가 없기 때문에 DNA 손상을 일으킬 수 없다고 주장해 왔다.

휴대전화와 와이파이가 발산하는 비이온화 방사선이 이온화 방사선처럼 유전자 손상을 일으킬 수 있는지에 대해서는 논란이 많다. 이 주제가 이렇게 혼란을 일으키는 이유는 대개 무선 기기에서 나오는 비이온화 방사선이 이온화 방사선과는 전혀 다른 기전으로 생물학적 피해를 일으키기 때문이다.

비이온화 방사선이 DNA 공유결합을 직접 깨거나, 이 같은 일을 하는 하이드록실 라디칼을 만들기에 에너지가 부족한 것은 사실이다. 그러나 무선 방사선은 이온화 방사선이 일으키는 손상에 버금가는 DNA 손상과 생물학적 피해를 일으킨다. 다만 누구도 알지 못하는 다른 방식으로 작용할 뿐이다.

무선 기기에서 나오는 비이온화 방사선은 이온화 방사선이 생성하는 하이드록실 라디칼 대신 카보닐 프리라디칼을 생성한다. 카보닐 프리라디칼도 사실상 핵 속의 DNA, 세포막, 단백질, 미토콘드리아, 줄기세포에 하이드록실 라디칼과 똑같은 손상을 입힌다.

물론 이런 간단한 설명으로 전체 과정을 설명할 수는 없다. 그래서 4장에서 비이온화 방사선에서 나오는 전자기장이 어떻게 DNA 손상을 일으키는지 과학적으로 더 깊이 파고들었다. 무선 기기와 와이파이가 발산하는 비이온화 방사선이 전체적으로는 이온화 방사선보다 왜 더 해로운지에 대해서는 4장에서 살펴보자.

결함이 많은 무선 안전 지침

무선 산업계의 조직적인 노력의 결과, 우리들의 건강은 보호받지 못하고 비참하게 방치되었다. 현재의 연방 안전 지침은 근본적으로 결함이 있다.

연방통신위원회는 특수 인체 모형, 일명 SAM을 이용해서 휴대전화가 방출하는 방사선 안전 지침을 만들었다. SAM은 큰 액체 충진 플라스틱 인체 두상 모델로 뇌 조직의 전자파 인체 흡수율을 측정한다.

전자파 인체 흡수율은 방사선이 우리 몸에 미치는 단기 열 효과를 측정한다. 4장에서 자세하게 설명하겠지만, 전자기장은 열이 아니라 주로 세포 수준의 변화를 통해 우리 몸에 상해를 입힌다. 이는 전자파 인체 흡수율 측정으로는 알 수 없다.

그 외에도 전자파 인체 흡수율에는 문제점이 많다.

- SAM은 키 188㎝에 몸무게 91㎏ 이상인 사람을 모델로 했다. 이 모델은 평균 미국인의 키보다 크며, 특히 여성과 어린이를 생각하면 지나치게 맞지 않는다.
- 휴대전화 제조업체들은 전자파 인체 흡수율을 연방통신위원회에 보고하는데, 같은 모델의 휴대전화라도 보고된 값과 2배까지 차이가 나기도 한다.
- 전자파 인체 흡수율 값은 노출원과 휴대전화 사용자에 따라 다양하게 바뀐다. 예를 들어 당신이 (도시가 아닌) 지방에 있거나 엘리베이터나 차 안에 있으면, 휴대전화는 더 많은 전력을 소모하기 때문에 우리의 뇌는

무선 방사선에 더 많이 노출된다. 특정 상황에서 전자파 인체 흡수율은 보고된 값보다 10~100배 더 높을 수 있다.

- 휴대전화를 조금 다른 방법으로 들면, 실제로 최악의 전자파 인체 흡수율을 나타내는 휴대전화라도 최상의 전자파 인체 흡수율을 나타내는 휴대전화보다 덜 해로울 수 있다.

그렇다면 전자파 인체 흡수율 값이 낮은 휴대전화를 구입하면 된다고 생각할 수도 있다. 하지만 이것은 거짓된 안도감이다. 전자파 인체 흡수율은 휴대전화가 발산하는 전자기장이 일으키는 실제 생물학적 피해와는 아무런 상관이 없다. 전자파 인체 흡수율은 그저 열 효과의 강도를 보여 주는 기준일 뿐이다. 즉 여러 휴대전화 중에서 전자파 인체 흡수율을 비교하는 정도의 유용성만 기대할 수 있다는 뜻이다.

전자파 인체 흡수율이 미칠 해악의 가능성을 고려한다 하더라도 우리는 여전히 위험에 노출되어 있다. 모든 휴대전화 제조업체는 휴대전화를 몸에서 최소 5~15mm 떨어뜨린 채 사용하라고 권한다. 그러나 이 권고를 기억하는 사람은 거의 없다. 휴대전화 제조업체는 이 권고안을 설명서 깊숙이 숨겨 놓았다. 때문에 실제로는 누구도 이 권고를 읽은 사람이 없다.

생물학적 피해를 나타내기에는 부정확하지만, 전자파 인체 흡수율도 나름 유용한 점은 있다. 전자파 인체 흡수율 값이 클수록 무선 주파수 방사선이 더 많이 발산되면서 세포 손상도 증가하는 결과로 이어지기 때문이다.

마지막으로 연방통신위원회와 전 세계 여러 규제 기관은 국제 비이온화방사선보호위원회(ICNIRP)라는 사조직이 만든 보고서를 바탕으로 기준 지침을 만들었다. ICNIRP는 1998년에 다음과 같이 언급했다.

이 지침은 전자기장에 노출되어 에너지를 흡수했을 때 나타나는 단기적이며 즉각적인 건강 효과, 예를 들어 말초 신경과 근육 자극, 전도체와 접촉했을 때의 충격과 화상, 조직 온도 상승 정도를 근거로 마련되었다.[4]

다시 말하자면, 이 지침은 단기간의 노출만 보호한다. 2장에서 자세히 설명하겠지만, 전자기장이 일으키는 질병, 특히 뇌 암은 자라는 데만 수십 년이 걸리기도 한다.

최근 사회고발언론인단체인 유럽탐사는 산업계의 지배를 받는 국제 비이온화방사선보호위원회를 산업계에 호의적인 규제 기관 카르텔의 일부라며 비판하기도 했다.[5]

지금은 그저 연방통신위원회가 만든 전자파 인체 흡수율 안전 지침을 근거로 휴대전화의 안전성을 결정할 수 없다는 사실을 이해하고 넘어가면 된다.

펄스화 VS 비펄스화 전자기장의 중요성

이온화 방사선과 비이온화 방사선을 구별하는 일 외에도 앞으로 나올 과학 원리를 이해하려면 우리는 또 다른 전자기장 분류법을 알 아야 한다. 바로 펄스화된 교류(AC)와 비펄스화된 직류(DC)다.

교류 전기는 규칙적으로 진동하고 서로 다른 두 방향으로 움직이 면서 방향을 바꾼다. 사람의 심장 박동과 비슷하다. 미국 전력망은 1초당 60개의 펄스가 나타나는, 즉 60Hz의 교류 전기를 공급하고, 미 국 외의 나라는 대부분 50Hz 교류 전기를 공급한다.

반면 직류 전기는 한 방향으로만 흐른다. 보통 자연에서 볼 수 있는 데, 지구가 직류 전기장과 자기장을 생성하기 때문이다. 직류 전기는 전자를 한 방향으로 흘려보내는 배터리에 발상의 근거를 두고 있다. 모든 배터리는 직류다.

우리 몸의 신경계도 시냅스와 신호 전달에 직류를 이용한다. 세포 에 있는 나트륨-칼륨 펌프는 본질적으로 직류를 생성하는 배터리다. 이처럼 사람의 몸은 직류로 움직이도록 설계되었다.

토머스 에디슨은 직류를 대중화했다. 대중에게 처음으로 공개되어 사용된 전기도 직류였다. 그런데 현재 직류가 아니라 교류 전기를 사 용하는 이유는 니콜라 테슬라가 직류보다 교류가 전압의 심각한 감 소 없이 더 먼 거리까지 전달된다는 사실을 발견했기 때문이다. 전압 은 전기의 압력이다.

이는 한편으로 우리에게 무척 불행한 일이다. 직류로 전력망을 움직이는 편이 생물학적으로는 더 나은 해결책이기 때문이다. 생명체는 진화를 거치면서 지구의 전자기장에 규칙적으로 노출되었으므로 우리 몸은 교류보다는 직류를 더 잘 견딘다.

약 11년마다 태양 활동 주기가 바뀌면서 일어나는 자기폭풍이나 지자기맥동(지구 자기장의 미세한 변동)으로 지구 전자기장이 20% 이상 바뀌면, 사람과 동물 건강에 특이성이 생기는 비율이 증가한다. 신경계 질환과 정신 질환, 고혈압, 심장마비, 뇌졸중, 사망까지 그 유형도 다양하다.[6,7]

생명체는 자연 전자기장이 20% 이상 변하는 상황에 대처할 방어 능력이 없다. 또 인공 전자기장에 대해서도 방어 능력이 없기는 마찬가지다. 인공 전자기장은 그 변화를 예측할 수 없으며, 평균 강도의 100% 혹은 그 이상으로도 변할 수 있다.

엎친 데 덮친 격으로 무선 신호는 다양한 주파수를 동시에 사용한다. 당연히 변동성이 더 크다. 바로 이 점이 생명체가 인공 전자기장의 파동을 환경 스트레스원으로 인지하는 이유다.[8]

예를 들어, 평균 강도와 노출 시간이 똑같아도 펄스화하지 않은 연속 파동인 2.8㎓ 전자기장보다 500㎐로 펄스화한 2.8㎓ 전자기장이 쥐의 심박 수를 더 높인다.[9]

또 과학자들은 900㎒ 무선 주파수 펄스에 노출되면 사람의 뇌전도가 변한다는 사실을 발견했다. 뇌전도는 뇌 활성을 보여 주는 진단 검사로, 같은 주파수지만 펄스화하지 않은 연속적인 반송파 신호는 같은 시간 동안 노출해도 뇌전도에 변화가 없었다.[10]

초저주파 전자기장

이 책에서 설명하는 대부분의 전자기장은 주로 휴대전화와 무선 기기가 이용하는 주파수다. 이들은 저주파와 그보다 높은 주파수로 분류된다. 그러나 저주파보다 더 낮은 주파수를 가진 초저주파로 분류되는 전자기장이 있다. 초저주파는 주파수가 0~300 Hz 사이로, 송전선, 전기 배선, 헤어드라이어 같은 가전제품에서 발산된다.

초저주파는 펄스화하거나 변조한 일반 무선 신호와도 연관된다. 무선 전자기장이 생명체에 미치는 효과가 전자기장에 포함된 초저주파 때문이라는 증거도 있다.[11,12] 게다가 초저주파 자체만으로도 생물 활성을 나타낸다.[13,14] 5장에서 설명하겠지만, 송전선 노출과 유방암, 수면 장애, 소아 백혈병 사이의 연관성을 연구한 논문도 많다.

초저주파 노출이 건강에 부정적인 영향을 미칠 가능성은 초저주파가 펄스화됐을 때 가장 높다. 과학자들은 1.8GHz 무선 주파수 신호를 초저주파 펄스로 진폭 변조해서 방사하면 인간 배양 세포의 DNA가 손상된다는 사실을 발견했다. 같은 신호라도 변조하지 않은 연속 파동은 같은 시간 노출해도 DNA가 손상되지 않았다.[15]

일반적인 초저주파 발생원

- 송전선
- 전기 배선

- 전기 이불
- 모든 가전제품

자기장 대 전기장

전자기장은 전기장과 자기장이라는 두 가지 구성요소로 이루어진다. 지구는 본질적으로 하나의 거대한 자석이어서 지구 자기장이 있다. 지구 자기장은 나침반이 움직이는 원인이자 장거리를 이동하는 동물들에게 방향을 알려 주는 지표가 된다. 우리 몸에도 자기장이 있다. 지구와 사람에게 있는 자연 자기장은 모두 직류이며 테슬라(T)나 가우스(G) 단위로 나타낸다.

전류 주변에는 자연스럽게 자기장이 생성된다. 자석 두 개를 가지고 놀아 본 적이 있다면 자기장이 거리에 따라 빠르게 약해진다는 사실을 알고 있을 것이다.

그러나 자기장도 위험하다는 증거가 적게나마 있다.

자기장이 건강에 미치는 효과

자기장이 건강에 미치는 영향을 연구한 논문은 대부분 소아 백혈병과 뇌 암이 증가하는 현상을 언급한다. 1997년부터 2013년 사이의 데이터를 수집해 1만 1,699건의 사례와 1만 3,194건의 대조군을 조사한 논문은 "자기장 노출 정도가 소아 백혈병과 연관성이 있을 수 있다."라고 결론 내렸다.[16]

이런 논문들은 세계보건기구가 특정 유형의 전자기장은 실제로 암과 연관성이 있고, 생물학적 피해를 일으키며, 따라서 제한해야 한다고 할 때 언급하는 근거가 된다.

집 안 자기장 발생원

- 잘못된 전기 배선이나 접지 문제
- 회로 자동 차단기 상자
- 전기난로
- 냉장고 모터
- 헤어드라이어
- 금속 수도관에 흐르는 전류(보통 상수도가 연결된 집 안에 있는 금속관)
- TV 전선 피복제, 집 안의 금속 가스관, 에어 덕트 등의 접지 시설 금속 부분에 흐르는 전류
- 변압기와 모터 같은 점원(點原)

1979년 낸시 베르트하이머와 에드 리퍼는 덴버시의 송전선 배치 때문에 3mG의 자기장에 노출된 어린이의 소아 백혈병 비율이 대조군 어린이와 비교할 때 두 배나 높다는 사실을 발견했다.[17] 이 결과는

1988년 뉴욕주 보건부가 주관한 연구에서도 똑같이 재현되었다.[18]

임신 중에 높은 수준의 자기장에 노출되면 유산 위험이 높아진다는 연관성을 입증한 논문도 있다.[19, 20]

불량전기

건강에 해로운 영향을 끼치는 이 유형의 전자기장은 여러 다양한 이름으로 알려졌다. 가장 널리 알려진 이름은 불량전기로, 가장 정확한 이름은 고주파 전압 과도 현상이다. 전자파 장애도 자주 사용하는 명칭이다.

많은 전자기장 전문가가 마이크로서지 전기오염이라는 용어를 사용하며, 50~60Hz보다 높은 주파수에서 발산되는 모든 전자기장으로 정의한다.(50~60Hz는 전 세계 전기 공급 사업체에서 만드는 전기의 기본 주파수다.)

이 같은 과도 현상은 보통 송전선을 따라 흐르는 교류 전기가(이때 교류 전기의 표준 주파수는 북아메리카가 60Hz, 그 외 다른 국가에서는 50Hz다.) 직류 전기로 바뀔 때, 교환 방식 전원 공급 장치를 이용해서 전압을 바꿀 때, 전류 흐름이 방해받을 때 나타난다.

불량전기는 대개 2,000Hz(2㎑)에서 100,000Hz(100㎑) 사이의 주파수를 나타낸다. 이 주파수는 전자기장이 우리 몸에 가장 쉽게 동조되는 주파수이기 때문에 주목할 필요가 있다.

전 세계에서 불량전기가 주로 생성되는 원인은 교류 전기를 직류로 반환하여 사용하는 전기모터가 움직일 때, 즉 에어컨, 냉장고, 블렌더, TV, 컴퓨터가 작동할 때다. 불량전기 발생원과 관련된 좋은 소식이 있다면, 불량전기는 기기 근처에서만 생성되고 필터로 쉽게 해결할 수 있다는 점이다. 정확한 해결법은 7장에서 설명하겠다.

북아메리카에는 불량전기 발생원이 또 하나 더 있다. 바로 다용도 전력 변전소다. 변전소는 지역사회에 전력을 공급하지만 되돌아오는 중성선(변환기 중성점 사이를 접속하는 전선)과 사용자들의 접지선을 분리하지 못한다.

변전소는 최대한 비용이 적게 드는 방법으로 운영되는데, 지구가 전기 전도체인 점을 이용하여 상당량의 전류를 땅에 흘려보낸다. 불량전기는 60Hz 전기가 가는 곳은 어디든 함께 가기 때문에 이 관행은 토양을 불량전기로 오염시켰다.

또 다른 불량전기 발생원으로 콤팩트 형광등이 있다. 콤팩트 형광등 속에는 교환 방식 전원 공급 장치가 들어 있어서 60Hz 교류 전류를 직류로 바꾼 뒤 더 높은 주파수, 보통은 약 50,000Hz(50kHz)로 전압을 변환시킴으로써 불량전기를 만든다.

형광등은 불량전기뿐만 아니라 주로 청색광으로 이루어진 해로운 스펙트럼의 디지털 빛을 낸다. 그래서 해가 진 후에 청색광을 쬐면 우리 몸의 멜라토닌 균형이 무너진다. 따라서 우리의 건강을 향상하는 방법은 집과 사무실에서 형광등 빛에 노출되는 시간을 최대한 줄이는 것이다.

요즘 나오는 조광 스위치는 전력 공급원을 껐다 켰다 하면서 조명의 밝기를 조절한다. 조명을 밝게 할 때는 빠르게 켜지지만 어둡게 할 때는 서서히 꺼지는데, 이 조광 스위치도 불량전기의 중요한 발생원이다.(가감 저항기를 이용해 만든 구형 조광 스위치는 불량전기를 만들지 않는다.)

컴퓨터, 모니터, TV의 다양한 부품은 직류 전기로 움직이므로 불량전기를 생성한다. 교환 방식 전원 공급 장치를 통해 교류 전기를 다양한 직류 전압으로 전환하는데, 바로 이런 구성 부품이 불량전기를 발산한다.

휴대전화 기지국은 불량전기를 상당량 생성하는 공급원이다. 나의 홈페이지 머콜라닷컴(mercola.com)에서 의사이자 역학자이며 『불량전기』[21]의 저자이기도 한 샘 밀햄을 인터뷰했을 때, 그는 이렇게 말했다.

세계의 모든 휴대전화 기지국은 불량전기를 톤 단위로 생성한다. 수많은 학교 캠퍼스에 휴대전화 기지국이 세워졌다. 이것은 아이들을 전자파 장애나 불량전기 속에 푹 담그는 행동이다. 전자파 장애는 타고 왔던 송전선과 접지선으로 되돌아간다. 전력망은 이 모든 불량전기를 수신하는 안테나가 되며, 이는 멀리 수 마일까지 뻗어 나간다.

태양 전지판과 풍력 발전용 터빈, 혹은 여기에 설치된 변환 장치도 불량전기 발생량을 높이는 주요 요소다. 태양 전지판이 생산하는 저전압 직류 전기는 전력망이나 가정에서 사용할 수 없다. 따라서 전지판에 대개 변환 장치를 연결해서 직류를 교류로 바꾸고 전압을 120V로 높인다.

집에 태양 전지판(태양광 집열판)을 설치한 많은 사람이 이런 변환 장치가 불량전기를 만들어 낸다는 사실을 전혀 알지 못한다. 거대 규모의 상업적 태양광 발전 시설도 변환 장치를 사용하므로 같은 문제가 있다. 이런 시설은 태양 전지판이 수천 개에 이르는데, 이들은 모두 전자파 장애, 혹은 불량전기를 만든다.

수년 전 집에 태양 전지판을 설치했을 때, 나는 이런 문제점을 알지 못했다. 하지만 이 문제를 알게 된 후 이 강력한 불량전기 발생원을 개선할 수 있었다.(개선 방법은 이 책 뒷부분에서 공개할 것이다.) 우리 사회는 재생 에너지 쪽으로 빠르게 바뀌고 있으므로 불량전기를 만드는 변환 장치 문제는 더없이 중요하다. 결국 이 문제는 우리 모두의 문제가 될 것이 분명하다.

불량전기의 흔한 발생원

- 콤팩트 형광등
- 무선전화
- 다양한 속도의 환풍기
- 에너지 효율이 높은 대부분의 가전제품과 난로(이 제품들은 전류를 반복적으로 껐다 켰다 하면서 에너지를 절약한다.)
- LED 전등

- 컴퓨터와 노트북
- 전원 코드 끝에 변압기가 달린 전자제품
- 헤어드라이어
- 조광 스위치
- 냉장고
- 프린터
- 휴대전화 충전기
- 텔레비전
- 와이파이 라우터
- 스마트 다용도 계량기
- 스마트 가전제품
- 휴대전화 기지국
- 태양 전지판 변환 장치

우리는 어떻게 여기까지 왔는가?

『케톤하는 몸』에서 나는 19세기 말에 등장한 면실유, 콩기름, 카놀라유 같은 가공 처리한 식물성 기름이 식품 산업계를 통해 끝없이 확산되는 과정을 연대순으로 기록했다. 그리고 그와 함께 심장 질환 발생 빈도가 끝없이 확산되었다는 점도 설명했다.

전기화의 진행과 만성 질병 확산도 비슷한 궤도를 따라간다. 나는 전기화와 전자기장을 발산하는 기기의 확산이 지금 우리가 겪는 만성 질병의 주요 원인이자 설득력 있는 이유라고 확신한다.

전기 사업 도입을 예고한
토머스 에디슨

우리는 현재 손쉽고 폭넓게 전기를 사용하지만, 사실 전기는 150년 전에는 존재하지도 않았다. 게다가 미국 도시 외곽에서 전기를 널리 사용할 수 있기까지는 75년이 더 걸렸다.

전기 사업은 1870년대 후반, 토머스 에디슨이 뉴저지 연구실에서 직류 전기로 필라멘트를 가열해 빛을 내는 백열전구를 발명하면서 시작되었다. 1879년 10월 21일, 에디슨은 백열전구가 13.5시간 동안 빛을 내도록 하는 데 성공했으며, 1880년에 백열전구 특허를 받았다.

주문형 백열전구를 집에 설치한 첫 소비자는 작은 발전기를 집에 들일 수 있는 뉴욕시의 부유한 가정이었다. 그러자 다른 문제가 떠올랐다. 다양한 지역의 가정에 전기를 전달하려면 어떻게 해야 할까?

여전히 많은 사람이 전기를 사용하지 못한다

지방에는 대부분 전기가 공급되지 않았다. 50년 넘게 미국은 기본적으로 두 계층으로 나뉘었다. 도시에 살면서 전기를 공급받는 계층과 지방에 살면서 전기를 사용하지 못하는 계층. 1950년대가 되어서야 교외 지역의 전력 공급 사업 덕분에 전력망이 외진 지역까지 설치되었다.

물론 세계에는 사하라 사막 이남의 아프리카와 중앙아시아 지역처럼 여전히 전기가 공급되지 않는 곳도 많다. 실제로 2016년 추정치를 보면 세계 인구의 13%가 전기를 사용하지 못했다.[22]

전 세계에서 전기를 사용하지 못하는 사람은 여전히 많지만, 그 수는 매년 줄어들고 있다. 2017년은 이 숫자가 10억 명 이하로 내려간 첫 해였다.[23] 매년 전 세계 1억 명이 새롭게 전기를 공급받는다.[24]

이는 아직 지구가 전자기장 포화 상태의 절정에 이르지 않았다는 의미이기도 하다. 더 넓은 지역에 전기가 공급될수록, 전자기장을 발산하는 기술이 더 진화하고 퍼져 나갈수록, 전자기장 노출은 점점 더 늘어날 것이다.

X선의 선례

X선은 사회가 기술의 물리적 작용과 그로 인한 파장을 제대로 이해하거나 검증하기도 전에 기술을 맹신한 결과를 보여 주는 가장 좋은 사례다. 20세기 초 미국인들은 훗날 자손들이 아무 고민없이 무선 기술을 환영했듯이 건강에 미칠 영향을 전혀 고민하지 않고 X선을 받아들였다.

X선은 1895년에 독일 뷔르츠부르크대학교 물리학 교수인 빌헬름 콘라트 뢴트겐이 처음 발견했다. 뢴트겐은 음극선관 실험을 하던 중, 실험할 때마다 근처 책상 위에 올려놓은 인으로 코팅한 나무판자가

밝게 빛나는 현상을 발견했다.

뢴트겐은 음극선관을 두꺼운 검은색 종이로 덮어 봤지만 인으로 코팅한 나무판은 여전히 미묘한 빛을 발산했다. 뢴트겐은 예상치 못한 경로에서 눈에 보이지 않는 새로운 광선을 발견했다는 사실을 깨달았다. 뢴트겐은 이 광선이 어디에서 나오는지, 또 어떻게 작용하는지 제대로 알지 못했으므로 이 미지의 광선을 'X선'이라고 이름 붙였다. X는 기원을 알 수 없다는 의미를 내포한다.

X선은 빠르게 당대 과학자와 의학자의 주목을 받았고, 온갖 상상력을 자극했다. X선 기술을 연구한 열정적인 초기 연구자 중에는 에디슨도 있었다. 1896년에 에디슨은 기자들을 자기 연구실로 초대해서 X선 실험을 시연하기도 했다.

사람들은 X선이 여드름과 그 밖의 피부 문제를 치료하고, 종양을 줄어들게 하며, 암을 치료한다고 빠르게 믿게 되었다. X선은 수술 없는 의학의 기적을 약속했고, 언론은 여기서 더 나가 X선의 치유력을 알리는 기사를 내보냈다. 1896년 《시카고데일리트리뷴》 기사 제목은 "X선은 치유력이 있을까?"였다.[25]

미지의 영역을 폭넓게 보여 주는 X선의 마법 같은 능력에 수많은 사람이 매혹되면서 X선은 널리 사용하도록 촉진되고 장려되었다. 미용실에서는 X선으로 체모를 제거했고, 사진가들은 X선으로 더 내밀한 초상화를 찍었으며, 동호인들은 X선 기계를 직접 만들거나 구매해서 개인적으로 실험했다.

1920년이 되자, 이 마법 광선은 공항에서 승객들의 짐을 검사하고,

예술계에서는 위조품을 가려내며, 군대에서는 군함, 비행기, 대포의 구조 결함을 확인하는 데 이용되었다. X선 기계는 전력망이 외진 곳까지 설치되는 것보다 더 빨리 지방까지 침투했다. 때로 초기 X선 기계는 휘발유로 움직이는 발전기를 투사해서 순수하게 시각적인 광경을 보여 주는 데 이용되기도 했다.

유명한 방사선 순교자로는 피에르 퀴리와 그의 아내인 마리 퀴리가 있다. 부부는 방사성 원소인 라듐을 발견했고, 방사능이라는 용어를 정립했다.

피에르 퀴리는 만성 피부염이나 방사선 노출 질환처럼 방사선이 직접 유도한 질병으로 사망하지는 않았다. 하지만 1906년에 말에 짓밟혀 죽지 않았다면 이후에 이런 질병에 걸렸을 확률이 높다. 피에르의 아내인 마리 퀴리와 부부의 딸인 이렌, 이렌의 남편인 프레더릭 졸리오-퀴리가 모두 방사선이 유도하는 질병으로 사망했기 때문이다.

그러나 X선 노출로 사람들이 사망한다는 사실마저도 X선 사용을 억누르지 못했다. 1926년《뉴욕타임스》는 존스홉킨스대학교에서 X선을 연구한 프레더릭 배쳐의 운명을 기사화했는데, 배쳐는 손가락 여덟 개와 시력을 잃었고, 72번의 수술을 견뎌야 했다.[26] 이렇게 X선의 잠재적인 위험성을 보여 주는 명확한 사례에도 불구하고 X선은 모든 곳으로 확산되었고, 심지어 신발 가게까지 들어서기 시작했다.

기술의 또 다른 실패

X선 발견 직후 고안된 특이한 X선 이용 사례 중에는 신발 가게가 있다. 신발을 신었을 때 발의 뼈와 조직 상태를 영상으로 보여 주는 장치였다.

이 장치는 아래쪽에 공간이 있는 나무 상자인데, 고객이 사려는 신발을 신고 아래 공간에 발을 넣은 뒤 투시경으로 들여다보면 신발 속에 있는 발뼈와 조직의 형태를 볼 수 있어서 신발이 발에 잘 맞는지 알 수 있었다.

X선은 나무 상자 아래에 설치되었고 X선과 고객의 발 사이에는 얇은 알루미늄이나 납판뿐이었다. 바닥에서 나온 X선은 똑바로 위쪽으로 조사되었으므로 기계 주변에 있는 사람들의 발뿐만 아니라 다리, 골반, 복부까지 X선에 노출되었다.

실제로 이 기계를 사용한 어린이는 물론 부모와 판매원까지 몸 전체가 X선에 노출되었다. 신발 가게에 있는 손님들도 기계의 나무판을 통과한 X선에 노출되었다. 고객의 발을 바닥에 잘 고정하기 위해 상자 속에 손을 넣는 신발 판매원의 손도 X선에 노출되었다. 신발 판매원의 손에 피부염이 발생했다는 사례는 수없이 보고되었고, 신발 모델 중 최소한 한 명은 심각한 방사선 화상을 입어 한쪽 다리를 절단했다.[27]

1920년대부터 1940년대 말까지 신발 가게들은 재빨리 신발 피팅용 X선 투시기를 들여놓았다. 1950년대 초에는 미국 전역에 이 기계가

1만 대나 있었고, 영국에는 3,000대가, 캐나다에는 대략 1,000대가 있었다.[28]

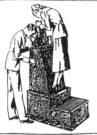

페도스코프 X선 피팅을 이용하면,

- 버튼만 누르면 여러분의 추천이 옳았다는 점을 고객이 확인할 수 있습니다.
- 고객이 여러분의 안목을 믿게 됩니다.
- 소비 저항 심리가 사라집니다.
- 고가의 신발을 더 많이 판매할 수 있습니다.

더 상세한 설명이 필요하면 아래 주소로 문의하세요.

W.K. 몰리, 토론토 웰링턴가 이스트 9번지   캐나다 대리점   페도스코프사, 런던, 영국

페도스코프사 광고. 《신발과 가죽》 잡지, 1938년 6월 12일 자 73쪽.

신발 피팅용 X선 투시기 제조업체는 이 기계를 이용하면 발에 더 잘 맞는 신발을 선택할 수 있으며, 따라서 안 맞는 신발 때문에 자녀의 발 성장이 억제되는 일이 없을 거라고 부모들을 속였다. 과학적 진실이라는 향기는 대체로 제품 구매 결정권을 가진 어머니들에게 확신을 주었다.

이런 식으로 신발 피팅용 X선 투시기는 과학이 노골적인 자본주의 욕망을 그럴듯하게 포장해 준 완벽한 사례가 되었다. 판매고를 올리려는 신발 소매업자들의 노력에 결국 미국인들은 건강을 망치고 말았다.

이와 비슷하게 오늘날 우리는 더 빠른 다운로드 속도와 더 나은 연결성이라는 이름으로 무선 방사선에 더 많이 노출되고 있다. 그러나 산업계 성장을 이끄는 주요 동력은, 대중의 건강이 어떻게 되든 상관

없이 더 많은 제품과 서비스를 판매하려는 열망에 있다.

여기서 주목해야 할 것은 신발 피팅용 X선 투시기 열풍이 미국 의사와 과학자들이 X선 노출의 위험성을 인지한 뒤에 일어났다는 점이다. 이미 X선에 노출되어 과학의 순교자가 된 고통스러운 사망 사례가 수없이 알려져 있었다. 신발 피팅용 X선 투시기를 사용하면 안 된다는 주장이 나오고도, 이 주장이 표면으로 떠오르고 기계 사용이 금지되기까지는 수십 년이 더 걸렸다.

제2차 세계대전이 끝나고 최초의 원자폭탄을 투하한 뒤에야 방사선 노출 문제가 심각하게 인식되었다. 그제야 정부와 대중은 본격적으로 신발 피팅용 X선 투시기를 금지할 방법을 찾기 시작했다. 1948년 3월, 뉴욕시는 최초로 이 기계를 규제하기 시작했다.[29]

1950년 《뉴욕타임스》는 1년 내내 X선 투시기에 반복해서 노출된 신발 가게 직원과 고객(어린이와 성인 모두)은 왜소증, 피부염, 백내장, 악성 종양, 불임으로 고통받을 위험이 높다고 보도했다.[30]

1953년에 권위 있는 잡지 《소아과학》은 사설을 통해 어린이에게 신발 피팅용 X선 투시기를 사용하지 말라고 주장했다.[31, 32] 이때쯤부터는 정말로 바뀌기 시작했다. 1954년에 국제 방사선보호위원회는 '의학 목적'이 아닌 다른 용도의 X선 사용을 중단할 것을 권고했다.[33]

사용 중단에 대한 입법 조치가 이루어져 소비자를 보호하기까지는 몇 년이 더 걸렸다. 1957년 펜실베이니아주는 신발 피팅용 X선 투시기 사용을 완전히 금지했다.[34] 1958년에 뉴욕시는 신발 피팅용 X선 투시기 사용 허가를 모두 취소했다. 1960년에는 34개 주가 어떤 형태로

든 규제법을 통과시켰다.[35] 1970년대에 여전히 사용되는 신발 피팅용 X선 투시기는 전 세계에서 단 두 대뿐이었다.[36]

결국 이 기계들이 널리 퍼지기 시작했을 때 이미 그 위험성이 잘 알려져 있었는데도 대중은 방사선을 뿜어내는 이 기계에 30년 이상 노출되었다.

신발을 판매하려고 치명적인 신발 피팅용 X선 투시기를 30년 동안 사용한 이 사례는 기업의 이윤이 상식을 짓밟는다는, 부정할 수 없는 사실을 증명한다. 또한 오늘날 우리는 첨단 기술의 도입과 해당 신기술에 대한 정부의 규제 사이에 수십 년 단위의 틈이 생기는 또 다른 상황을 마주하고 있다.

신발 피팅용 X선 투시기 이야기를 통해 흥미로운 신기술이 도입될 때 언제나 기술 기업이 고객의 건강을 보호할 것이라고, 정부가 소비자의 건강을 보호할 것이라고, 또는 우리 자신이 이런 해악의 가능성을 진지하게 고려할 수 있을 것이라고 기대할 수는 없다는 사실을 깨닫기 바란다. 3장에서 소개할 담배 산업의 부흥과 몰락에 관한 이야기도 무시무시할 정도로 이와 비슷하게 흘러간다.

이 같은 위험에서 우리는 스스로를 보호하고, 소비자로서 스스로를 단련시키며, 자기 자신과 지구의 건강을 고려하도록 입법자들에게 호소하는 등 우리 손으로 대책을 세워야 한다.

전자레인지와 전자기장

마이크로파 기술의 발달은 일상생활에서 전자기장의 영향력을 또한 번 확장시켰다. 수리 물리학자 제임스 클라크 맥스웰은 1864년에 최초로 마이크로파의 존재를 예측했다. 마이크로파를 실제로 적용한 최초의 기술은 레이더인데, 1935년에 영국의 물리학자 로버트 왓슨-와트 경이 처음으로 만들었고, 제2차 세계대전 때 군대에서 널리 사용되었다.

'레이더'라는 용어는 '무선탐지'와 '거리측정'이라는 뜻을 가진 단어다. 레이더 주파수는 전자기장 스펙트럼 중 마이크로파 범위에 들어 있는데, 휴대전화와 같은 주파수 범위인 800~900㎒에서 작동하는 레이더 장치도 있다. 그 밖의 다른 레이더 장치는 더 높은 주파수인 약 2,000㎒(2㎓)에서 작동한다.

1945년에 공학자 퍼시 스펜서가 마그네트론이라는 레이더 장비 옆에 서 있다가 주머니에 들어 있던 땅콩 캔디바가 녹은 것을 발견한 후 레이더는 완전히 다른 방향으로 사용되기 시작했다. 아주 우연히, 스펜서는 마이크로파가 음식을 데울 수 있다는 사실을 발견했다. 전자레인지는 그 이후 전 세계에서 가장 인기 있는 가전제품으로 진화했다.

스펜서가 약 2.45㎓(현재 수많은 무선전화, 휴대전화, 와이파이가 사용하는 주파수 대역이다.)의 레이더가 팝콘과 달걀을 익힐 수 있다는 사실을 증명한 후 스펜서의 직원인 레이시언은 이것이 새로운 조리 도구가 될 수 있다고 생각했다. 레이시언과 스펜서는 레이더레인지 특허를 내고 1947년 이를 시장에 내놓았다.

최초의 레이더레인지는 크기가 냉장고만 했다. 340kg에 달하는 무게에 560만 원으로, 현재 가치로 치면 6451만 원이나 된다. 비싼 가격과 더불어 거대한 크기, 낯선 기술 탓에 레이더레인지는 상업적으로 실패했다. 그러나 그 개념은 끈질기게 살아남아 마침내 전자레인지가 되었고, 대중적 인기를 누리게 되었다.

2015년 미국통계국은 미국 가정의 96.8%가 전자레인지를 사용한다고 발표했다.[37] 마이크로파가 조리 시간을 줄여 주고 저녁 식사를 빨리 차리도록 돕지만, 이 편리함을 위해 전자기장 노출과 건강의 위협이라는 큰 대가를 치러야 한다. 가정에서 작동하는 전자레인지는 중대한 방사선 노출원이기 때문이다.(하지만 누적치를 계산해 보면 와이파이 라우터가 가장 위험한 전자기장 노출원이다.)

무선전화와 휴대전화

1950년대에는 마이크로파의 새로운 활용 기기인 무선전화가 최초로 발명되었다. 처음에는 널리 보급되지 않았지만, 1980년대에 이르러 무선전화는 소비자들에게 빠르게 퍼져 나갔다. 1983년《뉴욕타임스》기사를 보면, 1980년에 약 5만 대의 무선전화가 판매되었다.[38] 1982년에 이 숫자는 백만 대를 껑충 뛰어넘었다.

무선전화는 라디오파를 이용해서 전화 본체와 수화기 사이의 통신을 연결했다. 처음에는 27㎒처럼 낮은 주파수를 이용했지만, 빠르게 900㎒로, 그다음에는 2.4㎓로, 심지어는 5.8㎓까지 이용 주파수가 높아졌다.

유선전화가 무선전화로 급속하게 바뀐 것은 전자레인지가 널리 보급된 이후 가정에 가장 중요한 전자기장이 도입된 사건이다. 그러나 이보다 더 심각한 일이 다가오고 있었다.

무선전화가 대중적인 인기를 누릴 때 즈음 휴대전화가 등장했다. 1973년 4월 3일, 모토로라 기술자인 마틴 쿠퍼는 세계 최초로 휴대전화를 발명해서 통화에 성공했다. 쿠퍼는 자신의 발명이 사람들의 통신 방식을 바꾸리라는 사실을 확신했겠지만, 휴대전화가 사람들의 삶을 얼마나 크게 바꿀지까지는 상상하지 못했을 것이다.

모토로라가 대중이 사용할 수 있는 휴대전화를 개발하기까지 그 이후로 10년이 더 걸렸다. 1983년에 모토로라는 다이나택 휴대전화를 공개했는데, 790g에 달하는 무게에 가격은 450만 원이었다. 이 금액을 2019년 가치로 환산하면 거의 1132만 원이다.[39] 대중이 널리 사용할 수 있을 만큼 휴대전화 가격이 내려가고 크기가 작아지기까지는 그 후로 몇 년이 더 걸렸다.

1980년대에서 1990년대 초까지 휴대전화는 서서히 퍼져 나갔다. 이 당시 휴대전화는 높은 사회적 신분의 상징이었다. 1990년대 말과 2000년대에 이르러서야 휴대전화는 대중적인 인기를 얻었다. 1998년에는 미국 가정의 36%가 휴대전화를 소유했다. 2001년에는 이 수치

가 71%까지 높아졌다.[40]

폭발적으로 증가한 휴대전화 사용

2015년에 발표된 정보통신기술 보고서에 따르면, 2005년에는 전
세계 인구의 33.9%가 이동통신 서비스에 가입했다.[41] 10년 뒤, 이 숫
자는 96.8%까지 높아졌다.

새천년의 첫 20년이 지나는 동안 전 세계에서 휴대전화 사용이 확
대되면서 이동통신 기기는 인터넷, 일반전화, 수도시설보다 더 이용
하기 쉬울 정도가 되었다.

인도 시민환경과 소비자 경제가 2016년에 실시한 가계 조사 결과
를 보면, 가장 가난한 인도인 계층의 77%가 휴대전화를 소유하고 있
지만, 이들 중 수돗물을 공급받는 인구는 18%에 불과하다.

덧붙여 휴대전화 사용률은 계속 증가하는 중이다. 시장조사기업인
IHS 마킷 보고서에 따르면, 전 세계 스마트폰 수는 2016년에 40억 개
였고, 2020년에는 60억 개에 이를 전망이다.[42]

휴대전화는 라디오파를 송수신하는 탑이 있어야 사용할 수 있다.
사용자의 목소리는 디지털 정보 신호로 변환되어 가까운 휴대전화
기지국으로 보내지고, 휴대전화 기지국은 이 신호를 받아 통화하는
상대방에게 전송한다.

휴대전화의 엄청난 인기와 통신 범위를 넓히려는 끊임없는 욕망으

로 인해 전자기장인 라디오파를 보내고 받을 수 있는 휴대전화 기지국이 더 넓은 지역에 더 많이 세워졌다.

세계은행 발표에 따르면, 99.9%의 미국인은 이동통신망 범위 안에 있다.[43] 만약 당신이 휴대전화 신호가 잡히는 곳에 있다면 그 순간에 휴대전화를 사용하지 않거나 휴대전화를 갖고 있지 않더라도 방사선에 노출된다는 뜻이다. 물론 휴대전화를 사용하면서 몸 가까이 가져다 대면 방사선에 더 많이 노출된다.

이동통신 기기에 영상 시청과 같은 더 많은 기능이 생기기 시작하면서 더 많은 휴대전화 기지국이 세워졌으며, 수요를 맞추기 위해 새로운 주파수가 더해졌다.

라디오파를 주고받는 일 외에도 휴대전화 기지국이 해야 하는 일이 있다. 전력망에서 받은 교류 전기를 직류로 변환하는 것이다. 송신기는 직류를 사용하고 예비 배터리를 충전할 때도 직류를 사용하기 때문이다. 따라서 휴대전화 기지국은 불량전기의 공급원이기도 하다.

와이파이나 이동통신망을 통해 통화하거나 인터넷에 접속하면 휴대전화는 더 많은 전자기장을 발산한다. 그리고 휴대전화를 몸 가까이 둘수록 전자기장에 더 많이 노출된다. 휴대전화 제조업체도 이 사실을 인정한다. 그래서 휴대전화를 사용할 때 항상 몸에서 5~15mm 떨어뜨리라고 사용설명서에 언급한다. 이 정보는 보통 사용설명서 가장 깊숙한 곳에 숨어 있다.

휴대전화 기지국은 얼마나 많이 있는가?

휴대전화 안테나는 사방을 향해 뻗어 있다. 그래서 무선 주파수를 측정할 때, 특히 우리 몸에서 무선 주파수를 측정할 때는 숙련된 전문가에게 검사 받아야 한다. 지향성 측정기는 측정기가 향해 있는 곳에서만 무선 주파수를 측정할 수 있기 때문이다.

우리 몸은 사방에서 주파수에 노출되며, 따라서 안테나처럼 모든 방향에서 마이크로볼트 단위의 다양한 주파수를 받는다. 어떤 안테나는 집을 향해 있을 수도 있고, 어떤 안테나는 다른 방향을 향하거나 주파수를 반사할 차단물이 있을 수도 있다.

안테나서치닷컴(AntennaSearch.com)에 접속해서 집이나 사무실, 학교에서 휴대전화 방사선에 얼마나 노출되는지 확인해 보길 권한다. 이 인터넷 사이트는 일상에서 노출되는 다양한 종류의 주파수와 포화 수준을 확인할 때 아주 유용하다.

생활 속 주파수를 확인하려면 '휴대전화 기지국 검색 결과'보다는 '안테나 검색 결과'를 보는 쪽이 좋다. 안테나 검색 결과는 노출되는 주파수와 함께 집 근처의 안테나 위치도 보여 준다. 일단 안테나 검색 결과가 나오면 '여러 개'와 '하나'라는 항목 아래 회사 목록이 나타난다. '여러 개'는 각각의 휴대전화 기지국에 설치한 안테나, 혹은 주파수가 여러 개 있는 곳이다.

휴대전화 기지국 하나에 송신기를 적게는 두 개부터 많게는 수백 개까지 설치할 수 있다. 근처에 안테나가 몇 개 없으면 안심하는 사람도 있는데, 안테나 하나에 송신기가 몇 개나 있는지 확인하지 않으면 제대로 확인한 것이 아니다. 집 근처에 안테나는 다섯 개밖에 없을지 몰라도, 그 다섯 개 타워에 달린 송신기를 모두 합치면 수백 개가 될 수도 있다.

주파수와 송신기 수를 확인하려면 각각의 회사명을 클릭해야 한다. 회사명을 클릭하면 주파수, 출력, 발산하는 전자기장에 관한 정보가 새 창으로 열린다. 집 주변의 전자기장 포화 상태를 제대로 확인하려면 검색 결과 목록에 뜨는 모든 회사를 클릭해서 모든 주파수를 더해야 한다. 휴대전화 기지국 주소도 함께 나오므로 근처를 지나갈 때 안테나를 직접 보고 안테나가 집 쪽으로 향해 있는지 확인할 수도 있다.

매일 걷는 해변 산책길이 휴대전화 기지국 숲을 통과한다는 사실을 알았을 때 나는 무척이나 놀랐다. 더 깊이 조사하자, 해변 산책로의 전자기장 수치(이를 측정하는 방법은 7장에서 설명하겠다.)가 우리 집 안보다 1,000배나 더 높았다. 지금은 산책로를 바꿔서 해변을 따라 북쪽이 아니라 남쪽으로 걷는다. 남쪽은 휴대전화 기지국이 적고 검사 결과 방사선 수준도 더 낮았다.

무선 인터넷

와이파이의 씨앗은 1985년에 연방통신위원회가 전자기장 스펙트럼의 주파수 대역 몇 개를 통신 목적으로 사용하도록 했을 때 싹텄다.[44] 문제의 주파수 대역은 900㎐, 2.4㎓, 5.8㎓로 '쓰레기 주파수 대역'이라고 부르며, 전자레인지 같은 기계가 이미 사용하고 있는 주파수다.

공학자와 기업이 무선 고속 데이터 통신망 신호에 접속할 수 있는 조정 시스템을 개발하는 데는 이후 14년이 더 걸렸다. 와이파이 신호와 가전제품 사이에 일어나는 간섭을 최소화하려고 와이파이는 여러 주파수를 옮겨 다니며 전송하도록 개발되었다.

와이파이는 1999년 7월에 처음으로 등장했다. 애플사가 루센트테크놀로지사가 만든 에어포트라는 어댑터를 이용한 와이파이 기능을 탑재한 노트북을 출시했을 때였다.

초기 어댑터는 노트북 사용자들을 인터넷 연결선에서 자유롭게 만들어 주면서 빠르게 퍼져 나갔다. 이제 우리는 사무실에서, 집에서, 호텔에서, 카페에서 무선 인터넷에 접속하는 일을 당연하게 여긴다. 사실상 모든 도시에서 언제 어디서든 무선으로 인터넷에 접속할 수 있다.

아이패드 같은 태블릿은 사용자들이 데스크톱 컴퓨터를 이용하지 않고도 무선으로 인터넷에 접속해서 책을 읽거나 게임을 하고 영상을 보며 이메일을 확인하는 등의 새로운 용도로 개발되었다.

이런 기기는 컴퓨터보다 좀 더 얼굴에 가까이 대고 이용하므로 방사선 노출이 기하급수적으로 증가한다. 데스크톱 컴퓨터가 팔 길이 정도의 거리를 두는 것과는 대조적이다.

퓨 자선기금의 보고서에 따르면, 2010년에는 미국인의 3%만이 태블릿을 가지고 있었지만 2016년에는 이 숫자가 51%까지 늘어났다.[45] 이후 이 숫자는 미국에서만 62%, 즉 1억 8500만 명으로 늘어날 것으로 추정된다.[46] 이는 결국 지속적인 방사선 노출도 함께 늘릴 것이다.

더 많은 사람이 무선 인터넷에 접속하는 것이 문제가 아니다. 우리가 무선 연결기기를 이용하는 시간이 21세기 초에 비해 거의 세 배나 증가했다는 것이 문제다. 서던캘리포니아대학교 애넌버그 디지털미래연구소가 2017년에 발표한 디지털 미래 보고서에 따르면, 미국인은 평균적으로 온라인 활동에 매주 23.6시간을 소요한다고 발표했다. 2000년의 9.4시간에서 크게 늘어난 수치다.[47] 이는 단순히 화면을 보는 시간이 늘었다는 사실 그 이상을 의미한다. 건강에 해로운 전자기장에 폭격당하는 시간이 그만큼 늘었다는 뜻이기 때문이다.

5G와 사물 인터넷

와이파이의 대중화에 힘입어 무선 인터넷을 이용한 정보 제공, 관리, 보고 기능을 갖춘 가전제품도 개발되고 있다.

여기에는 스마트폰 앱으로 조작할 수 있는 온도 조절 기능도 포함된다. 베이비 모니터, 냉장고뿐만 아니라, 사람을 보내 조사할 필요 없이 우리들의 소비 행동을 공익기업에 보고하는 '스마트' 계량기도 있고, 구글홈이나 아마존 알렉사 같은 가상 홈 어시스턴트도 있다.

포괄적으로 사물 인터넷이라고 부르는 이 기기들을 소위 스마트 디바이스라고 부른다. 이 기기는 해킹에 취약하기에 사생활이나 보안 침해 우려가 높다.

하지만 이보다 더 큰 위험은 이 기기들이 집 안의 새로운 전자기장 방사선과 불량전기의 발생원이라는 사실이다. 2015년에 전 세계적으로 사용 중인 기기는 154억 개였고, 이 숫자는 2025년이 되면 754억 개까지 치솟을 것으로 추정된다.[48]

무엇보다도 사물 인터넷을 가동하려면 5G를 이용해야만 한다. 이는 2장에서 설명하겠지만, 공중보건에 거대한 위협이 될 것이다.

모든 연결성의 총체

과학기술의 발달은 축복이기도 하고, 아니기도 하다. 긍정적인 면을 보면, 도구와 기술이 엄청난 편의를 제공하고, 인간의 역량을 더 향상시키며, 지식 확장 능력을 도약시킨다. 부정적인 면을 보면, 사람들이 이전에는 경험하지 못했던 수준으로 그 어느 때보다 많은 전자기장에 노출된다. 전자기장으로 인한 건강 문제가 우려되는 것은 당연한 일이다.

조상들이 노출되었던 전자기장의 종류와 양을 오늘날 현대인이 노출되는 수준과 비교해 보자. 조상들도 물론 전자기장 방사선에 노출되었다. 이때 전자기장 공급원은 자신의 세포, 지구 자기장, 대기의 전기장, 번개였다. 물론 태양도 빼놓을 수 없었다. 이를 현대와 비교해 보면, 우리는 이 같은 자연 방사선 공급원에 더해 꾸준히 인공 전자기장 방사선에도 노출된다. 인공 전자기장은 170년 전만 해도 존재하지 않았다. 따라서 정확한 비교를 해 보자면 1900년대 초와 현재를 살펴야 한다.

정확하게 비교하려면 특정 파장의 범위로 대상을 제한해야 한다. 그러므로 우리 몸에 침투하는 파장이자 우리가 모두 노출되는 2.4㎓를 대상으로 정하겠다. 이 주파수는 와이파이와 휴대전화가 이용하는 주파수와 매우 비슷하다. 자, 지난 100년 동안 우리가 노출되는 전자기장은 얼마나 많아졌을까?

나는 수많은 강의를 하면서 수천 명에게 이 질문을 던졌다. 하지만 정확하게 대답하는 사람은 없었다. 사실 비슷한 대답조차 들을 수 없었다. 정말로 상상할 수 없는 답이기 때문이다. 보통은 100년 전보다 10~1,000배 정도 노출이 늘었다는 대답이 나온다. 드물게는 100만 배라고 말하는 대담한 사람도 있다. 그러나 이처럼 매우 충격적인 숫자조차도 크게 빗나가는 추정치다.

정답은 10억 배를 수월하게 넘어간다. 1조 배보다 더 많다. 사실 우리는 100년 전보다 100경 배 더 많은 전자기장에 노출된다.(헷갈릴 독자를 위해 설명하자면 이 숫자는 1 뒤에 0이 18개나 붙는다.)[49]

(빅뱅 이후 적은 양의 광대역 주파수가 배경 방사선으로 존재한다고 말하지만, 현재 우리가 노출되는 인공 주파수는 자연에 존재하는 주파수와는 형태도 극성도 다르다. 인공 주파수는 사각형 파형으로 펄스화되어 있다. 엄밀하게 말하자면, 우리는 무한한 양의 전자기장에 노출되었다고 할 수 있다.)

우리 몸은 이 정도 수준의 전자기장에 노출되도록 설계되지 않았다. 사람이 변화하는 환경에 적응하고 진화하려면 수많은 시간이 흘러야 한다. 100년은 진화라는 측면에서 이런 식의 기하급수적인 변화에 적응하는 데 필요한 시간의 일부조차도 될 수 없다. 따라서 이렇게 많은 방사선에 계속 노출되면 건강에 문제가 생길 것이라고 의심하는 것은 지극히 합리적이다.

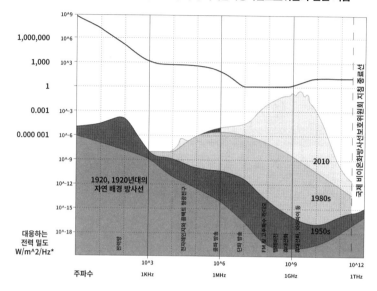

매일 사람이 일반적으로 노출되는 자연 및 인공 무선 주파수의 전자기장 전력 밀도와 국제 비이온화방사선보호위원회 안전 지침

※이 그래프는 백 년 동안 1GHz 주파수가 100경 배 증가했다는 사실을 보여 준다.

*모든 주파수는 단위 대역폭당 수치를 표시했다.

범례
— 국제 비이온화방사선보호위원회
--- 2010년 평균
--- 1980년대 평균
— 1950년대 평균
— 자연 배경 방사선

2012년 영국 국제소아암
학학회 포스터에서 발췌한
데이터로, 저자는 얼래스데
어 필립스와 그레이엄 램번
이다.

본질적으로 전자 기기와 연결성에 집착하는 우리의 열망이 전 세계인의 건강이라는 연구 주제가 되어 되돌아왔다. 동의한 적 없어도 여기서 벗어나기는 불가능하거나 점점 더 어려워진다. 우리가 벗어날 수 없는 가장 큰 이유는 이미 5G가 전 세계에 널리 퍼졌기 때문이다.

2장

5G, 사상 최대 규모의 건강 실험

휴대전화와 와이파이 라우터를 포함한 무선 기기가 나타난 지
20여 년이 되었다. 우리는 이 유용한 기술들을 수년 동안 일상생활로
흡수했다. 그러나 이런 일상생활을 시급히 바꿀 필요가 있다.
왜일까? 답은 간단하다. 5G 때문이다. 최근에 나타난
이 무선 기술은 우리의 전자기장 현실을 완전히 바꾸려는 참이다.
5G라는 용어는 '5세대'의 약자다. 이름만 들어서는
3G나 4G 기술을 단순하게 향상한 것 같지만 이것은 오해다.
5G는 이미 사용하는 것과 다른 전자기장 스펙트럼을 이용하는
완전히 새로운 창조물이기 때문이다.

4G와 5G의 차이점은 산속에 흐르는 계곡과 광대한 바다만큼이나
다르다. 5G는 지금 존재하는 무선 기술을 대체하는 것이 아니라,
그 위에 더해지기 때문이다. 즉 사람뿐만 아니라 모든 미생물,
곤충, 동물, 식물에 이르기까지, 건강에 미치는 장기간의 영향이
전혀 검증되지 않은 주파수가 만들어 내는 기하급수적인
전자기장 노출을 경험할 것이라는 뜻이다.

완전히 다른 주파수, 밀리미터파

5G를 이용한다고 주장하는 휴대전화와 기기가 있긴 하지만 이들 대부분은 여전히 LTE 기술을 이용한다. 즉 3G나 4G와 같은 기술을 기반으로 한다. LTE 통신 서비스와 대부분의 신형 5G는 6㎓ 이하의 라디오파를 이용하는데, 5G는 여기에 24~28㎓ 대역폭을 더할 것이고 후에 30㎓ 대역폭이 또 덧붙여질 것으로 예상된다.

이 주파수들은 3G나 4G 통신망을 움직이는 주파수와 구조적으로 매우 다르다.

5G가 궁극적으로 사용하게 될 주파수 중에는 밀리미터파가 있는데, 파장 하나의 길이가 10㎜보다 짧기 때문에 이런 이름이 붙었다. 현재 사용하는 더 낮은 주파수는 파장 길이가 수십 센티미터로 밀리미터파와는 다르다.

이동통신 기업이 밀리미터파로 옮겨 가는 주된 이유는 밀리미터파의 대역폭이 현재 휴대전화와 와이파이 기술이 이용하는 라디오파보다 훨씬 넓기 때문이다. 즉 더 많은 정보를 보낼 수 있고, 대용량 데이터를 전송할 수 있으며, 더 빠른 속도로 대기 시간을 엄청나게 줄일수 있다.

5G를 이용하면 좁은 지역에 있는 수많은 사용자가 3G나 4G 기술보다 더 효율적으로 밀리미터파를 동시에 이용할 수 있다. 사람이 가득 찬 경기장에서도 지연 시간 없이 통화하고 데이터를 내려받을 수있다. 좁은 지역에서 수십만 대의 스마트폰과 가전제품이 정보를 주고받을 수 있게 된다는 뜻이기도 하다.

그러나 밀리미터파에는 제약이 있다. 건물, 나무, 사무실이나 집에있는 벽 같은 물리적 구조물에 쉽게 방해받는다. 비가 오거나 습도가높으면 쉽게 흡수되기도 한다.

결국 밀리미터파를 지속적이고 안정적으로 사용하려면 훨씬 더 많은 안테나가 필요하다는 뜻이다. 현재 설치한 30만 개의 휴대전화 기지국과 비교할 때, 그저 몇 개가 아니라 문자 그대로 수십억 개의 안테나가 더 필요할 것이라는 의미다.

스몰셀이 온다

5G 네트워크가 안정적으로 연결되려면 '스몰셀(small cell)' 기지국을 91m마다, 도시에서는 셋 내지 열 가구마다 설치해야 한다. 3G와

4G를 이용하기 위해 1.6~3.2km마다 설치하는 27m짜리 휴대전화 기지국과 달리, 이 안테나는 전봇대, 가로등, 건물, 버스 정류장 꼭대기에 설치할 수 있을 만큼 작기 때문에 이 중소형 기지국을 '스몰셀'이라고 부른다.

휴대전화 기지국에 열두 개의 안테나가 달린 것과 달리(여덟 개는 데이터를 보내고 네 개는 받는다.) 각각의 스몰셀에는 안테나 포트 100개가 넉넉하게 들어간다.[1]

스몰셀 기지국에는 대부분 4G 송신기가 있어서 현재 설치된 휴대전화 기지국을 이용하는 것보다 더 정확하게 이동통신 기기의 위치를 추적한다. 일단 위치가 확인되면 5G 안테나가 신호와 정보를 해당 기기에 빠른 속도로 보낸다. 4G와 5G 기술이 함께 작용하는 것이다. 대부분 4G 송신기는 수년에 걸쳐 5G로 업데이트될 것이다.

결국 대부분은 아니더라도 많은 사람들이 자신의 집 외부나 집 근처에 5G 휴대전화 기지국이 설치될 것이라고 예상할 수 있다. 직장이나 교육기관 역시 스몰셀 포화상태에 이를 것이다. 도시 지역은 특히 큰 영향을 받을 것으로 보인다.

밀리미터파는 3G나 4G 기술이 사용하는 주파수보다 파장이 짧기 때문에 안테나도 작다. 각각의 작은 셀 안테나는 다중 입출력 기술(MIMO)을 이용하는데, 이 기술로 여러 사용자가 동시에 정보를 주고받을 수 있다.

각각의 안테나가 다중 입출력 기술을 이용하고 각각의 기지국에는 안테나가 100개씩 있으므로 이를 대량 다중 입출력 기술이라고 한다.

이는 네트워크가 다루는 사용자 수와 정보 비트 수를 기하급수적으로 확장하는 데 도움이 된다.

그러나 많은 신호가 가까운 곳에서 날아다니다가 간섭이 일어날 확률이 높다는 뜻이기도 하다. 여기서 빔포밍이라는 해결책이 등장한다. 빔포밍 기술은 신호를 사용자에게 정확하게 집중시키는 것으로, 무선전화의 GPS와 같다.

사실 밀리미터파 신호는 빔포밍 기술 없이는 일반적인 건축 재료인 나무, 벽돌, 치장 벽토는 물론 유리도 쉽게 통과하지 못한다.

특히 중요한 사실은 이 모든 안테나와 기지국에서 오는 새로운 신호가 이미 우리가 헤엄치고 있는 전자기장 그물망에 더해진다는 점이다. 5G는 이미 존재하는 무선 기술을 대체하는 것이 아니라 그저 추가될 뿐이다.

특히 스몰셀 기지국에서 영원히 사라지지 않을 4G LTE 안테나는 이동통신 기기의 위치를 추적하는 무선 주파수 신호를 가정에 계속 뿌려 댈 것이다. 물론 신호의 출력은 표준 4G 휴대전화 기지국이 발산하는 것보다는 더 낮겠지만 말이다.

그러나 스몰셀 안테나는 사람들의 집에, 특히 이층집 침실에 너무 가까이 설치된다. 4G 송신기에서 계속 나오는 무선 주파수는 침실에 강력한 무선 주파수 신호를 가득 채울 것이고, 이 신호는 근처에 있는 대형 기지국에서 나오는 4G 신호보다 훨씬 강하다.

스몰셀은 빔을 형성한 5G 신호도 집으로 보내지만 주로 집 안의 기기들이 무선 연결을 시작할 때 신호를 보낸다.(예를 들어 누군가가 통화할 때) 따라서 5G 데이터 신호는 4G 신호처럼 계속 흐르지는 않지만, 일단 5G 데이터 신호가 집 안으로 들어오면 4G보다 강력하고 몸에 해로워진다.

스몰셀이 내보내는 4G와 5G 신호는 모두 문제가 많다. 널리 확산 되고 있는 5G와 5G 운용에 필요한 사회 기반 시설에 대한 저항이 커 지면서(책 뒷부분의 '유용한 도구와 제품'에서 5G에 반대하는 단체 목록을 확 인하라.), 5G 활동가들은 스몰셀 기지국에 설치한 4G 송신기, 4G 송신 기가 있는 스몰셀에 함께 설치되는 5G 송신기, 주택가에 설치되는 독 립적인 5G 스몰셀을 함께 막으려 노력하고 있다.

5G의 혜택

5G에 문제가 그렇게나 많은데도 우리는 왜 5G를 사용하려고 하는 걸까?

건강에 미치는 영향만 제외하면 5G는 상당히 매력적이다. 현재 무 선 연결에서 나타나는 수많은 문제, 예를 들어 통화 중 끊김 현상이나 느린 다운로드 속도를 개선해서 유혹적인 혜택들로 대체하겠다고 약 속한다. 5G가 약속하는 혜택으로는 다음과 같은 것들이 있다.

- **빠른 연결: 현재 사용하는 LTE의 다운로드 속도는 초당 1GB지만 5G 는 초당 20GB다. LTE로 10분 걸려서 내려받을 고화질 영화를 30초면**

내려받을 수 있다.

- 더 넓은 대역폭: 밀리미터파는 대역폭이 더 넓어서 더 많은 사용자가 동시에 네트워크를 이용할 수 있다.

- 짧은 지연 시간: 지연 시간은 보낸 메시지를 받을 때까지 걸리는 시간이다. 5G의 지연 시간은 밀리초보다 짧으며, 이는 4G보다 100배 빠르다. 이는 송수신에서 사실상 지연 시간이 없어진다는 뜻이며, 거의 즉각적인 통신을 요구하는 모든 기술이 현실화할 것으로 보인다. 달리는 동안 사고를 피하려고 실시간으로 통신을 주고받는 자율주행 자동차를 예로 들 수 있다.

- 대용량 사물 인터넷: 더 넓은 대역폭은 사물 인터넷, 혹은 인터넷에 연결된 기기와 가전제품의 규모를 거대하게 만들 것이다. 사실 2020년이면 204억 개 기기가 연결된다.[2]
  5G가 실현되면 스스로 세제를 주문하는 세척기와 식품을 점검하는 냉장고, 자동 투석 펌프, 의사의 원격 수술을 시행하는 로봇이 등장할 것이다.

- 스마트 도시: 사물 인터넷은 집을 넘어 도시로, 길 위로 확장될 것이다. 스마트 다용도 계량기는 이미 개인의 사용 정보를 가정에서 공기업으로 보내고 있다.
  5G가 상용화된 미래에서는 거리의 가로등, 상수도 급수 간선, 하수도 시설, 유수관 등이 계속 정보를 공기업에 보내서 도시의 에너지 그리드와 사회 기반 시설을 시시각각 관리한다. 교통, 주차장, 공공 감시 체계 역시 마찬가지다.
  이 모든 체계의 효율성은 송수신을 바탕으로 한다. 스마트 도시는 버라이즌사가 애틀랜타, 마이애미, 시애틀, 워싱턴 D.C.를 비롯한 11개 도시에 5G를 설치한다는 계획을 발표한 2017년부터 구축되기 시작했다.[3]

AT&T는 2018년에 노스캐롤라이나 주도인 롤리와 샬럿시를 포함한 12개 도시에서 5G 기술을 시험 운용한 뒤, 2019년 중반까지 오클라호마시티와 다른 9개 도시에도 구축하겠다고 선언했다.[4,5]

- 연결된 지방 인구: 연방통신위원회는 5G로 지방의 고속 데이터 통신망 접속을 원활하게 한다는 큰 그림을 그리고 있다.

근본적으로 5G는 벌써 모든 제조업이 스마트 기술의 영향을 받는 '4차 산업혁명'으로 홍보될 뿐만 아니라, 컴퓨터가 생활을 돕는 새로운 시대를 이끌 것으로 주목받고 있다.[6]

5G가 설치되는 진짜 이유

이동통신사는 5G가 현대인의 필수품이라고 홍보한다. 우리를 '석기시대' 기술에서 탈출시켜 가사 노동을 대신해 줄 새 가전제품들이 가득한 신세계로 보내 줄 것처럼 말한다. 그러나 공공재라고 위장하여 선전하는 것은 사실 그저 연결성과 그 연결성을 이용할 장비를 갖춘 제품의 수요를 더 많이 창출하려는 계략일 뿐이다.

또한 고객을 사로잡기 위한 전략이기도 하다. 전선을 설치하지 않으면 이동통신사는 비용을 절약할 수 있다. 웹사이트 'Telecom PowerGrab.org'에서는 이렇게 설명한다.

5G가 꼭 소외 지역이나 지방에 고속 데이터 통신망을 제공하려는 것은 아니다. 5G는 디지털 격차를 해소하지 못할 것이다. 그리고 5G는 휴대전화 서비스 품질을 즉시 향상하거나 긴급 상황에서 응급 의료 요원을 보조하지도 못할 것이다.

그렇다면 5G의 진짜 목적은 무엇일까? 스몰셀 무선 사회 기반 시설을 대규모로 건설하면 이동통신사가 전선을 설치하지 않고도 신호를 주택과 아파트에 보낼 수 있다. 이토록 단순한 문제다.

이 모든 것은 5G가 현실이 된 후의 일이다. 5G가 설치되는 중인 현재에도 엄청난 비용을 소모하면서 동시에 수익을 올리고 있다. HIS 마킷 보고서와 퀄컴 테크놀로지스사는 5G 연결성이라는 약속을 이행할 사회 기반 시설을 개선하는 데 필요한 투자금으로 매년 225조 7000억 원이 소요될 것이라고 추정했다.[7]

스몰셀, 안테나, 칩, 위성, 휴대전화, 가전제품, 스마트 다용도 계량기, 자동차는 새 하드웨어가 보내는 신호로 통신할 수 있어야 할 것이다. 이 같은 투자의 결과로, 위의 보고서는 5G가 세계 경제에서 2035년까지 1경 3993조 4000억 원의 가치를 생산하고, 일자리 2200만 개를 만들 것으로 추정한다. 일단 5G가 설치되어 작동하면, 2025년까지 단순히 서비스하는 것만으로도 매년 282조 1250억 원을 생산할 것으로 예상한다.[8]

5G는 정말 대규모 사업이다. 여기에 인류의 이익이 아니라, 무선 산업계의 사활이 걸려 있다. 연방통신위원회 전 의장이었던 톰 휠러

는 2016년 내셔널프레스클럽 강연에서 이렇게 설명했다.[9]

> 만약 무엇인가가 서로 연결될 수 있다면 그것은 반드시 5G 세상에서 연결
> 될 것이다. 하지만 약통부터 식물 급수기까지 제품 속에 연결된 수많은 마
> 이크로칩을 보며 우리는 상상할 수 있다. 가장 중요한 사물 인터넷 용도는
> 아직 시작조차 되지 않았다는 사실을……
> 이를 이루려면 5G 구축은 매우 인프라 집약적인 형태가 될 것이고 스몰셀
> 을 대량으로 설치해야 할 것이다. 미국은 고주파수 스펙트럼을 이용해서
> 5G 네트워크를 구축하고 적용한 세계 최초의 나라가 될 것이다. 이 사실은
> 정말 중요하다.

냉담하게 그는 덧붙였다. "우리는 표준 규격이 정해질 때까지 기다
리지 않을 것이다."

누구도 방사선에서 벗어날 수 없다

휠러가 언급한 '대량으로 설치해야 할 것'의 상당 부분은 저궤도
위성을 의미한다. 밀리미터파는 습기와 비에 흡수되고 건물도 통과
할 수 없어서 멀리 전달할 수 없으므로, 도시와 지방을 포괄적으로 아
우르는 사용자들의 신호를 주고받는 데는 위성이 필요하다.

위성 한두 개로는 어림없고, 스페이스X, 원웹, 보잉 등의 기업이 쏘
아 올린 위성이 최대 5만 개가 필요하다.[10] 시대를 앞서간 말처럼 들리

겠지만, 이 위성들은 이미 우주로 발사되기 시작했다. 원웹이 2019년 2월에 쏘아 올린 위성과 스페이스X가 2019년 5월에 발사한 위성이 현재 작동 중이다.[11]

이 위성들은 결국 지구 전체를 밀리미터파 방사선으로 뒤덮을 것이며, 우리가 여기에서 벗어날 방법은 없을 것이다.

우주에서 세계로 보내는 와이파이에 반대하는 국제연합인 세계우주방사선배치반대연합(GUARDS)이 의학 단체에 보낸 공개 편지에서 과학자들은 '지구를 마이크로파 방사선으로 가득 채우는' 이 위성들을 인권 침해라고 평했다.[12]

우주에서 보내는 마이크로파 방사선은 개개인의 사전 동의 없이, 개개인이 회피할 수 있는 의미 있는 선택권도 주어지지 않은 채, 지구를 무선 주파수 방사선으로 침수시키겠다는 위협이다.

5G 안테나는 집까지 침투한다

밀리미터파는 벽을 통과할 수 없으므로 집 안에서는 안전할 것이라고 생각할 수도 있다. 하지만 슬프게도 그렇지 않다. 5G 기술이 적용된 소위 스마트 가전제품은 근본적으로 우리들의 부엌, 세탁실, 외벽을 스몰셀로 바꾼다.

집 안의 전구조차도 5G 송신기가 될 수 있다. 2017년부터 런던 브

루넬대학교 과학자들은 가시광 무선통신, 즉 빠르게 깜빡거리는 LED 빛을 이용해서 디지털 통신을 송신하는 라이파이(Li-Fi)와 밀리미터파 5G 기술을 모두 이용해서 고속 무선 가정 네트워크를 구축하는 전구를 개발하기 시작했다.[13,14]

LED 전구를 사용하지 않고 스마트 가전제품을 사지 않더라도, 밀리미터파는 우리들의 집에 파고들 수 있다. 이엠필드솔루션사의 기술 책임자인 알라스데어 필립스가 보고한 내용을 살펴보자.

> **밀리미터파가 집 안에 침투하는 데는 많은 요인이 관여한다. 30㎓보다 주파수가 큰 파동은 PVC 창문틀과 같은 긴 슬릿을 통과할 수 있다. 창문틀의 금속은 PVC 압출 가공으로만 코팅되었기 때문이다. 이는 주택의 방호를 어렵게 한다.[15]**

결국 현실적으로 벗어날 길은 없다.

Q. 주로 밀리미터파의 대역폭 때문에 생기는 5G의 물리적 효과로, 많은 사람이 인지할 수 있는 감각은 무엇일까?

□ 냉기
□ 마비
□ 환각
□ 통증
☑ 위의 문항 모두

밀리미터파의 위협

이 책을 집필하는 현재, 밀리미터파에 오래 노출되었을 때 어떤 영향을 받는지에 대해 연구한 논문은 아직 발견하지 못했다. 물론 밀리미터파와 다른 흔한 전자기장 주파수(예를 들어 4G 휴대전화가 발산하는)에 동시에 노출될 때의 영향을 연구한 논문 또한 없다.

그러나 밀리미터파가 건강에 어떤 영향을 미치는지에 관해 이미 알려진 사실이 있다. 아이러니하게도 동유럽에서는 수년간 궤양, 심혈관계 질환, 암의 대체 치료법으로 밀리미터파를 사용해 왔다. 동유럽권에서는 이를 주제로 삼은 의학 잡지도 발행된다.

과학자들은 이 치료법이 건강에 미치는 영향을 연구했다. 연구 결과, 시험 대상자의 80%가 피부에 와 닿는 밀리미터파를 인지했을 뿐만 아니라,[16,17] 전자파 과민증이 늘어났고,[18] 특히 폐경 후 여성에게 영향력이 컸다.[19]

러시아 과학자들은 이미 1970년대부터 밀리미터파 방사선 노출이 건강에 미치는 영향을 연구했다. 그러나 이 연구는 수십 년 동안 감춰졌는데, 미국중앙정보국인 CIA가 이 논문을 수집해서 번역했지만 2010년대까지 기밀 해제하지 않았기 때문이었다.

1977년에 러시아 과학자 잘류보브스카야가 발표한 논문은 2012년에 기밀 해제되었는데, 이는 5~8㎜의 전력 밀도 $1mW/cm^2$ 방사선이 쥐에 미치는 영향을 비교하는 실험이었다. 실험동물은 매일 15분씩 60일 동안 방사선에 노출되었으며, 밀리미터파 생성기를 다루는 기술자들

도 마찬가지로 방사선에 노출되었다.[20] 이 논문은 다음과 같이 보고
했다.

> 인간과 동물을 대상으로 형태와 기능, 생화학 연구를 한 결과, 밀리미터파
> 는 몸의 구조에 분명한 변화를 일으키는 것으로 드러났다. 여기에는 피부
> 와 내부 장기의 명백한 구조 변화, 혈액과 골수 조성의 양적 및 질적인 변
> 화, 조건 반사와 조직 호흡(혈액과 조직 사이의 산소 및 이산화탄소 교환)의 변화,
> 조직 호흡과 세포 핵의 물질대사 과정에 관여하는 효소 활성의 변화 등이
> 포함된다. 밀리미터파의 유해성은 방사선 노출 지속 기간과 각각의 개체별
> 특성에 따라 좌우된다.

최근 같은 주제로 시행한 추가 연구에서 밀리미터파 기술이 보여
준 잠재적인 건강 문제는 아래와 같다.[21-25]

- 쥐의 수정체가 불투명해지는 눈 건강 문제가 나타났다. 토끼에서는 백
  내장[26]과 눈 손상이 나타났다.[27, 28]
- 쥐에는 스트레스 지표인 심박 변이도에 영향을 미쳤으며,[29-31] 개구리도
  심박에 불규칙한 변화(부정맥)가 나타났다.[32, 33]
- 세포막의 구조와 기능이 변형된다.[34]
- 면역 기능이 억제된다.[35]
- 세균 성장을 억제하고 항생제 내성을 높인다.[36]

밀리미터파 노출의 안전한 한계치를 조사한 연구 결과는 없다. 이

사실을 바탕으로 전자기장의 위험을 주도적으로 알리는 워싱턴주립대학교 생화학교수 마틴 폴은 다음과 같이 주장한다.

수억 개의 5G 안테나를 단 한 번의 생물학적 안전성 시험도 하지 않고 설치하는 일은 전 세계 역사를 통틀어 가장 어리석은 생각이다.[37]

'ElectricSense.com' 설립자이자 『전자기장 실용 지침서』의 저자 로이드 버렐과[38] 그 외 많은 사람이[39, 40] 수집한 연구 결과는 5G의 확대가 공중보건의 재앙이나 다름없는 일로 바뀔 수 있다고 주장한다.

밀리미터파는 통증을 유발한다

밀리미터파는 피부 조직 아래 1~2mm까지 침투할 수 있고[41, 42] 피부에 통증을 일으킨다고 알려져 있다.[43] 밀리미터파가 피부 신경 세포인 통각 수용기를 자극해서 통증 반응을 끌어내기 때문이다.

통증 반응을 일으키는 또 다른 이유로는 사람 피부에 있는 땀샘관이 밀리미터파와 접촉하면서 안테나로 작용하기 때문이라는 주장도 있다.[44] 이스라엘 예루살렘 하다사병원에서 5G 밀리미터파 기술과 인체의 상호작용을 연구하는 야엘 스타인 박사는 2016년에 연방통신위원회에 다음과 같은 편지를 썼다.[45]

컴퓨터 시뮬레이션 결과를 살펴보면 땀샘관이 사람 피부에 테라헤르츠 이하의 파동(밀리미터파)을 집중시킨다는 사실을 보여 준다. 사람은 이 파동을 열로 감지할 수 있다. 밀리미터파 통신 기술, 즉 휴대전화, 와이파이, 안테나를 이용하면 사람은 통각 수용기를 통해 통증을 느낄 수 있다. 만약 5G 와이파이가 공공 영역에 널리 퍼져 나간다면… 전자파 과민증 외에도 새로운 신체 통증 사례가 수없이 늘어날 것으로 예측된다.

미국 국방부는 밀리미터파가 통증을 일으킨다는 사실을 아주 잘 알고 있다. 국방부가 이 초고주파수를 행동저지시스템(ADS, Active Denial System)이라고 알려진 군중 통제 무기로 사용하기 때문이다.[46] 행동저지시스템은 피부에 불이 붙은 듯 극심하게 화끈거리는 작열감을 느끼게 한다.[47] 그 결과 행동저지시스템에 노출된 사람들은 본능적으로 도망치게 된다.

5G는 생명체를 예측하지 못한 방향으로 바꿀 수 있다

위태로운 것은 사람의 건강만이 아니다. 밀리미터파는 특히 식물과 비에 흡수되기 때문에 곤충, 식물, 동물, 그리고 미생물까지 모두 위협한다. 밀리미터파가 널리 퍼지면 식물이 밀리미터파를 흡수할 수 있기 때문에 식량 공급까지 위험해진다. 이미 밀리미터파가 밀 싹

같은 식물의 스트레스 단백질에 변화를 일으킬 수 있다고 증명된 바 있다.[48]

밀리미터 크기의 곤충은 밀리미터파의 미니 안테나로 작용한다. 급락하는 곤충 개체군에 관한 국제 문헌을 연구한 최근 논평을 살펴보면, 5G가 구축되지 않더라도 세계 곤충 종의 40%가 이후 수십 년 내에 멸종할 것으로 예측했다.[49]

사람과 동물은 식물을 먹이로 삼는다. 그러나 토양 속의 영양분을 감소시키고 주변 환경을 해로운 살충제로 뒤덮는 농업계의 관행 때문에 음식의 영양학적 가치는 떨어졌다. 5G의 사용은 결국 현재보다 음식의 영양학적 가치가 더 낮아지는 결과로 이어질 수 있다. 더 나쁘게는 식량 생산 능력이 급격하게 줄어들 수도 있다.

적은 양의 비이온화 방사선은 이미 새와 벌의 건강에 영향을 미치고 있다. 사람의 건강이라는 측면에서도 이 문제는 특히나 심각하다. 벌은 사람의 식량이 되는 많은 식물의 수분 작용에서 중요한 역할을 한다.

5G 기반 시설은 미관을 해친다

이름은 '스몰셀'이지만 5G 신호 송수신기가 들어 있는 이 설비는 생각만큼 그렇게 작지 않다. 안테나는 전봇대 꼭대기에 설치할 수 있지만 다른 장비는 작은 냉장고만 한 상자 속에 넣어야만 한다.

이 상자는 반드시 전봇대 근처 땅 위에 설치하거나(이 상자들은 우편함으로 위장하기도 한다.) 전봇대에 붙여야 한다. 스몰셀은 150m마다 설치해야 하므로 미관상 좋지 않다. 상당한 공간이 5G 설비에 점령당하는 셈이다.

따라서 미학적 가치와 부동산 가치라는 측면에서 당연한 우려가 생긴다. 2005년 《부동산 감정》이라는 잡지에 발표된 연구를 보면, 설문 응답자의 38%는 휴대전화 기지국이 집 가까운 곳에 세워지면 부동산 가치가 20% 이상 떨어지리라고 예상했다.[50]

덧붙여, 2014년에 국립과학법률 공공정책연구소가 조사한 설문에서는 주택 구매자와 임차인의 94%가 휴대전화 기지국이나 안테나가 근처에 있는 부동산에는 관심이 없으며, 구매 가격도 낮다는 사실을 발견했다. 또한 응답자의 79%는 휴대전화 기지국 근처의 부동산은 절대로 사거나 임차할 생각이 없다고 답했다.[51]

5G가 확산되면 거의 모든 도시와 준도시 지역 사람들의 집 가까이에 스몰셀이 설치될 것이다. 경제 안정의 가장 큰 원동력인 주택 시장에서 중요한 조정이 일어나기 전에 스몰셀 설치가 선행될 수도 있다.

연방통신위원회의 선택

연방통신위원회는 서비스를 받지 못하는 사람들에게 고속 데이터 통신망 서비스를 해야 한다고 주장한다. 하지만 실제로는 무선 산업계에 더 많은 권력과 돈을 가져다 주는 입법 과정을 서둘러 처리하려는 의도로 보인다. 동시에 5G 기반 시설을 설치할 부동산을 소유한

주, 도시, 동네의 자치권을 빼앗으려는 것이다.

연방통신위원회 위원장 아지트 파이는 2018년 9월 기자회견에서 연방통신위원회의 5G 패스트플랜을 설명하면서 "현재의 관료주의적 형식주의가 5G의 미래를 옥죄게 할 수는 없다."라고 말했다.

2018년에 연방통신위원회는 지방 정부가 이동통신사에 부과했던 스몰셀 설치 비용 수수료를 매년 30만 원으로 제한하는 명령을 통과시켰다. 이전까지는 각 설치 장소마다 관행으로 수백만 원씩 내야 했다. 새 정책은 도시와 주 정부가 기존 건물뿐만 아니라 새로 건설된 건물에 스몰셀을 추가 설치하는 것을 승인하는 기한을 각각 60일, 90일까지로 정해 놓았다.

더 나쁜 것은 사실상 5G 안테나를 어디에 설치하고 어디에 금지할지를 결정할 도시의 자치권을 억눌렀다는 점이다. 그 결과 시민들은 자기 주택 외부에 5G 휴대전화 기지국을 설치하는 것을 막지 못한다.

로스앤젤레스를 포함한 여러 도시는 새 정책을 뒤집으려 소송을 제기했다. 그러나 2019년 1월, 미국 연방고등법원은 제10회 항소법원에서 연방통신위원회와 무선 산업계의 손을 들어 주면서 기본적인 공중보건을 포기했다.[52]

아무도 안전성 연구를 하지 않았다

2018년 12월에 열린 기자회견에서 5G 기술이 미국인과 미국 경제에 미칠 영향에 관해 미국 코네티컷주 상원의원 리처드 블루먼솔은 다음과 같이 말했다.[53]

> 냉혹하고도 단순한 사실은 건강상의 위험이 알려지지 않았으며 연구 결과도 없다는 것이다. 이는 연방통신위원회가 이에 대해 방치하고 무시한다는 신호이며 수용할 수 없는 태도다… 지금까지 연방통신위원회는 기본적으로 모든 것이 괜찮다고 말해 왔다. 그러나 이 신기술의 안전성과 건강에 미칠 영향에 관한 결론을 내리려면 우리에게는 정확한 사실이 필요하다.

두 달 뒤인 2019년 2월, 미국 상원 상업과학교통위원회가 주관한 공청회가 열렸을 때, 블루먼솔 의원은 이동통신산업 대표자에게 그토록 열심히 홍보하는 5G 설치가 건강에 미치는 영향을 조사하는 연구에 돈을 투자한 적이 있는지 질문했다.

> 이동통신 산업계에서 독립적인 추가 연구를 지원한 비용은 얼마입니까? '독립적인'이라는 단어를 특히 강조하고자 합니다. 그 연구는 진행되고 있습니까? 연구가 마무리됐습니까? 소비자는 연구 결과를 어디서 확인할 수 있습니까?

로비스트 중 한 명이 다음과 같이 대답했다.

안전성은 가장 중요합니다. 모두의 안전을 지키기 위해… 우리는 FDA와 다른 기관의 연구 결과를 참고하고 있습니다. 제가 알기로는 현재까지 이동통신 산업계가 지원한 연구 결과는 없습니다. 저희는 항상 더 많은 과학 연구를 기대합니다. 저희 역시 과학자들이 하는 말에 의존하고 있습니다.

여기서 우리는 무선 산업계가 만들어 낸 악순환의 진실을 알 수 있다. 무선 산업계는 (앞으로 자세히 설명할 과정을 통해) 연방통신위원회를 포로로 잡았다. 그런 뒤 연방통신위원회가 주장한 안전하다는 증거를 5G 설치의 명분으로 삼았다.

5G는 정말로 영리한 사업 전략이지만 건강이라는 관점에서는 파괴적인 수준을 넘어선다.(이동통신 산업계가 5G 기술이 안전하다고 발표하는 데 이용한 수많은 전략에 대해서는 3장에서 더 자세하게 설명하겠다.)

블루먼솔 의원은 강조했다. "그러니까 '연구를 지원한 비용은 얼마입니까?'라는 제 질문에 대한 대답은 '0원'이라는 말씀이시군요."

로비스트는 다시 한 번 인정했다. "제가 알기로는 현재 산업계의 지원을 받아 진행되는 연구는 없습니다."

결국 블루먼솔 의원은 5G를 향한 진통을 아주 간결하게 요약했다.

"건강과 안전성에 관해서는 눈을 감은 채로 비행하는 것이나 마찬가지로군요."

과학계의 목소리

과학계도 5G 확산을 우려한다. 2017년에는 35개국의 의사와 과학자 180명 이상이 야생동물과 인간의 건강에 위험할 우려가 있으므로 5G 설치를 유예해 달라는 진정서를 유럽 연합에 제출했다.[54] 진정서에는 다음과 같은 구절이 있다.

> 여기 서명한 우리, 35개국에서 모인 180명 이상의 의사와 과학자는 5G, 즉 5세대 이동통신이 인간의 건강과 환경에 미치는 잠재적인 위험을 과학자들이 산업계로부터 영향받지 않고 충분히 조사할 때까지 5G 설치를 유예할 것을 권고한다.

2019년 10월 29일에는 201개국의 과학자, 의사, 환경단체, 시민 17만 1,798명이 지구와 우주에 5G를 설치하는 일을 멈출 것을 요구하는 국제 호소문에 서명했다.[55]

5G 저항의 간략한 역사

5G가 멈출 수 없는 폭주 기관차처럼 보이지만, 세계와 미국에는 최소한의 장벽을 구축한 정부와 도시가 있다.

이탈리아 피렌체 **2019년 4월**[56]	피렌체 시장은 5G가 공중보건에 미치는 영향을 고려해서 시에서 중대한 계획을 세울 때까지 개개의 5G 휴대전화 기지국 건설을 허가하지 않았다. 시는 사전 예방 원칙과 발표된 연구 결과라는 중대한 증거가 있는데도 매우 다른 관점을 보이는 초국가적이며 사적인 집단(국제비이온화방사선보호위원회 같은)의 불확실함을 지적했다. 이탈리아 대법원은 정부에게 전자기장이 건강에 미치는 영향을 시민에게 알리도록 했으며, 폰게이트경보연합의 일부 행동 강령에 근거를 둔 사전 예방 조치를 의논하게 했다.[57]
네덜란드 **2019년 4월**[58]	의회는 5G를 설치하기 전에 건강에 미치는 영향을 조사한 연구 결과를 요구했다.
독일 **2019년 4월**[59]	약 5만 5,000명의 독일인은 5G 설치를 중단하라는 진정서에 서명해서 독일연방하원에 제출했다. '5G 기술의 안전성이 과학적으로 의심되기 때문'이었다.
스위스 보주 **2019년 4월**[60]	스위스에서 세 번째로 큰 주인 보주 대의회는 스위스연방환경국이 5G가 사람의 건강과 환경에 미치는 영향에 관한 최종 보고서를 작성해서 제출할 때까지 5G 안테나 설치 허가를 유예하도록 승인했다. 한 스위스 신문은 "이동통신 업자들이 분노했다."라고 보도했다.
스위스 제네바 **2019년 4월**[61]	보주의 뒤를 이어 제네바 대의회도 5G 안테나 설치 허가를 유예하라고 승인했다. 그러나 여기서 보주보다 한 발 더 나가 세계보건기구(제네바에 본부가 있다.)에 5G 설치가 건강에 미치는 영향을 조사한 보고서를 요청했다.
이탈리아 로마 **2019년 3월**[62]	최초의 5G 네트워크 개통을 앞두고 로마시 12기 지방 자치 당국은 찬성 11표, 기권 3표로 결의안을 통과시켰다. 이 결의안은 '로마 시장은 5G 실험을 멈추고, 밀리미터파 미니 안테나를 집, 학교, 돌봄센터, 레크리에이션 센터, 가로등 등에 설치하는 것을 금지하여 전자기장 방사선의 최소 역치 기준을 높이지 말 것'을 요청했다.
러시아 **2019년 3월**[63]	러시아 국방부는 이동통신사들에게 5G 주파수를 이양하기에는 시기가 "너무 이르다."라며 거부했다.
벨기에 **2019년 3월**[64]	브뤼셀 환경부 장관은 방사선 노출 우려를 들어 5G 파일럿 프로그램을 중지했다. 장관은 "브뤼셀 시민은 이윤을 대가로 판매할 수 있는 기니피그가 아니다. 의심의 여지가 조금도 남아서는 안 된다."라고 말했다.(브뤼셀에는 유럽연합 집행위원회를 비롯한 유럽연합 이사회, 유럽연합 정상회의 등 유럽연합 정부 기관 본부가 많다. 과연 이들은 5G 공공보건 실험에 참여하길 바랄 것인가?)

미국 도시와 주의 저항 사례

캘리포니아주 샌프란시스코 2019년 4월[65]	캘리포니아주 대법원은 만장일치로 안테나를 전봇대와 다른 도시 구조물에 설치하려면 허가를 받아야 한다는 2011년 시 조례에 관한 이전 판결을 확인했다.
플로리다주 흘랜데일 비치 2019년 4월[66]	플로리다주 의회와 정부는 스몰셀이 건강에 미치는 영향을 연구하고 공중보건을 보호하도록 5G 기반 시설 설치 지침을 만들라는 시 결의안을 만장일치로 채택했다.
몬태나주 2019년 3월[67]	몬태나주 하원은 주거 지역에 스몰셀 설치 위치를 정할 때 공중보건을 고려하도록 1996년 이동통신법안 수정을 요청하는 결의안을 의회에서 통과시켰다. 이 책을 집필하는 현재, 상원에 상정한 의결안은 아직도 위원회에서 심사하는 중이다.
오리건주 포틀랜드 2019년 3월[68]	포틀랜드시는 연방통신위원회를 상대로 연방통신위원회 규정에 대해 소송을 제기했다. 연방통신위원회는 이동통신사가 도시의 부동산에 송수신기를 설치할 때 부과되는 요금을 제한한다. 포틀랜드시는 이 요금이 지나치게 낮으며, 이전에는 한 장소마다 최대 338만 원을 청구했으므로 연방통신위원회가 승인한 요금(한 장소당 최대 30만 원으로 상한선을 두었다.)으로는 포틀랜드시의 수익이 최대 112억 6500만 원까지 줄어든다고 주장했다. 포틀랜드시는 또한 연방통신위원회에 5G가 건강에 미치는 영향을 연구하고 그 결과를 대중에게 공개하라고 요구하는 의결안을 채택했다.
캘리포니아주 팔로스 베르데스 2019년 1월[69]	예외로 인정받지 않는 한, 이동통신사의 휴대전화 기지국과 안테나를 설치하는 장소를 엄격하게 제한하는 지방 자치 법규를 갱신했다.
뉴햄프셔주 2019년 1월[70]	뉴햄프셔주 하원은 5G가 건강과 환경에 미치는 영향을 연구하는 법안을 제출했다. 이 법안은 의회를 통과했으며 이 책을 집필하는 현재, 상원 위원회에서 검토하는 중이다. 법안은 "최근 국립독성프로그램이 337억 9500만 원을 들여서 2016년에 발표한 연구 결과를 포함해서 통계적으로 유의미한 폭넓은 DNA 손상, 뇌와 심장 종양, 불임, 그 외 수많은 질병과 관련됐다는 검토를 거친 연구 논문 1,000여 편을 연방통신위원회가 무시하고 있는 이유는 무엇인가?"라고 묻는다.
캘리포니아주 페어팩스 2019년 1월[71]	공중보건을 보호하는 문제에 이목이 쏠린 가운데, 페어팩스는 지방 자치 법규의 긴급 조례를 승인했다. 이 긴급 조례는 주택 지역에 스몰셀 설치를 금지하고, 스몰셀 설치 간격을 450m로 제한하며, 시 차원에서 광케이블 네트워크가 스몰셀 기술을 대체할 수 있을지 연구하기를 요청했다.

캘리포니아주 샌 라파엘 2018년 12월[72]	만에 인접한 이 도시는 근린 주거 구역에 스몰셀 설치를 금지하는 시 조례를 통과시켰다. 이 조례는 주거 지역에서 150m 떨어진 곳부터 스몰셀 설치를 허가하며, 스몰셀 간격은 150m로 제한한다.
캘리포니아주 소노마 2018년 11월[73]	소노마시 의회는 자격증을 갖춘 무선 주파수 기술자가 각각의 스몰셀 시설이 발산하는 주파수와 전력 수준을 검사하도록 요구하는 시 조례를 통과시켰다. 또한 이동통신 기반 시설을 설치할 예정인 장소에서 150m 거리에 있는 모든 부동산 소유주에게 이를 알리도록 했으며, 전봇대에 설치한 안테나 간격이 450m 이상 떨어지도록 했다.
캘리포니아주 샌 안셀모와 페어팩스 2018년 10월[74, 75]	같은 주에 있는 밀밸리 조례에 영향을 받아 페어팩스 타운 의회는 스몰셀 간격을 450m로 유지하고 스몰셀의 대안을 찾는 위원회를 구성하는 조례를 통과시켰다. 샌 안셀모 타운 의회는 스몰셀 안테나 설치 예정 장소에서 91m 범위에 사는 주민에게 이 사실을 통보하도록 조례를 제정했다.
매사추세츠주 벌링턴 2018년 10월[76]	벌링턴시의 스몰셀 시설위원회는 각각의 스몰셀 설치 장소마다 56만 원의 신청 수수료와 연간 30만 원의 허가 갱신 수수료를 받는 정책을 만들었다. 이 정책으로 버라이즌사는 모든 신청서를 철회하고 정책 결정의 선례에 대한 우려와 적법성에 대해 항의했다.[77]
아칸소주 분빌 2018년 9월[78]	분빌시는 새 휴대전화 기지국 설치를 공업 지역에만 제한하는 조례를 제출했다.
캘리포니아주 밀밸리 2018년 9월[79]	만에 인접한 거주지인 밀밸리시 의회는 만장일치로 거주 지역에 새로운 휴대전화 기지국을 세우거나 이미 세워진 휴대전화 기지국 허가 갱신을 금지하는 조례를 통과시켰다. 또한 스몰셀 간격을 최소 450m로 유지하도록 정했다.
캘리포니아주 페탈루마 2018년 7월[80]	페탈루마는 설치한 5G가 거주민의 건강에 해로운 영향을 미치지 않도록 보호하는 지방 자치 법규를 갱신했다. 이 조례에는 "어떤 거주지든 150m 안에는 스몰셀을 설치할 수 없다."라는 조항이 포함된다.
캘리포니아주 몬터레이 2018년 3월[81]	도시계획위원회는 버라이즌사의 근린 거주 구역 스몰셀 타워 건설 신청서를 투표 끝에 반대 7, 찬성 0으로 거부했다.
캘리포니아주 월넛 2017년 10월[82]	5G 설치를 거부한 캘리포니아주 최초의 도시 중 하나인 월넛시는 "이동통신 기지국과 안테나는 학교(유치원, 초등학교, 중학교, 고등학교)나 산길, 공원이나 야외 휴양지, 경기장, 거주 지역 근처 450m 안으로는 설치할 수 없다."라는 지방 자치 법규를 갱신했다.

펜실베이니아주 2017년 6월[83]	펜실베이니아 공익사업위원회는 안테나 설치 기업의 공익 사업자 자격을 박탈하고, 새 전봇대를 설치할 때 허가 과정을 거치도록 했다. 또 원하는 곳 어디에나 전봇대를 세울 때 사용하던 '공공 편의시설 증명서'를 사용할 자격을 없앴다.
플로리다주 팜비치 2017년 5월[84]	팜비치와 여러 해안 도시들은 5G 스몰셀 설치 장소 지정에 관한 지방 정부의 영향력을 강력하게 제재하는 주 법안에서 자신들이 면제되는 법안을 통과시키기 위해 로비를 벌였다. 팜비치 타운 책임자 톰 브래드퍼드는 이렇게 말했다. "우리 힘으로 해냈다. 그 법은 이제 우리에게 영향을 미치지 못한다." 팜비치는 도널드 트럼프 대통령의 마라라고 리조트의 본산이다. 트럼프 대통령의 고향은 5G 필수 설치를 면제받았다는 사실이 그저 우연이기만 할까?
오하이오주 메이슨 2017년 5월[85]	5G를 우려하는 곳은 해안 도시들뿐만이 아니다. 오하이오주 메이슨 타운은 주거 지역이나 주거 목적으로 이용하는 부동산 반경 30m 안에 스몰셀 설치를 금지하는 조례를 승인했다. 또한 함께 배열할 필요가 없다면 스몰셀 간격은 610m를 유지해야 한다고 결정했다.
코네티컷주 워런 2012년 12월[86]	워런시는 주법에 따라 휴대전화 기지국과 안테나 설치 장소 관할권을 갖는 코네티컷 기반시설위원회에 휴대전화 기지국과 안테나 설치 관련 특별 허가를 강력하게 촉구했다. 워런시는 "부동산 가치뿐만 아니라 워런 시민과 워런시를 방문하는 모든 사람의 보편적인 안전, 건강, 복지와 삶의 질을 보호하는 방향으로 휴대전화 기지국과 안테나를 세워야 한다."라고 주장했다.

5G의 대안이 있을까?

분명하게 말하지만, 나는 와이파이 이전 시대로 돌아가자고 주장하는 것이 아니다. 나는 모든 사람들을 위해 더 안전하고, 더 신뢰할 수 있으며, 더 빠른 연결성을 향상하는 최선의 길은 4G와 밀리미터파를 송출하는 스몰셀이 아니라 광케이블을 사용하는 것이라고 믿는다.

이론만이 아니다. 미국의 두 도시가 도입한 지방 자치 광케이블 고속 데이터 통신망은 엄청난 성공을 거두었다. 테네시주 채터누가시와 콜로라도주 롱몬트시가 그 주인공이다. 채터누가시가 운영하는 전력회사인 일렉트릭파워보드사는 연방정부 지원금을 받아 시설을 건설했다.

고속 데이터 통신망이 나타난 처음 3년 동안은(2009~2012년) 주 정부에서 거의 3,000여 개에 가까운 일자리가 없어졌는데도 채터누가시의 주택 가치가 14% 상승했으며, 가계 소득 중앙값은 13.5% 증가했다.[87] 2014년에는 롱몬트 전력통신사가 지방자치단체가 운영하는 넥스트라이트라는 고속 데이터 통신망을 설치했고, 롱몬트 시민은 한 달에 5만 6,000원이라는 요금으로 데이터를 1GB/초의 속도로 내려받을 수 있게 되었다.[88]

국립과학법률 공공정책연구소가 2018년에 발표한 156쪽짜리 보고서를 살펴보면 무선 인터넷보다 유선 인터넷이 훨씬 유익하다는 통찰을 보여 준다. 이 보고서에서 저자 티머시 박사는 다음과 같이 말했다.

유선통신 기반 시설은 본질적으로 미래에도 경쟁력이 있고, 더 신뢰할 수 있으며, 더 지속 가능하고, 더 에너지 효율이 높으며, 다른 서비스에 더 필수적인 요소다. 무선 네트워크는 본질적으로 더 복잡하고, 더 비용이 더 많이 들며, 더 불안정하고, 더 제약이 많다.

밀리미터파(즉 5G 무선통신)의 백홀(다수 통신망을 통해 데이터를 전송하는 계층 구

조 통신망에서 이용자를 기간망이나 인터넷에 연결하는 링크)은 기껏해야 단기 수익을 좇는 기업들이 좋아하는 저렴한 해결책에 불과하다. 백홀은 여러 가지 이유로 전적으로 부적절하다. 그중에서도 특히 급속히 퍼지는 불안정하고 복잡한 밀리미터파 하드웨어 및 소프트웨어에 의존한다는 점이 그렇다. 밀리미터파 하드웨어와 소프트웨어는 쉽게 노후화하며, 한편 이런 노후화는 의도된 것이기도 하다.

복잡한 접근법은 기본적으로 미래에도 경쟁력 있는 광케이블 시설의 단순성과 크게 대비된다. 동시에 무선통신은 더 적은 일자리를 만들고, 적은 일자리마저 대부분 기술직과 소프트웨어 영역에 속한다. 또 송수신자 사이에 장애물 없이 직선거리가 확보되어야 한다는 제약(LOS 조건)과 간섭(전파 방해), 불균형한 서비스, 느린 데이터 전송 속도, 혼잡 문제(네트워크가 제어할 수 있는 통신량의 한계를 넘어선 통신 상태), 잠재적 공중보건 위험 등이 발생한다.

유선 연결이 5G 속도보다 느릴 것을 우려할 수 있다. 하지만 예전의 유선전화도 기가비트(Gb) 단위의 데이터 전송 속도를 보여 주었고, 광케이블은 1.4테라비트(Tb)/초의 전송 속도를 증명했다.[89] 이는 5G보다 엄청나게 빠른 속도다.

설령 5G를 사용할 때보다 유선통신 속도가 느려지거나 대기 시간이 늘어난다고 하더라도 이는 공중보건과 환경 문제를 생각할 때 맞바꿀 만한 충분한 가치가 있다. 지방 자치 정부든 주 정부든 연방정부든 간에 정부가 유선 기반 시설에 투자한다면, 공익을 무시하고 돈벌이를 밀어붙이기로 한 한 줌도 안 되는 기업의 자비에 매달리지 않을 수 있을 뿐 아니라, 인터넷 접속을 누구에게나 보장할 수 있을 것이다.

우리에게 필요한 것은 광케이블 기술을 향상할 더 많은 자원뿐이다. 최근 진동 케이블 쟁기를 이용하는 단순한 혁신이 일어나면서 이제 광케이블 설치는 대여 장비를 중앙 광케이블에 연결할 기술자 한 명만 있으면 충분하게 되었다. 이는 당신의 집에 광케이블을 연결하는 비용을 최소화해 줄 것이다.[90]

무엇보다 지구의 생명체들에게 대량으로 피해를 주지 않고도 우리가 만족하고 의존할 연결성을 유지할 방법이 있다는 데 희망이 있다.

이 책을 통해 당신은 5G를 포함한 무선 기술의 위협에서 자신의 몸을 보호하는 방법을 배울 것이다. 무선 기술이 일으키는 손상을 줄이는 방법도 알게 되는 것은 물론이다.

그러나 그전에, 애초에 어떻게 우리가 전자기장으로 가득 찬 늪에서 살게 됐는지를 조금만 더 깊이 파헤치려 한다. 이는 무선 산업계가 우리의 건강을 무시하고 자신들의 이익을 최우선으로 여기지 않도록 경종을 울릴 수 있을 것이다.

3장

휴대전화는 21세기 담배다

어쩌면 당신은 '전자기장이 그렇게나 나쁘다면 왜 아무도
나서지 않지?'라고 생각할지도 모른다. 여기에 더해
'왜 우리는 건강에 해로울지도 모르는 장치들을 점점
더 늘리는 걸까?'라고 생각할 수도 있다.
당신이 그런 의문을 품었다면 정말 기쁘겠다.
나는 진실이라기에는 상당히 소름 끼치는 이야기를 발견했다.
기업들이 우리의 건강 대신 자신들의 이윤을 더 중요하게
여긴다는 사실을 알게 되었기 때문이다.
이 이야기는 담배의 역사와 상당 부분 유사하다.

오늘날 무선 산업계처럼 담배 산업계도 담배가 생물학적 손상을
일으키고 건강에 위험하다는 과학적 증거가 넘쳐났지만 침묵과
부정이라는 정책 뒤에 숨어 있었다. 담배 산업계는 수십 년 동안
효율적으로 이 전략을 고수해 왔다.
담배 산업과 무선 산업 사이의 유사점을 알면, 휴대전화와
다른 무선 기기들의 사용을 재고하는 동기가 될 것이다.

담배 산업계의 거짓말

1950년대 초, 흡연이 심각한 호흡기 및 심장 질환으로 이어진다는 과학적 증거는 굳건했다. 그러나 흡연이 건강을 악화한다는 우려가 널리 퍼져 흡연율이 크게 떨어지기까지는 이후로 50년이나 걸렸다.

우리는 어떻게 이렇게 오랜 시간 암흑 속에 살았을까?

담배회사의 등대가 된 모든 전략은 1950년대에 그들이 고용했던 홍보회사인 힐앤놀튼사에서 나왔다. 힐앤놀튼사는 그저 사실을 부정만 하는 게임보다 더 영리한 전략을 제안했다.

유출된 문건을 보면, 당시 담배회사 브라운앤윌리엄슨사의 목표를 보여 주는 주요 항목은 아래와 같다.

- **목표 1: 흡연이 폐암 및 각종 질병을 일으킬 것이라는 우려를 수백만 명의 마음속에서 밀어내기 위해 광신적인 가정, 잘못된 소문, 근거 없는**

주장, 비과학적인 진술, 홍보를 목적으로 한 기회주의자들의 추측에 근거를 둔 확신을 심어 놓는다.

- 목표 2: 담배와 암 진단이라는 생각을 분리하고, 미국 자유 기업 체제 시장 안에서 담배를 품위 있는 위치에 올려놓는다.

- 목표 3: 담배를 향한 비도덕적인 공격을 폭로하여 자유 기업 체제 역사 상 그 어떤 제품에도 자행되지 않았던 엄청난 명예훼손과 비방을 세상에 알린다.

- 목표 4: 미국 기업을 무너뜨리려는 신조가 담배 산업을 시험 대상으로 삼았음을 알리기 위해 미국 자유 기업 체제를 향해 은밀하게 전개된 공격을 폭로한다.[2]

전자기장과 건강에 관한 권위자인 마틴 블랭크 박사는 자신의 저서 『오버파워』에서 위의 목표를 읽으면서 '담배'를 '휴대전화'로, '흡연'을 '휴대전화 사용'으로 바꿔 놓고 다시 읽어 보라고 했다.

편향된 연구

산업계가 과학자들에게 연구비를 지원하기 시작하면서 담배가 안전하다고 믿는 편향된 과학자들을 직접 선택할 수 있었다. 그렇게 함으로써 담배회사는 이해관계의 충돌을 일으켰다. 공정한 연구자조차도 연구비 지원자를 만족시키려는 생각에 일정 부분 연구에 영향을 받았기 때문이다.

예를 들어 1997년 메릴랜드주 워싱턴대학교는 담배와 인지행동의 연관성을 탐구한 91편의 논문을 조사했다. 각각의 논문 결과를 분석하면서 동시에 연구비 출처도 조사했는데, 워싱턴대학교 과학자들은 담배 산업계에서 연구비를 받은 논문과 그렇지 않은 논문이 내린 결론 사이에서 명확한 차이점을 발견했다.

과학자들은 "분석 결과, 담배 산업계가 연구비를 지원한 논문은 담배 산업계에 호의적인 결론에 도달하는 경향이 많았지만, 담배 산업계의 지원을 받지 않은 논문은 그렇지 않았다."라고 썼다.[3]

많은 논문을 만들어 낸 담배 기업들은 내내 대중의 행복에 헌신하는 척하면서 흡연이 건강에 미치는 영향에 관한 과학적 결론을 최종적으로 내리지 못했다고 주장할 수 있었다.[4]

미국 연방정부 보건총감이 발표한 1964년 보고서는 흡연과 질병의 관계를 연구한 7,000편의 논문을 검토한 뒤, 흡연은 남성 폐암과 후두암의 원인이며 여성 폐암의 원인일 가능성이 있다고 결론 내렸다. 그러나 이 보고서조차 새로운 정부 규제를 만들거나 대중의 담배 수요를 줄이는 데는 실패했다. 그저 담배 산업계에 더 많은 연구를 지원하라는 신호만을 던졌을 뿐이다.

이런 접근법은 과학에 대한 회의주의를 불렀고, 이 2차 효과는 폭넓게, 그리고 오랫동안 이어졌다. 결국 대중 홍보 전쟁에서 과학을 만만한 동네북으로 만드는 데 성공한 담배 산업계는 식량, 지구 온난화, 제약회사, 그리고 전자기장 같은 주제를 둘러싼 미래의 논쟁에도 영

향을 미칠 파괴적인 전례를 남겼다.[5]

돈으로 입법자들을 뒤흔들다

홍보회사인 힐앤놀튼사는 주 고객인 담배 기업에 독립된 단체를 만들어 의회에 로비한 뒤 담배 산업계에 호의적인 규제를 만들라는 지침을 주었다. 이 조언에 따라 1958년에 세워진 담배 협회는 가장 강력하고 로비 자금이 풍부한 워싱턴 D.C. 로비 조직 중의 하나가 되었다.

이로 인해 담배 기업은 자신들이 직접적으로 책임지지 않으면서 정부의 호의적인 대접을 받을 힘을 가질 수 있었다. 어쨌든 로비 조직은 독립체였다. 담배 협회는 40년 이상 운영되었다.

담배 산업계는 40년 이상 법적 책임과 주요 규제를 회피했지만, 결국 미국 대중의 목을 조르는 그 행동은 끝을 보게 되었다. 1997년 3월, 폐암과 흡연의 연관성이 제기된 지 거의 30년이 지난 뒤에야 미국의 주요 담배 제조기업 다섯 곳 중 가장 작은 리겟 그룹이 마침내 흡연이 암을 일으킨다고 인정했다.[6,7] 다른 담배 기업도 곧 이 사실을 인정했다.

담배가 해롭다는 사실을 시인한 것은 여론을 흔들기에 충분했다. 미국 정부는 미국인의 약 45%가 흡연자였던 1965년에 처음으로 담배 포장에 경고문을 명기했다. 하지만 흡연자 비율은 크게 줄어들지 않았다. 1977년에는 흡연율이 36%였다. 1989년이 되어서야 이 숫자

가 30% 이하로 떨어졌다. 2018년에 미국인 흡연자 비율은 16%로 가장 낮아졌다.[8]

이 역사를 진정한 비극으로 만드는 것은 그동안 흡연으로 사망한 수많은 사람이다. 2018년 11월에는 보수적인 미국 질병통제예방센터도 이전보다 흡연자가 50% 이상 줄었는데도 미국인 50만 명이 매년 흡연으로 사망한다고 추정했다.[9]

담배 산업계가 50년 동안 담배의 위해성을 부인한 행동은 미국인 수천만 명과 전 세계 수억 명의 사망과 고통이라는 결과를 만들었다.

내 어머니도 담배의 희생자였기 때문에 나는 이 사실을 매우 슬프게 받아들이고 있다. 어머니는 젊을 때부터 담배를 피웠고 70대 후반에는 금연하셨지만, 이미 때는 늦었다. 어머니는 만성 폐쇄성 폐질환으로 매일 호흡 재활 치료를 받으며 정기적으로 산소 치료를 받았지만 결국 합병증으로 돌아가셨다.

이해관계의 충돌

무선 산업계는 담배가 건강에 해악을 끼친다는 사실을 50년 이상 부인했던 담배 기업의 전략을 그대로 따라가고 있다. 지난 20년 동안 무선 산업계의 수많은 주요 기업이 힐앤놀튼사를 고용했다. 여기에는 모토로라사와 버진모바일사뿐만 아니라 무선 산업계와 관련된 여러 기술 기업이 포함되었다.

당시 이동통신 기업은 이전의 담배 기업들이 그랬듯이 이동통신 기기가 건강에 미치는 위험을 평가하기 위해 정기적으로 연구를 지원했다. 이 역시 표면상으로는 소비자를 보호하려는 듯하다. 그러나 기업이 자신의 제품을 연구하도록 지원할 때, 연구를 재정적으로 지원한 세력에 호의적으로 연구 결과가 나타나는 이해관계의 충돌이 일어난다.[10-12]

호의적인 연구 결과를 내라는 이동통신산업협회(CTIA)의 압력은 1994년부터 시작되었다. 당시 무선산업무역단체였던 이 협회 회장은 톰 휠러였다.(이 이름을 기억해 두자. 톰 휠러는 2013년에 연방통신위원회 위원장이 된다.)

사건은 아내와 사별한 데이비드 레이너드라는 남자가 무선전화 제조업체인 NEC 주식회사 미국지부를 상대로 소송을 제기하면서 시작되었다. 1993년 말 레이너드는 「래리킹 라이브쇼」에서 자신의 아내가 뇌 암이 생겨 사망하기 전까지 정기적으로 NEC 무선전화를 사용했다고 주장했다.

레이너드는 아내의 무선전화 사용과 뇌 암이 분명히 연관되어 있다고 생각했고, 이에 더 엄격한 안전기준을 요구했다. 레이너드의 이야기가 입소문이 나면서 그 여파로 통신주 주가는 폭락했다.

이에 대항하는 담론을 만들기 위해 이동통신산업협회는 조지 카를로 박사를 영입했다. 산업계에 호의적인 과학 연구로 유명한 카를로 박사는 산업계가 지원하는 연구단체인 무선기술연구프로젝트의 설립 이사가 되었다.

카를로 박사가 무선기술연구프로젝트로 가기 전에는 유방 삽입물 안전성과 저농도 다이옥신 노출에 대한 연구를 했다. 이 두 연구도 관련 산업계에서 연구지원금을 받았다. 그리고 두 연구 모두 건강에 위해를 가할 가능성이 아주 적거나 전혀 없다는 결론을 내렸다.

이동통신산업협회가 보기에 카를로 박사는 해악의 증거를 모두 반박하지는 않더라도 최소한 과학계를 진흙탕으로 만들기에 적합한 인물이었을 것이다. 물론 그 일은 현실이 되지는 않았다. 카를로 박사가 결국 무선 산업계 경영진에게 무선 기기가 건강을 위협한다고 경고했기 때문이다.

1990년대 말부터 2000년대 초까지 산업계는 카를로 박사에게 전자기장이 건강에 미치는 영향을 평가하도록 연구비 300억 원가량을 지원했다. 이 시기에 결론이 상충하는 논문들이 수백 편 발표되었다.

아이러니하게도 프로젝트가 진행되면서 카를로 박사는 환멸을 느꼈다. 2007년 카를로 박사는 자신의 논문에 "산업계의 전략은 긍정적인 결과를 보장하는 연구를 지원하는 것이다. 그리고 그 논문으로 언론과 대중에게 휴대전화 안전성이 입증되었다고 확신시킨다. 사실 과학은 그렇다고 입증하지 않았다."라고 시인했다.[13]

다른 과학자들도 같은 시기에 비슷한 결론에 도달했다. 이 중에는 워싱턴대학교 생체공학 교수인 헨리 라이가 있었다. 라이 교수는 연구 끝에 휴대전화가 발산하는 주파수와 비슷한 방사선에 노출되면 DNA 손상이 일어날 수 있다는 사실을 발견했다.

2006년, 라이 교수는 1990년부터 2006년 사이에 발표된 휴대전화의 방사선 안전성과 관련된 논문 326편을 검토했다. 그리고 논문의 44%가 휴대전화가 건강에 해를 미치지 않는다고, 나머지 56%는 건강에 위험하다고 결론 내린 것을 발견했다.

흥미로운 부분은 바로 지금부터다. 라이 교수가 논문을 연구비 지원 유형으로 분류하자, 이 숫자는 완전히 다른 결과를 보여 주었다. 산업계와 관련 없이 독립적인 자금을 지원받은 연구의 67%는 건강에 해악을 미친다고 결론 내렸고, 산업계의 지원을 받은 연구는 28% 만이 위험을 인정했다.[14]

2008년에 안크 후스 박사가 이끄는 스위스 연구팀은 무선 방사선 노출이 일으키는 생물학적 효과를 평가한 논문 59편을 검토했다. 그 결과 독립적인 단체에서 연구비를 지원받은 논문의 82%가 건강에 해롭다고 발표했으나, 산업계에서 지원받은 논문은 오직 33%만이 생물학적 피해를 인정했다.[15]

2009년에는 무선 방사선 유무에 따른 인간 뇌 활성도를 연구한 논문 55편을 검토한 논평이 발표되었다. 55편의 논문 중 37편은 전사기장이 뇌 기능에 영향을 미친다고 했지만, 18편은 아무 영향이 없다고 발표했다.

확실한 점은 이 논평에서 검토한 연구의 87%를 산업계가 지원했다는 것이다. 이렇게 산업계는 상충되는 결과를 내는 논문의 수를 늘려 과학계에서 아직 아무런 합의가 이루어지지 않고 있다고 주장하고 있다.[16]

미심쩍게 설계된 연구를 지원하다

산업계가 지원한 연구가 결과의 상충이라는 문제만 일으키는 것은 아니다. 종종 실험 설계 자체가 문제 되기도 한다. 과학 연구에는 수많은 변수가 존재한다. 때문에 과학자는 실험을 설계할 때 결과가 부주의하게 왜곡되지 않도록 조심해야 한다. 그러나 산업계가 지원한 연구는 이런 당연한 것도 당연하게 다루어지지 않았다.

2010년에 캘리포니아대학교 버클리캠퍼스 연구팀은 휴대전화 사용과 암 발생 위험 사이의 연관성을 연구한 논문 23편을 검토했다. 연구팀은 논문의 결과뿐만 아니라 실험의 초기 설계도 분석했고, 그 결과를 연구지원금 출처와도 비교했다.

연구팀은 "수준 높은 논문 10편에서는 휴대전화 사용과 암 발생 위험 사이의 연관성을 발견했다. 저품질의 논문은 과학계의 연구 관행 기준을 충족하지 못했으며, 대개 산업계에서 지원받은 논문이었다."라고 결론 내렸다.[17]

애초에 산업계에서 지원받은 전자기장 연구가 문제가 되는 이유는 진짜 휴대전화 대신 시뮬레이션된 모의 휴대전화를 전자기장 노출원으로 사용하기 때문이다. 변수를 통제하기 위해서라고 변명하지만, 진짜 휴대전화보다 모의 휴대전화가 훨씬 더 안전하다는 점을 의심할 수밖에 없다.

전자기장 신호는 예측할 수 없을 정도로 다양하고, 특히 신호 강도가 시시각각 변한다. 모의 전자기장 신호는 변수가 고정되어 있기 때

문에 신호 강도가 변화하지 않으며 따라서 완벽하게 예측할 수 있다.[18]

상업적으로 판매하는 휴대전화에서 나오는 전자파와 모의 시험 전화기에서 나오는 전자파는 연구 결과에서 엄청난 차이가 있다. 모의 시험 전화기를 이용한 연구의 절반가량이 아무런 영향이 없다고 보고했지만, 상업용 기기에서 나오는 실제 전자기장을 이용한 연구는 거의 모두 부정적인 효과를 입증했다.[19-37]

결론에 이르지 못했다는 메시지를 퍼트리다

마틴 블랭크 박사는 자신의 저서 『오버파워』에서 무선 산업계가 이런 연구를 지원하면 "득점판에 점수를 공개하듯이 논문 편수를 세어서 대중에게 알린다."라고 이야기한다.

휴대전화 안전성을 연구한 논문 100편 있을 때, 그중 50편(대부분 산업계의 지원금을 받은 연구다.)은 건강에 해로운 영향이 없다고 하고, 나머지 50편은 건강에 해롭다고 결론 내린다. 그러면 무선 산업계는 "과학 연구 결과도 아직 결정하지 못했다."라고 주장할 수 있다. 그러나 사실 산업계의 지원을 받지 않은 연구 결과는 상당히 명확하다.

휴대전화가 안전하다는 주장을 전파하는 주요 매체는 이동통신산업협회다. 협회는 'wirelesshealthfacts.com' 같은 홈페이지를 만들어서 "미국과 여러 나라에서 동료 검토를 통해 이루어지는 과학적 합의는 무선 기기가 성인과 어린이의 공중보건에 위협이 되지 않는다는

점을 보여 준다."라고 주장한다.[38]

이동통신산업협회는 자신들의 주장을 언론에도 퍼 나른다. 2018년에 대중을 보호하기 위한 정기간행물인《컨슈머리포트》에 실린 기사를 살펴보면, 주류 언론이 휴대전화 방사선에 관한 문제를 다루는 태도를 전형적으로 보여 준다.

> 휴대전화에 대해 말하자면, 과학자들은 실험실에서 무선 주파수 방사선에 노출된 동물과 시험관 속 세포 연구뿐만 아니라, 인간을 대상으로 한 관찰연구도 실행했다. 인간 대상 연구는 뇌 암을 비롯한 여러 건강 문제가 휴대전화를 적게 사용하는 사람에 비해 휴대전화를 많이 사용하는 사람에게 더 높은 비율로 발생하는지 확인하고자 하는 것이다.
>
> 이 모든 연구는… 결과가 혼재되어 나타난다. 휴대전화 방사선이 사람의 건강에 해롭다는 확정적인 증거도 없지만 어떤 잠재적인 위험이 없다고 완벽하게 장담할 수도 없다.[39]

휴대전화 방사선과 건강의 연관성을 찾아낸 주요 연구를 대하는 태도에서도 명확한 편견이 나타난다. 미국 국립독성물질프로그램은 여러 해 동안 335억 2500만 원을 들여서 쥐를 대상으로 2G와 3G 휴대전화가 이용하는 주파수와 비슷한 무선 주파수에 노출되는 효과를 연구했다.

이 연구에서 과학자들은 쥐에게 다양한 강도의 무선 방사선을 하루에 9시간씩 일주일 내내, 살아 있는 동안 줄곧 노출했다. 대조군의 쥐는 한 번도 무선 방사선에 노출되지 않았다.

2018년에 발표된 최종 결과를 살펴보면, 실험군에서 신경초종이라는 악성 종양이 수컷 쥐의 심장에 생기는 '명확한 증거'가 나타났다. 또한 수컷 쥐의 뇌에 신경교종이라는 악성 종양이 발생한다는 '몇 가지 증거'도 발견되었다. 흥미롭게도 암컷 쥐에 암이 나타나는 비율은 훨씬 낮았다.[40]

국립환경보건과학원에 따르면, 2016년 5월에 열린 기자회견에는 주요 연구 결과 발표를 취재하려는 150여 명의 기자가 참석했고, 언론은 연구 결과에 대해 1,000편 이상의 뉴스를 쏟아 냈다.[41]

언론은 이 연구 결과를 각기 다르게 보도했다. 《뉴욕타임스》와 《월스트리트저널》이 보도한 뉴스의 결이 달랐던 점이 이를 입증한다.

《뉴욕타임스》의 기사 제목은 "최소한 수컷 쥐에서는 암과 연관된 휴대전화의 위험성을 보여 주는 '몇 가지 증거'가 발견되었다."였고, 부제목은 "많은 경고가 잇따르지만, 이 결과는 일상에서 사용하지 않는 무선 주파수도 포함한다."[42]였다.

《월스트리트저널》의 기사 제목은 "휴대전화와 암의 연관성이 정부 연구에서 발견되었다."였으며, 부제목은 "동료 검토를 거친 수년간의 연구 결과, 휴대전화가 흔히 발산하는 무선 주파수에 노출된 수컷 쥐에서 두 종류의 암이 '낮은 발병률'을 보였다."[43]였다.

같은 연구 결과를 보도하는 언론의 이 같은 괴리감을 볼 때, 대중이 무선 방사선의 위험을 얼마나 확신할 수 없을지 쉽게 알 수 있다.

무선 산업계의 승리

담배 산업계가 담배 제조기업 편에 서서 입법자 로비를 담당했던 담배협회를 내세웠듯이, 이동통신업계도 미국 이동통신산업협회와 미국 케이블방송통신협회(NCTA, 지금은 인터넷텔레비전협회라고 부른다.)를 내세워서 로비한다.

자금이 풍부한 로비스트들과 산업계 대표자들이 여는 최고의 파티와 저녁 만찬의 유혹은 워싱턴 어디에나 존재한다. 이들은 풍부한 자금력으로 의회에 입성한 입법자들과 의회에 입성하려는 예비 후보자, 이동통신업계를 감독하는 정부 기관의 공무원과 임명자에게 영향력을 행사한다.

무선 산업계에 일방적으로 유리하게 만든 1996년 이동통신법이 통과된 데는 로비가 가장 중요한 역할을 했다. 법안 322(c)(7)(B)(iv) 항목을 살펴보면 아래와 같다.

주 정부나 지방 정부, 정부 대행 기관은 무선 서비스 시설이 전자파 발산을 감독하는 위원회 규제를 준수하는 한 무선 주파수 발산에 따른 환경 영향을 근거로 개인 무선 서비스 시설의 설치, 건설, 변경을 규제할 수 없다.[44]

이 법안 덕분에 산업계는 기본적으로 휴대전화 기지국을 원하는 곳 어디에나 세울 수 있게 되었다. 학교 지붕과 운동장, 교회 첨탑, 급수탑, 나무까지 어디든 휴대전화 기지국을 세울 수 있는 장소가 되었다.

이동통신법이 통과된 후 휴대전화 기지국이 30만 개 이상 건설되었다.[45] 산업계가 정부의 이런 결정에 영향력을 행사할 때 대중은 건강에 미칠 해악을 피하기 위해 이 결정에 영향력을 행사하려 해도 의지할 곳이 거의 없었다.

로비를 통해 엄청난 물량 공세를 한 이동통신업계의 승리였다. 알려진 바로는 로비 자금만 대략 556억 7500만 원이 들었다고 한다.[46] 당시 사우스다코타주 공화당 상원의원이었던 래리 프레슬러는 역사상 가장 큰 규모의 로비였다고 그때를 회상한다.

로비스트들은 새 법안을 만들도록 도와준 의회 사무직원들에게 아주 후하게 보상했다. 이들 직원 15명 중 13명은 나중에 로비스트가 되었다.[47]

미국 케이블방송통신협회와 미국 이동통신산업협회는 설립 이후 매년 워싱턴 최고의 로비 단체로 인정받았다. 2018년을 예로 들어 보면, AT&T사가 206억 4600만 원을, 버라이즌사가 133억 9200만 원을, 미국 케이블방송통신협회가 147억 3300만 원을, 미국 이동통신산업협회가 104억 8000만 원을 로비에 쏟았다.[48] 이 모든 금액이 단 1년 안에 퍼부어졌다. 전반적으로 통신·전자 부문에는 워싱턴 슈퍼헤비급 로비스트들이 포진했다.

액수가 터무니없이 큰데도 이 금액은 점점 더 늘어만 간다. 2019년 인터뷰에서 캘리포니아대학교 버클리캠퍼스 공중보건대학 교수인 조엘 모스코비츠 박사는 무선 산업계가 로비에 매년 1115억 5000만 원을 쏟아붓고 있다고 주장했다.[49]

휴대전화 문제를 찾아낸 과학자들

무선 산업계가 대중이 지닌 의심의 씨앗을 거두기 위해 사용한 또 다른 전략은 자신들이 엄선한 과학자들이 휴대전화가 질병을 일으키는 요인이라고 주장할 시 바로 그들의 신뢰도를 바닥으로 떨어뜨리는 것이다.

헨리 라이 박사에게 무슨 일이 일어났는지 살펴보자. 라이 박사는 무선 방사선의 영향에 대한 논문을 수없이 발표한 과학자다.

1990년대 초, 라이 박사와 워싱턴대학교의 나렌드라 싱 박사는 쥐 뇌세포에 저강도 마이크로파 방사선을 노출했을 때 생기는 영향을 연구하기 위해 무선기술연구프로젝트에 연구지원금을 신청했다.

라이 박사와 싱 박사는《마이크로파뉴스》에 레터 형식으로 자신들이 겪은 일을 공개했다. "무선기술연구프로젝트는 1994년 6월과 7월, 두 차례에 걸쳐 우리 연구실에 방문했습니다. 연구실을 방문한 조지 카를로는 우리 연구에 흥미가 있다고 이야기하며 연구를 지속할 수 있도록 수표를 보내 주겠다고 했습니다. 그러나 지원금은 절대 오지 않았지요." 두 사람은 대신 미국국립보건원에 연구지원금을 신청했다. 그리고 그들은 충격적인 사실을 발견했다.

펄스화했든 펄스화하지 않았든 2.5㎓ 마이크로파 방사선을 저강도로 노출했을 때, 단 두 시간만으로도 쥐 뇌세포에 외가닥 DNA 손상이 일어났던 것이다. 그들의 연구 결과는《생체전자기학》에 발표되었다. 이 마이크로파는 4G 휴대전화가 발산하는 주파수와 비슷하다.[50]

모토로라는 라이 박사와 싱 박사의 논문을 발견하고는 방어 전략에 착수했다. 1994년 12월 13일에 작성된 기업 내부 문건을 보면, 논문의 결론에 의구심을 불러일으킬 최상의 전략을 논의했음을 알 수 있다. 이 문건에서 경영진은 다음과 같이 주장했다.

이 논문은 생물학적 효과를 일으킬 가능성에 대해 몇 가지 흥미로운 문제를 제기하지만, 실험 방법이나 보고 결과, 그리고 이 연구를 뒷받침하는 과학 이론 등을 볼 때 지금 당장 이 논문의 중요성을 결정하기에는 불확실한 요소가 너무 많다.

이 분야에서 추가 연구가 이루어지지 않는 한, 이 논문의 저자들이… 특히 주파수와 전력 수준, 혹은 무선통신 기기에서 DNA 손상이나 건강에 위험을 일으키는 무언가를 발견했는지에 대해서 확정할 근거는 전혀 없다.[51]

전자기장의 생물학적 피해에 대한 연구를 억누르려는 것은 산업계뿐만이 아니라 군대도 마찬가지다. 이 분야 최고의 과학자인 앨런 프레이 박사는 1960년에 마이크로파 주파수가 몸에 어떤 영향을 미치는지에 대한 연구를 시작했다. 그 당시 프레이 박사는 코넬대학교 첨단전자공학센터에서 연구하는 스물다섯 살의 젊은 신경과학자였다.

초창기 프레이 박사는 전기장이 뇌 기능에 어떤 영향을 미치는지에 관해 관심을 가지고 있었다. 그래서 한 레이더 기술자가 그에게 레이더를 '들을' 수 있다는 믿기 어려운 주장을 했을 때, 프레이 박사는 기꺼이 그곳으로 가 레이더에서 소리가 왜 나는 것인지 연구했다. 프레이 박사 역시 낮게 지직거리는 소리가 이어지는 레이더 소리를 들을 수 있었다. "나는 레이더가 '지익, 지익, 지익'거리는 소리를 들을 수 있었다."라고 프레이 박사는 나중에 보고했다.

강렬한 호기심을 느낀 프레이 박사는 그에 대한 연구를 시작했고, 결국 레이더 소리는 귀로 들은 것이 아니라 뇌로 들었다는 사실을 깨달았다. 이 현상은 '프레이 효과'라고 불리며 과학계에 상당한 충격을 안겼다.

이 발견에 이어 프레이 박사는 미 해군연구소와 미 육군에서 연구 지원금을 받기 시작했다. 인구가 밀집한 지역에서 레이더 기술을 더 많이 사용하기를 바랐던 미 군부는 레이더가 대중 보건에 미치는 영향에 대해 알고자 했다.

15년 동안 프레이 박사는 군대에서 지원받으며 사람의 몸에 전자기장이 미치는 잠재적인 영향력을 연구했다. 프레이 박사의 연구 결과는 놀라웠다. 프레이 박사는 쥐가 $50\,\mu W/cm^2$ 수준의 방사선에 노출되면 온순해진다는 사실을 증명했다. 또 $6\,\mu W/cm^2$의 방사선에 노출되면 쥐의 행동을 바꿀 수 있다는 점도 발견했다. $0.6\,\mu W/cm^2$의 방사선은 개구리 심장을 멈추게 했다. 이 결과는 특히나 놀라웠다. $0.6\,\mu W/cm^2$의 방사선은 우리가 통화하면서 귀에 휴대전화를 가져다 댈 때 노출되는 방사선보다 1만 배나 약하기 때문이다.

1975년, 프레이 박사는 《뉴욕과학아카데미연보》에 전자기장 노출이 혈액뇌장벽에 '누수'를 일으키는 과정을 밝힌 획기적인 논문을 발표했다.[52] 이 연구에서 프레이 박사는 형광염료를 쥐의 순환계에 주입한 뒤 마이크로파 주파수를 쥐의 몸에 노출시켰다. 그러자 형광염료가 쥐의 뇌에서도 나타났다.

혈액뇌장벽은 뇌를 보호하는 매우 중요한 수단이다. 이 장벽은 혈액에 있을지도 모르는 바이러스, 독소, 미생물이 청정한 뇌로 침투하는 일을 막는다.

후에 프레이 박사는 연구 결과 발표를 멈추지 않으면 연구지원금을 박탈하겠다는 지시를 군으로부터 받았다고 밝혔다.[53] 펜타곤이 지원한 과학자들도 프레이 박사의 연구를 재현하려 했지만 실패했다고 주장했다. 이로 인해 최소한 미국에서는 전자기장이 혈액뇌장벽에 미치는 영향에 관한 연구가 수십 년 동안 중단되었다.

확실한 점은 프레이 박사가 군과 대립한 최초의 과학자는 아니라는 것이다.

안과의사 밀턴 자렛은 1950년대 말에 최초로 비이온화 방사선 노출로 손상을 입을 가능성에 대해 경고한 과학자 중 한 명이었다. 자렛은 마이크로파 방사선과 백내장 발생의 연관성을 발견했다.

그 당시 마이크로파 주파수의 주요 발생원은 군대가 사용하는 레이더였다. 전자레인지는 아직 유아기에 머무를 때였고, 휴대전화도 출현하려면 수십 년은 더 기다려야 했다. 따라서 자렛의 연구지원금은 대부분 공군, 육군, 해군을 포함한 군에서 나왔다.

1960년대에 자렛은 당시 안전기준보다 훨씬 낮은 수준의 전자기장에 노출되었을 때 분명하게 나타나는 유해성을 발견했다. 1973년에 자렛은 최초로 의회에서 마이크로파 방사선의 위험을 증언한 의학박사가 되었다. 자렛은 다음과 같이 경고했다.

> 모든 미국인은 전자기장 스펙트럼 중 비이온화 방사선 노출로 명확하게 현
> 존하는 위험에 처해 있으며 이 위험은 계속 증가할 전망이다. 더 많은 비이
> 온화 방사선 손상이 은밀하게 일어날 것이므로 이 위험은 아무리 강조해도
> 지나치지 않다. 보통 이 위험은 수년의 잠복기가 지나기 전에는 나타나지
> 않으며, 위험이 드러났을 때도 영향력은 거의 인정되지 않는다.[54]

자렛은 자신의 연구 논문 때문에 군과의 연구 계약을 모두 잃었다.
더불어 자렛의 신뢰도를 흠집 내려는 조직적인 움직임에 큰 타격을
받았다.

자렛을 믿고 그가 마땅히 받아야 할 신뢰를 준 사람도 있었다. 과학
탐사 기자인 폴 브로듀어는 《뉴요커》에서 전자기장이 건강에 미치는
영향에 대해 다루었고, 1977년에는 자신의 저서 『미국의 대결: 마이
크로파의 치명적인 위험과 은닉』에서 자렛을 '초기 선지자'라고 언급
했다.

연방통신위원회를 포로로 잡다

무선 산업계가 담배 산업계를 뛰어넘은 것이 딱 하나 있다. 바로 돈
과 영향력을 이용해서 자신들의 제품을 규제하는 정부 기관, 즉 연방

통신위원회에 내부자를 앉힌 것이다.

대부분의 사람들은 미국식품의약국(FDA)이나 미국환경보호청(EPA), 연방통신위원회 같은 연방규제기관이 공중보건을 보호하는 관점에서 연구를 수행하고 안전 지침을 세우는 데 주도적인 역할을 하는 공정한 전문가로 구성됐다고 믿는다.

그러나 이는 사실이 아닐 때가 더 많다. 보통 정부 기관은 연구 결과를 만드는 일은 연구공동체에 의존하며, 그저 규제를 결정하기 위한 평가만 한다. 짐작해 보라. 제품 안전 규제를 결정할 연구 대부분을 누가 지원할까? 그렇다. 바로 그 제품을 생산하는 산업계다.

연방통신위원회는 특히 '포로가 된 기관'으로 자주 언급된다. 2015년에 소책자 『포로가 된 기관: 연방통신위원회는 어떻게 규제해야 할 산업계에 지배당했나』를 출판한 하버드대학교 에드먼드 J. 새프라 윤리연구소의 놈 알스터 덕분이다.[55]

포로가 되어 버린 연방통신위원회는 제도적인 부패의 대표적인 사례로 볼 수 있다. 이런 종류의 부패는 나쁜 상사가 현금이 두둑하게 든 봉투를 받는 형태가 아니다. 규제기관이 대중과 환경을 보호하는 선의의 노력조차 해내지 못하는 것이다. 대개 이런 경우 공공이익이 희생된다.

연방통신위원회가 취한 법적 조치를 세세히 살펴보면, 수년간 무선 산업계의 요구를 사실상 거의 모두 수용했다.

무선 산업계는 의회 의원들을 겨냥한 기부 캠페인을 통해 하나부터 열까지 완벽하게 의회의 목을 조르며 연방통신위원회를 조종한다. 연방통신위원회를 감독하는 하원의 에너지통상위원회 통신기술분과위원회에도 영향력을 행사하면서 로비를 지속한다.

2019년 《가디언》에 따르면, 미국 상원의원과 배우자 51명은 자신들이 규제를 감독하는 주식회사에 대규모로 투자한다. 무선 이동통신 주식은 공화당 상원의원들이 소유한 주식 중에서 가장 많다. 금액도 무려 33억 4000만 원이나 된다. 그중 애플사는 두 번째로 많은 주식이다. 공화당 의원들이 소유한 애플 주식은 거의 16억 7000만 원이고, 민주당 상원의원들은 소박하게 11억 1000만 원어치만 샀다. 이 기사는 다음과 같이 말한다.

> 의원이 자신이 법률을 제정하는 산업계로부터 개인적인 재정 이익을 얻는 일이 불법은 아니다. 그러나 이런 투자는 입법자들의 동기에 의구심을 품게 한다. 만약 하원 금융서비스위원회 위원장이 수십만 달러에 이르는 뱅크오브아메리카 주식을 샀다면, 이 투자가 금융서비스위원회 청문회에 나온 뱅크오브아메리카 경영자에게 어떤 영향을 미칠까? 은행 관련 현안에서 위원회가 입법하고 투표하는 데 영향을 미치지 않을까?[56]

무선 산업계는 의회와 의회 감독위원회, 워싱턴 사교계를 옥죄는 거미줄을 쳤다. 이 네트워크는 갈등 없는 회전문 현상, 즉 전관예우를 통해 공공 부문을 사적인 영역으로 묶어 버린다. 사실 여기에는 출구 자체가 없다.

2013년부터 2017년까지 위원장을 지낸 톰 휠러와 2017년에 위원장이 된 아지트 파이를 포함한 최근 연방통신위원회 위원장들은 자신들이 감독해야 할 산업계를 위해 일했다. 파이는 한때 버라이즌사의 법무 자문위원이었으며, 휠러는 미국 이동통신산업협회 CEO이자 미국 케이블방송통신협회 회장이었다.

무선 산업계가 영향력을 행사하는 방법

무선 방사선이 위험하다는 진실에 혼란을 싹트게 하고 규제기관에 침투하려는 이 모든 노력의 결과로, 공중보건을 보호할 책임이 있는 정부뿐만 아니라 비정부 조직까지 흔들리고 있다.

애초에 정부와 비정부 조직은 건강상의 위험이 있든 없든 동요하며, 위험이 얼마나 심각한지를 놓고 또 흔들린다. 이 상황의 완벽한 사례로 전자기장을 잠재적인, 혹은 가능성이 있는, 혹은 유력한 발암 물질로 분류하기까지의 길고도 굴곡 많았던 과정을 들 수 있다.

1989년에 미국환경보호청은 보건환경평가국에 팀을 구성해서 마이크로파 방사선 노출의 생물학적 영향을 조사하는 업무를 맡겼다.

이 팀이 수년 동안 연구하는 사이, 1990년 3월 보건환경평가국은 자신들의 초기 발견에 관한 초안을 발표하면서 미국환경보호청이 모든 전자기장을 '유력한 발암 물질'로 지정했다고 시사했다. 《뉴욕타임스》가 이 초안을 보도하자 대중의 관심도 상당히 커졌다.[57] 여론의 흐름과 정부의 감독체계가 '주의' 쪽으로 바뀔 수도 있었다.

그러나 유감스럽게도 이 관심은 오래가지 않았다. 보건환경평가국 초안에서 영감을 받은 백악관은 관계부처 간 방사선연구 및 정책조정위원회를 구성해서 보고서를 새로 작성하라는 지시를 내렸다. 관계부처 간 방사선연구 및 정책조정위원회 보고서는 초저주파 전자기장을 '입증할 만한 건강상의 위험'과 연관시킬 "확정적인 증거가 출판된 문헌에는 없다."라고 보고했다.[58]

행정부의 주도 아래 보건환경평가국 조사팀은 또 다른 보고서 초안을 1990년에 발표했다. 이 보고서는 예전의 권고안에서 더 후퇴한 내용으로 전자기장을 화학 물질인 발암 물질과 비교하는 것이 "부적절하다."고 언급했다.

보건환경평가국 보고서 초안이 전자기장을 발암 물질의 하나로 지정하는 미국환경보호청의 공식보고서가 되지는 못했지만, 다른 정부 부서에서 전자기장의 건강상의 위험을 조사하도록 유도하는 데는 공헌했다. 1992년 의회는 전자기장이 건강을 위협할 가능성을 조사하는 5년 연구계획의 연구비를 지원하는 에너지 정책 법안을 통과시켰다.

30명가량의 과학자가 국립환경보건과학원에 임명되어 연구를 진행했다. 1998년 국립환경보건과학원은 전문가들의 투표 결과, 19대 9로 전자기장을 '발암 물질'로 지정했다는 532쪽짜리 보고서를 작성했다.[59]

그러자 다시 이 보고서에 대한 반발이 일어나기 시작했고, 이는 더 깊은 연구를 위해 또 다른 투자를 촉발했다. 2000년에 세계보건기구가 설립한 국제암연구기구는 13개국이 협력하는 335억 2500만 원 규모의 '인터폰 연구(Interphone Study)'를 시작했다. 10년간 진행된 '인터폰 연구'는 휴대전화가 발산하는 방사선의 영향과 뇌 암 발생에 미치는 잠재적인 역할을 연구했다.

예정보다 늦게 발표되었지만, 최종적으로 발표된 인터폰 연구 결과는 결론을 내리지 못했다. 휴대전화 사용자들의 뇌 암 발생률이 전반적으로 증가했다는 증거는 없었다. 주류 언론 대부분은 보고서 결과를 보도했을 때 이 사실을 인용했다.

그러나 연구팀은 휴대전화를 '과도하게 많이 사용하는 사람'의 경우 휴대전화를 사용한 지 10년이 지나면 신경교종이 발생할 위험이 80% 가량 증가했다는 사실을 인정했다. 신경교종은 종종 생명을 위협하는 치명적인 뇌 암이다.

그렇다면 '과도하게 많이 사용하는 사람'의 정의란 무엇일까?

놀라지 말자. 한 달에 약 2시간 사용하는 사람이다!

이 연구가 진행된 1999~2004년은 휴대전화 사용량이 오늘날처럼 폭발적으로 늘어나기 전이었다. 연구가 시작된 지 20년이 지난 현재, 미국인은 하루 평균 3.5시간 이상 휴대전화를 사용한다.[60]

국제암연구기구를 제외하고는 아무도 이 발견에 주목하지 않았다. 국제암연구기구는 2011년 5월에 14개국에서 과학자 31명을 고용해서 연구를 계속했다.

국제암연구기구는 확인할 수 있는 모든 과학 문헌을 조사했고, 특히 소비자가 무선전화에 노출되었을 때, 직업 때문에 레이더와 마이크로파에 노출되었을 때, 주변 환경에서 라디오, 텔레비전, 무선 신호에 노출되었을 때 나타나는 영향을 조사한 문헌을 검토했다.

국제암연구기구가 내놓은 논평에는 인터폰 연구뿐만 아니라, 선구적인 뇌 암 학자이자 암 역학자인 렌나르트 하델의 논문도 포함되었다. 하델 교수는 휴대전화를 10년 동안 사용하면 뇌 암이 발생할 위험이 암 종류에 따라 두 배 혹은 세 배까지 높아진다는 사실을 발견했다.[61]

이 논평 때문에 국제암연구기구는 마침내 휴대전화 방사선이 "사람에게 암을 유발할 가능성이 있다."라고 결론 내리고 휴대전화 방사선을 발암 유발 물질 2B군으로 분류했다. 간단히 살펴보면 2B군에는 살충제인 DDT, 납, 가솔린엔진에서 나오는 배기가스, 타고 있는 석탄, 드라이클리닝용 화학 물질 등이 포함된다.

이는 휴대전화 방사선의 위해 가능성을 확고히 하는 중요한 진전이었다. 하지만 마이크로파 방사선과 전자기장을 발암 유발 물질 2A군, 즉 '사람에게 암을 유발할 개연성이 높은 물질'로 지정하는 과정은 갑자기 중단되었다. 2A군은 '사람에게 암을 유발할 가능성이 있는 물질'인 2B군보다 한 단계 높은 등급이다.

그때 이후, 미국 정부는 국민에게 휴대전화 사용의 위험성을 경고하는 것을 망설였다. 2014년, 미국 질병통제예방센터는 홈페이지에 "휴대전화 사용에 주의를 권한다."라고 언급했다. 어떤 위험이든 "우리가 매일 선택하는 여러 생활습관과 다르지 않다."라고 말했던 기관에서 나온 발언치고는 상당히 강한 어조다. 그러나 이 권고는 게시된 지 몇 주 만에 사라졌다. 어린이의 건강이 위험하다고 강조했던 경고

도 함께 사라졌다.[62]

일관되게 이성적인 목소리를 낸 곳은 과학계다. 2015년, 39개국의 전자기장 과학자 190명은 '유엔을 향한 국제 전자기장 과학자들의 호소문'을 발표했다. 그들은 세계보건기구가 '수많은 발생원 때문에 점점 늘어나는 비이온화 전자기장에 대해 더 방어적인 노출 지침'을 적용하도록 권고해 달라고 요청했다.[63]

이 호소문은 대변인인 고 마틴 블랭크 박사가 발표했다.

> 우리는 비이온화 전자기장이 생명체와 인간의 건강에 미치는 영향을 연구하는 과학자들이다. 동료들이 상호 검토해 출판된 논문을 근거로, 우리는 전자 기기와 무선 기기가 발산하는 전자기장에 노출되는 수준이 광범위하게 증가하는 상황에 심각한 우려를 표명한다.

다행스럽게도 과학계의 말에 귀 기울이는 사람들이 있다. 2016년에 미국 국립독성물질프로그램의 1차 연구 결과가 발표된 후, 미국암학회 의학 책임자인 오티스 브롤리 박사가 다음과 같은 공식 성명을 발표했다.

> 수년 동안 훌륭한 과학이 부진했던 결과로, 휴대전화 방사선의 잠재적 위험에 관한 연구가 방해받았다. 국립독성물질프로그램에서 발표한 보고서는 훌륭한 과학이다. 무선 주파수 방사선과 두 종류의 암 사이의 연결 고리를 보여 준 국립독성물질프로그램 보고서는 무선 주파수 방사선과 암 발생 위험에 관한 분야에서 패러다임 전환이 일어난다는 전조다.[64]

이것은 이제까지 위험을 부인해 왔던 미국암학회가 태도를 완전히 바꾼 것이었다. 물론 우리에게는 말 이상의 행동이 필요하다.

역사는 반복된다

법으로 상당한 압력을 가하지 않는 한 전자기장이 건강을 위협한다는 사실을 시인하는 일은 쉽게 일어나지 않을 것이다. 더구나 지난 역사는 행동이 광범위하게 바뀌려면 수십 년이 걸린다는 것을 보여준다.

20세기 말, 수많은 영화와 드라마에서는 주요 등장인물이 쉴 새 없이 담배를 피웠다. 말론 브랜도는 「욕망이라는 이름의 전차」에서, 제임스 딘은 「이유 없는 반항」에서. 「환상특급」에 등장해서 작품을 소개하던 작가 로드 설링은 결국 폐암으로 사망한 흡연자였다.

지금 이 프로그램들을 보면 담배 피우는 모습이 조금 기이하다. 담배가 건강에 미치는 영향에 무지했던 시대를 기록한 타임 스탬프 같기 때문이다.

20~30년이 지난 언젠가는, 모두가 휴대전화를 온종일 쳐다보고 있는 장면도 시대에 뒤떨어져 보일지도 모른다. 이 책은 담배의 유혹이 사라지는 데 걸린 50년보다는 더 빨리 이것이 실현되도록 도울 것이다.

일단 전자기장이 인체에 손상을 입히는 기전(4장에서 설명한다.)과 전자기장과 몇 가지 질병의 연관성(5장에서 자세히 보여 주려 한다.)을 알게 되면, 전자기장이 담배와 마찬가지로 1급 발암 물질로 지정되는 것이 당연하다는 사실을 깨달을 수 있을 것이다.

전자기장이 담배보다 더 치명적이라는 관점도 있다. 담배는 대체로 담배 연기에 노출되는 일을 개인이 통제할 수 있지만 전자기장 노출은 개인이 통제할 수 없기 때문이다. 전자기장은 어디에나 있는 휴대전화, 송전선, 전기 배선, 와이파이 라우터, 휴대전화 기지국 등 사회 기반 시설에서 발산된다.

50년간의 담배 산업의 번영과 몰락의 연대기를 여기에 적용한다면, 담배 산업이 1998년에 몰락했듯이 대략 2045~2050년이 되어야 무선 사업이 몰락할 것이다.

그때까지 수십 년을 기다리면 그 사이 얼마나 많은 사람이 전자기장 노출로 아프거나 사망할까? 전자기장 노출로 인한 피해가 명백하게 나타나는 데 수십 년이 걸릴 수 있다는 점을 고려한다면 말이다. 2002년에 미국 정부와 미국 필립모리스사의 소송이 진행됐을 때, 컬럼비아대학교 로버트 프록터 교수는 연방법원에 제출한 전문가 증언 문서에서 다음과 같이 설명했다.

담배로 유발된 암이 발생하려면 담배 노출 이후 20년, 30년, 혹은 40년 이상이 걸릴 수도 있다.(이것이 소위 '시차' 혹은 '잠복기'다.)[65]

전자기장 노출도 역시 잠복기가 길다. 특히 뇌 암은 발생하는 데 40년 넘게 걸릴 수 있다. 일본 히로시마와 나가사키에 투하한 원자폭탄에서 살아남은 생존자들에게서는 방사선에 노출된 지 65년이 지난 지금도 악성 종양이 발생한다.[66] 휴대전화와 와이파이가 관련된 질병이 20년, 혹은 30년 뒤에 얼마나 널리 퍼질지는 그저 상상만 할 수 있을 뿐이다.

1969년 당시 거대 담배회사였던 브라운앤윌리엄슨사의 경영자가 남긴 메모는 이 전략을 "의심은 우리 기업의 제품이다."(Doubt is our product.)라는 한 줄로 요약한다.[67] 의심은 무선 산업계의 제품이기도 하다.

거대 담배 기업 사례에서 알 수 있듯이, 기업은 제품이 건강에 위험하다는 생각을 반증할 필요가 없다. 그저 소비자를 잘못된 안전감으로 달랠 수 있을 만큼만 증거를 만들면 된다. 이 전략은 판매를 보장할 뿐만 아니라 제품으로 인한 질병이나 사망의 책임을 모면하게 하고 규제 조치도 물리친다.

세계가 결정적인 증거를 기다리는 동안 당신과 당신의 가족, 그리고 우리 사회는 모두 실험실의 기니피그로 전락한다. 이 실험은 회복할 수 없는 건강상의 결과를 나타내면서 미래 세대에게 불리하게 작용할 수 있다.

무선 산업계는 담배 산업계와 같은 전략을 고수하면서 과학이 아직 결정을 내리지 못했으니 더 연구해야 한다고 주장할 것이다. 천천히, 그러나 착실하게 반대 증거가 쌓여도 담배 산업이 그랬던 것처럼 제품과 암 사이의 연관성을 계속해서 부정할 것이다.

그러므로 건강을 소중하게 여긴다면, 자신과 사랑하는 사람을 보호하고 싶다면 바로 지금 행동해야 한다.

4장

전자기장은
어떻게 몸을
손상시키는가?

나는 전자기장의 위험을 20년 전에 처음 알았다.
전자기장이 신체를 손상시킨다는 주장에 생물학적 가치가
있을 것이라고 생각은 했지만, 온전히 믿지는 않았다.
나는 항상 기술을 수용하는 편이었다.
기술이 제공하는 놀라운 편의성을 제한하고 싶지 않았다.
이것이 내가 4장을 쓴 이유다. 이 '안전한' 파장들이 어떻게
우리 몸을 손상하는지에 대해 당신의 이해를 도우려 한다.

4장의 정보가 전자기장 주파수 노출이 미치는 실제 위협을
깨닫는 데 도움이 되기 바란다.
이 부분이 상당히 복잡하고 어려운 것은 사실이다.
일상에 깊이 파고든 기술의 유혹에 대한 태도를 바꾸는
동기가 되기를 바라면서, 과학을 가능한 한 쉽게
소화할 수 있도록 정리했다.

전자기장의 위험을 보여 주는 연구

무선 산업계는 전자 기기에서 나오는 방사선이 사람에게 열 손상을 일으키지 않는다고 오랫동안 주장해 왔다. 현재의 안전 지침은 정확하게 이 가정을 근거로 삼았다.

그러나 이 가정은 부정확하고 근시안적이다. 휴대전화는 실제로 가열 효과를 낸다. 뇌에 생기는 과열점은 휴대전화 안테나가 발산하는 방사선 노출의 결과다. 이는 대체로 사람 두개골 구조 때문이기도 하다.[1]

휴대전화를 머리에 대고 있을 때 열이 나는 감각을 한 번쯤은 경험했을 것이다. 이때 피부뿐만 아니라 피부 아래에 있는 뇌도 실제로 열을 받고 있다.

연방통신위원회도 이 사실을 알고 있다. 뇌 온도 상승 폭이 1℃를 넘지 않도록 하라는 휴대전화 열 노출 제한선을 공식적으로 발표했기 때문이다. 그러나 안전 지침은 뇌의 정상 온도를 유지해야 한다고 발표했어야 더 옳았을 것이다. 뇌 온도가 1℃ 상승하면 보통은 열이 나는 상태가 된다.

휴대전화가 일으키는 손상의 주요 원인은 온도 상승만이 아니다. 손상의 주범은 휴대전화 방사선이 촉발하는 산화 현상이다. 보통 X선 같은 이온화 방사선이 일으키는 손상과 비슷하다.

미국 정부가 전자기장의 해로운 효과를 인정한 최초의 문헌은 50년 전에 발표되었다. 여기에는 1971년 미해군의학연구소 보고서[2]와 1981년 미항공우주국 나사의 후속 연구[3]가 포함된다.

초기 논문들이 발표된 후, 전자기장이 건강에 미치는 영향을 보고한 과학 문헌은 《바이오이니셔티브 리포트》에 실렸다. 《바이오이니셔티브 리포트》는 2012년에 10개국 과학자 29명으로 구성된 바이오이니셔티브 특별조사위원회가 발표한 보고서다.

특별조사위원회는 2017년에 이 보고서를 갱신해서 1,800편의 새 논문을 포함한 650쪽이라는 엄청난 분량의 보고서를 배포했다.('https://bioinitiative.org'에서 볼 수 있다.)

전자기장에 관한 더 포괄적인 논문은 'emf-portal.org/en'에서 볼 수 있다. 이곳에는 대략 3만 편의 논문과 6,300편의 요약문이 있고, 지난 30일간 발표된 출판물 목록도 확인할 수 있다.

수백 편에 달하는 논문 검색 결과를 보고 싶지 않다면 마틴 폴 박사가 선정한 이 분야 최고의 논문을 몇 편 살펴보면 된다.[4] 부록 B에 폴 박사가 요약한 논문 목록을 실었다.

이곳에 있는 수만 편의 논문이 중요한 이유는 휴대전화 노출이 다양한 질병과 관련된다는 점을 보여 주기 때문이다.[5] 이 논문들은 대개 관찰연구다. 안타깝게도 전자기장이 우리 몸에 실제로 어떻게 영향을 주는지 확실한 기전을 명확하게 설명한 논문은 없다.

다행스러운 점이 있다면, 최근 연구에서 비이온화 전자기장 노출이 열 손상이 아닌 다른 방법으로 우리 몸에 영향을 미치는 기전을 밝혔다는 점이다. 이런 연구는 대부분 지난 15년간 세포 내 중간 대사를 집중적으로 살펴본 암 연구 결과와 딱 들어맞는다. 이를 통해 기본적인 세포 기능이 어떻게 계속 늘어나는 질병의 주요 동인이 되는지 확인할 수 있다.[6]

이런 기전을 이해하는 것은 내가 전자기장을 검토하는 데 매우 중요한 토대가 되었다.

모든 것은 칼슘에서 시작된다

전자기장이 사람의 건강에 영향을 미치는 기전을 설명한 이론 중 가장 널리 알려진 것은 마틴 폴의 주장이다. 이 이론은 칼슘에서 시작한다. 칼슘은 우리 몸에서 가장 많은 무기질로 몸무게의 약 2%를 차지한다.

우리 몸은 뼈와 치아를 튼튼하게 만들어 뼈 구조와 기능을 유지하는 데 약 98%의 칼슘을 사용한다.[7] 대부분 우리 몸에서 칼슘이 하는 일이 이것뿐이라고 알고 있을 것이다.

그러나 칼슘은 건강에 절대적으로 중요한 다른 기능도 수행하고 있다. 그 예로 다음과 같은 것이 있다.

- **세포 신호 전달**
- **효소와 단백질 기능 조절**
- **근육 수축**
- **혈액 응고**
- **신경 기능**
- **세포 성장**
- **학습과 기억**

전자기장에 노출되면 칼슘의 기능 중에서 세포 신호 전달 분자로서의 역할이 영향을 받는다. 이 일이 어떻게 일어나는지 이해하려면 칼슘이 실제로 화학 전달자로서 어떻게 작용하는지를 상세하게 파고들어야 한다.

가장 먼저 알아야 할 중요한 사실이 있다. 칼슘은 세포 안보다 세포 바깥쪽에 더 많다는 점이다. 실제로 세포 밖 칼슘 농도는 세포 안 칼슘 농도보다 2만~10만 배 더 높다.[8]

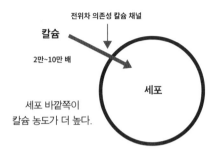

세포 바깥쪽과 안쪽의 상대적인 칼슘 농도

　무엇보다 칼슘이 세포 안과 밖을 자유롭게 드나들지 못한다는 사실도 알아야 한다. 세포는 칼슘의 농도를 완벽하게 조절하고 통제하는 아주 우아한 방식을 진화시켰다. 이 같은 칼슘 농도의 미세한 조정은 몸의 많은 영역에서 작용하는 칼슘을 정확하게 통제하는 데 필수적이다.

　만약 이 수준 높은 통제 시스템이 흔들리면 몸의 대사 과정에 큰 혼란이 올 수 있다. 바로 이것이 우리가 전자기장에 과량으로 노출될 때 일어나는 일이다.

　세포 안팎에서 미세하게 조절되는 칼슘 통제는 세포막에 박혀 있는 아주 작은 이온 채널을 통해 이루어진다.

　과학자들은 이 이온 채널에 전위차 의존성 칼슘 채널(VGCC)이라는 전문 기술 용어를 붙였다. 칼슘 채널 차단제라고 부르는 유명한 약이 바로 전위차 의존성 칼슘 채널에 작용하는 약물이다. 주로 혈압이 높은 사람의 혈관을 이완하거나 비정상적으로 빠른 특정 상태의 심장 박동을 늦추는 데 사용한다.

전자기장 노출과 칼슘의 연관성

전자기장은 세포 속 산화 스트레스를 높여 세포를 손상시키는데, 이 손상 과정에는 세포 간 칼슘도 포함된다.

전자기장 노출은 세포 속 칼슘 농도를 높인다. 이 사실은 1990년대 초에 발견되었다.[9]

더 최근 연구에서는 전자기장 노출로 세포 속 칼슘 농도가 높아졌을 때 어떤 일이 일어나는지도 규명되었다.

2013년 마틴 폴 박사는 전자기장 노출이 세포 속 칼슘 농도를 증가시키는 기전을 설명하는 이론을 발표했다.(이 논문은 2018년에 갱신되었다.)[10] 폴 박사는 전자기장에 노출되었을 때 칼슘 채널 차단제가 전위차 의존성 칼슘 채널에 미치는 영향을 연구한 26편의 논문을 검토한 뒤 자신의 이론을 완성했다. 칼슘 채널 차단제는 보통 고혈압 환자에게 처방하는 약이다.

이 연구들은 사람을 대상으로는 이루어지지 않았지만, 생체 외 세포와 동물을 대상으로 전형적인 전기장 노출 주파수인 50~60Hz의 저주파수 전자기장을 이용해 실험했다.[11]

연구 결과, 놀랍게도 칼슘 채널이 닫히면 전자기장이 일으키는 손상이 근본적으로 감소했다. 이는 칼슘 채널이 전자기장으로 일어나는 손상에 관여한다는 강력한 증거다.

과학자들은 전자기장이 전위차 의존성 칼슘 채널을 활성화하면 약 5초 뒤에 칼슘 채널이 열리면서 칼슘 이온이 세포 속으로 유입되는 현상을 발견했다. 칼슘 이온이 세포로 들어가는 속도는 1초당 100만 개로 건강에 해로운 양이었다.

일단 칼슘이 세포 안으로 들어가면 미토콘드리아에 대량으로 유입되기 때문에 전자기장은 세포 내 칼슘의 흐름 역시 붕괴시킨다.

고등학교 생물 수업에서 배운 내용을 떠올려 보자. 미토콘드리아는 아주 작은 세포 내 소기관으로 대부분의 세포 속에 들어 있다. 각각의 세포에는 대개 수백 개의 미토콘드리아가 들어 있다.

미토콘드리아는 보통 세포의 에너지 생산 공장으로 불린다. 미토콘드리아가 세포의 주요 에너지 통화인 아데노신3인산, 즉 ATP를 만들 수 있는 효소와 조직을 갖추고 있기 때문이다.

미토콘드리아 내부의 칼슘 농도가 높아지면 여러 단계에 걸쳐 손상이 일어나면서 ATP 생산 능력이 떨어지고, 결국 세포를 죽음에 이르게 하는 산화 스트레스가 증가한다.[12] 불필요한 전자기장 노출을 피해야 할 이유는 수없이 많지만, 그중에서도 미토콘드리아를 건강하게 지켜야 하는 이유가 가장 크다.

세포 속에 칼슘이 드나드는 채널이 사람에게만 있는 것이 아니다.[13] 모든 식물과 동물에도 칼슘 채널이 있다. 식물에 있는 전위차 의존성 칼슘 채널은 그 구조는 다르지만, 우리가 가진 칼슘 채널과 기능이 매우 비슷하고, 기본적으로는 세포를 드나드는 칼슘의 흐름을 조절하는 기전으로 작용한다.

뒷부분에서 더 자세히 설명하겠지만, 전위차 의존성 칼슘 채널이 식물과 동물에 모두 존재한다는 사실은 전자기장이 모든 형태의 생

명체에 실질적으로 영향을 미친다는 사실을 강력하게 보여 준다.[14]

많은 논문이 전자기장 노출과 전위차 의존성 칼슘 채널 활성화의 직접적인 연관성을 증명하지만, 이는 여전히 이론일 뿐 모두가 이 이론에 동의하는 것은 아니다.

전자기장이 DNA 손상을 일으킬 수 있다는 증거를 발견한 헨리 라이 박사는 전위차 의존성 칼슘 채널이 중요한 연구 영역이라는 점에 동의하면서도 이 이론에는 해결하지 못한 질문이 많다고 주장한다. 이 부분이 궁금하다면 다리우스 레츠친스키의 블로그(betweenrock andhardplace.wordpress.com)를 찾아보기를 권한다.[15]

세포 속 고농도 칼슘이 일으키는 문제

신체 구조를 지지하는 일 외에도 칼슘은 생명 유지에 필수적인 역할을 하는 중요한 분자다. 세포 속으로 너무 많은 칼슘이 유입되면 질병, 특히 암과 조기 노화의 위험을 높이는 일련의 사건들이 연쇄적으로 촉발될 수 있다.

만약 과량의 칼슘이 세포 속으로 쏟아져 들어가면 무슨 일이 일어날까?

답은 프리라디칼과 관련 있다. 프리라디칼은 손상되어서 짝이 없는 전자를 갖게 된 모든 분자를 가리킨다. 짝이 없는 홀전자는 프리라디칼의 반응성을 높이는 원인이기 때문에 잠재적으로 매우 해롭다.[16]

전자기장이 세포 손상을 일으키는 과정을 대략 설명하면, 전자기장은 과량의 칼슘을 세포 속으로 유입시켜 일련의 분자 반응을 연쇄적으로 일으키고, 그 결과 프리라디칼이 증가한다. 반응성이 높은 프리라디칼 분자들은 세포 안을 돌아다니면서 세포막, 단백질, 미토콘드리아, 줄기세포, 그리고 미토콘드리아 DNA와 핵 DNA를 손상시킨다.[17]

흥미롭게도 이것은 1장에서 설명했던 X선이나 감마선 같은 이온화 방사선이 일으키는 현상과 정확하게 일치한다. 이는 곧 우리가 과학이라는 바다를 꽤 깊은 곳까지 탐색해야 한다는 의미다. 나는 지금부터 이 분자 반응 과정을 상세하게 설명하려 한다. 정말 이 과정을 분자 수준까지 알아야 하는지 묻고 싶을 수도 있다.

하지만 알아야 한다. 언론과 무선 산업계는 이 책에 실린 정보가 진실이 아니라고 득달같이 달려들 것이기 때문이다. 그래서 나는 무선이 안전하다는 그들의 주장에 과학으로 맞서려 한다.

그러니 구명조끼의 끈을 단단하게 조이고 지금부터 시작해 보자.

과량의 칼슘 이온이 세포 속으로 들어오면 산화질소와 초과산화물을 모두 증가시킨다. 언뜻 생각하면 이 현상은 그리 나빠 보이지 않는다. 이 두 분자는 프리라디칼이긴 하지만 상대적으로 해롭지 않고, 몸속에서도 중요한 역할을 하기 때문이다. 하지만 한꺼번에 많은 양을 풀어놓아 서로 접촉할 만큼 가까워지면 서로 결합해서 즉시 우리 몸속에서 가장 해로운 분자인 과산화아질산을 만든다.

강조하지만 산화질소와 초과산화물 자체는 문제가 아니다. 이 둘

이 대량으로 존재해서 서로 가깝게 접근하면 해롭고 위험한 분자인 과산화아질산을 만드는 것이 문제다.

그러한 과정에서 과산화아질산을 적게 만드는 것도 아니다. 산화질소와 초과산화물이 아주 조금만 증가해도 과산화아질산은 기하급수적으로 증가한다. 산화질소와 초과산화물이 10배 증가하면 과산화아질산은 100배 증가한다.

일단 만들어진 과산화아질산은 생명체를 공격하기 시작해서 세포를 손상시키고 질병을 일으키며 조기 사망에 이르게 한다. 과산화아질산은 우리 몸의 거의 모든 주요 조직을 손상시킬 수 있다. 여기에는 우리의 귀중한 세포막,[18] 단백질,[19] 미토콘드리아,[20] 줄기세포,[21] 그리고 DNA[22]가 포함된다.

과산화아질산이 일으키는 손상은 우리 몸에서 염증 반응을 일으킨다. 일단 몸에서 염증 반응이 일어나면 산화질소와 초과산화물이 더 높은 농도인 1,000배 정도까지 증가할 수 있으므로 과산화아질산은 100만 배 증가할 수도 있다![23]

과산화아질산은 신체를 손상시킬 수 있는 가장 치명적인 독소라는 사실을 명심해야 한다. 너무나 많은 중요 조직에 손상을 입히기 때문이다. 이 독소 농도를 낮게 억제하면, 만성 퇴행성 질환에 걸릴 위험을 줄이고 근본적으로 몸의 노화 과정을 늦출 수 있다.

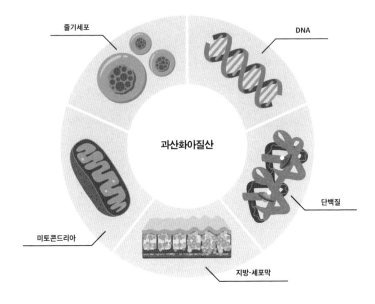

세포의 주요 부분을 손상시키는 활성질소종(RNS)

프리라디칼의 명과 암

여기서 잠시, 서로 결합해서 과산화아질산을 만드는 두 분자, 산화질소와 초과산화물에 대해 더 자세히 알아보자.

초과산화물은 중요한 신호 전달 분자로,[24] 프리라디칼로 불리기도 한다. 이름만 보면 엄청난 산화 능력을 갖춘 분자일 것 같지만, 사실 다른 분자에게서 전자를 가외로 뺏어 오기보다는 자신의 전자를 내주는 경향이 더 많기 때문에 상대적으로 약한 산화제다.

건강할 때는 초과산화물이 특별히 독성을 나타내지 않는다. 우리 몸에는 초과산화물이 축적되는 것을 막는 효율적인 수단, 즉 초과산화물불균등화효소(SOD)가 있기 때문이다. 초과산화물불균등화효소는 순환계에서 빠르게 초과산화물을 제거하므로 음식을 에너지로 바꾸는 보통의 대사 과정에서는 초과산화물이 많이 생기지 않는다.

문제는 주 연료로 지방 대신 탄수화물을 사용해서 건강이 최상의 상태가 아닐 때 생긴다. 즉 탄수화물을 지나치게 많이 먹으면서 두어 시간마다 음식을 먹으면 문제가 된다.

내 저서인 『케톤하는 몸』을 읽었다면 우리 몸이 탄수화물과 지방을 모두 연소해서 에너지를 만들 수 있고, 지방 연소 과정보다 탄수화물 연소 과정이 더 많은 프리라디칼을 생성한다는 사실을 알 수 있을 것이다. 따라서 주로 탄수화물을 먹고 탄수화물을 연소하면 우리들의 미토콘드리아와 세포는 초과산화물을 포함한 더 많은 프리라디칼에 노출된다.

『케톤하는 몸』에서 우리가 연소하는 연료가 지방인지 탄수화물인지 구별하는 방법을 자세히 설명했으므로 여기서는 간략히 요약만 하겠다. 우리 몸이 지방을 연소하는지, 탄수화물을 연소하는지 구별하려면 다음 질문에 답해 보면 된다.

1. **과체중인가?**(체질량 지수가 25보다 높은가?)

2. **당뇨병이 있는가?**

3. **심장 질환이 있었거나, 있는가?**

4. **혈압이 높은가?**(혈압이 130/80이거나 이보다 높은가?)

5. 허리-엉덩이둘레 비율이 1(남성), 혹은 0.8(여성)보다 큰가?

위 질문 중 하나라도 '예'라고 대답했다면 당신은 탄수화물을 연소할 가능성이 높다. 위에 나온 질병이 없고 건강하다면 당신은 주 연료로 지방을 태우는 능력이 있을 것이다. 다만 이런 사람은 전체 인구의 15%만 해당한다는 점을 기억하자. 만약 당신이 이 15%에 해당한다면 여러분의 미토콘드리아가 생산하는 초과산화물의 양은 아마 건강한 범위에 들 것이다.[25]

음식과 전자기장이 일으키는 손상 사이의 관계

우리가 먹는 음식이 에너지인 ATP로 전환되는 과정에서 그 효율은 100%에 이르지 못한다. 건강한 사람도 95~97% 사이에 머무는 데 그친다.

이것이 무슨 뜻인가 하면, 몇몇 전자는 미토콘드리아 안에 있는 전자 전달계라는 에너지 생성 기전에서 새어 나가 소위 활성산소종(ROS)을 만든다는 뜻이다. 활성산소종은 홀전자가 하나 이상 있는 불안정한 산소 원자로 조직을 손상할 수 있다. 초과산화물도 활성산소종에 해당한다.

탄수화물을 주 연료로 연소하면 초과산화물을 포함한 활성산소종을 30~40% 더 많이 생성한다. 지방을 연소할 때보다 탄수화물을 연소할 때 전자가 미토콘드리아에서 더 많이 새어 나가기 때문이다. 이에 더해 질 낮은 식단과 적절치 않은 식사 시간을 선택해서 더 많은 초과산화물을 만들수록 몸은 더 많은 과산화아질산을 만들어 손상역시 커진다.[26-28]

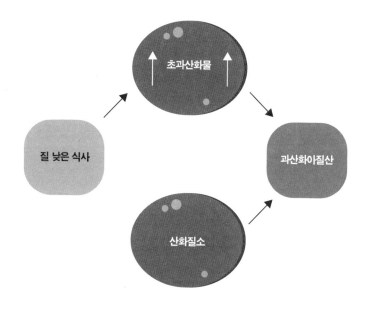

질 낮은 식단으로 증가하는 산화 스트레스

활성산소의 위험성

음식이 분해되어 몸에 에너지를 제공하는 과정에서 생성되는 활성산소종에 대해 알아보자. 활성산소종은 우리가 전자기장에 노출되었을 때 몸에서 일어나는 일에 영향을 미치므로 자세히 알 필요가 있다.

초과산화물의 활성은 제한적이어서 20세기 과학자들 사이에서는 세포 독성에 대한 초과산화물의 역할을 놓고 상당한 논란이 있었다.[29] 만약 초과산화물이 아니라면 대체 무엇이 세포 안의 산화 손상을 일으키는 걸까? 과학자들은 결국 진짜 악당은 초과산화물의 사촌인 '하이드록실 프리라디칼(hydroxyl free radical)'이란 사실을 알아냈다.

하이드록실 라디칼은 반응성이 비정상적으로 높아서 사실상 아주 가까운 거리에만 있다면 모든 생물 분자와 결합할 수 있다. 게다가 생물학적 손상을 매우 크게 입힌다고 알려졌다. 얼마 안 가 하이드록실 라디칼은 프리라디칼 손상 기전의 주범으로 널리 인정받았다.

초과산화물과 마찬가지로 하이드록실 라디칼도 대개 미토콘드리아에서 음식을 연료로 연소하는 과정에서 만들어진다. 그러나 하이드록실 라디칼을 만들려면 촉매제로 철이 필요하기 때문에 두 분자를 만드는 기전은 약간 다르다.

하이드록실 라디칼은 산화 스트레스에서 실제로 어느 정도 역할을 하지만, 수명이 짧아서 겨우 10억 분의 1초만 존재한다. 짧은 수명은 근본적으로 하이드록실 라디칼의 이동 거리를 제한한다. 하이드록실 라디칼이 파괴적인 손상을 일으키는 동안 이동할 수 있는 거리는 일반적인 단백질의 반지름보다 더 짧다.

하이드록실 라디칼은 대부분 미토콘드리아에서 생성되고 아주 짧은 거리만 이동할 수 있으므로 미토콘드리아에서 나와 핵까지 이동할 시간이 없다. 즉 핵 DNA를 파괴하려면 핵까지 가야 하지만 사실상 불가능하기 때문에 하이드록실 라디칼이 입히는 손상은 대부분 미토콘드리아 내부로 한정된다.

하이드록실 라디칼의 수명은 너무나도 짧기 때문에 세포에 손상을 일으킨다는 점에 있어 생물학적 타당성은 매우 낮다. 그러나 하이드록실 프리라디칼의 독성 이론은 여전히 수많은 병리학 교과서에 실려 널리 전파된다.

초과산화물의 독성을 설명하는 더 나은 이론은 산화질소를 발견하면서 나타났다. 초과산화물과 산화질소가 서로 가까운 곳에서 생성되면 두 분자는 자연스럽게 결합해서 매우 치명적인 과산화아질산을 생성한다.[30] 그리고 이 과산화아질산은 세포를 파괴하는 챔피언으로 손꼽힌다.

산화질소의 위험성

1980년에 발견된 이후 산화질소만큼 생물학에 큰 영향을 미친 분자는 없다.[31] 과학자들이 마침내 산화질소의 작용 기전을 이해하기 시작하자, 산화질소는 생물학적 사고의 토대 몇 가지를 뒤흔들었다.

세계에서 가장 저명한 과학잡지인 《사이언스》는 1992년에 산화질소를 '올해의 분자'로 선정했다. 6년 뒤인 1998년에는 산화질소를 발견한 세 과학자가 노벨상을 받았다. 그 후 산화질소 연구 분야는 엄청나게 성장해서 건강과 질병에 관련된 모든 분야에서 발표된 논문만 16만 편에 이른다.

그렇다면 산화질소는 무엇일까?

산화질소는 산소 원자와 질소 원자로 이루어진 작은 분자이자 무색의 기체로, 세포막을 곧바로 통과한다.(치과에서 사용하는 이른바 '웃음 가스'인 아산화질소와 혼동해서는 안 된다.)

산화질소는 프리라디칼이지만 우리 몸에 유익하다.

- **혈관을 이완시켜 혈관 탄력을 조절하며, 혈압을 정상화하는 데 도움이 된다.[32]**
- **감염을 통제하는 데 중요한 역할을 한다.[33]**
- **혈소판 응집을 감소시키거나 혈액이 응고하는 성향을 억눌러 뇌졸중이나 심장마비를 일으키는 혈병이 생성될 위험을 줄인다.[34]**
- **새 혈관을 생성하는 혈관 신생 과정을 촉진한다.[35]**
- **발기 부전을 예방하는 데 도움이 된다.[36]**

그러므로 몸속 산화질소 농도를 높이면 유익하다. 산화질소 농도를 높이지만 위험할 수 있는 비아그라 같은 약을 먹기보다는 루콜라 같은 채소가 많은 식단에서 식이성 질산염 섭취량을 늘리는 것이 좋다. 혹은 산화질소의 전구체인 아르지닌이나 시트룰린 말레이트를 영양보충제로 먹어도 좋다.

산화질소는 대개 혈관 내벽에서 만들어진다. 산화질소를 주로 사용하는 혈관은 산화질소가 대량으로 만들어지고 저장되는 장소다. 여기서 중요한 점은 산화질소가 보통 세포 안에 저장되거나 주변을 떠도는 것이 아니라는 사실이다. 그러기에는 산화질소의 반응성이 너무 높다. 정확히 말하면 산화질소는 글루타티온, 헤모글로빈의 색소인 헴, 그 외 다른 단백질 같은 분자와 결합한다. 바로 이 지점이 전자기장 노출과 연관되는 중요한 부분이다. 전자기장에 노출되어 과량의 칼슘이 세포 안으로 들어오면 저장된 산화질소를 해방하고, 이는 세포 속 산화질소 농도를 높인다.

전자기장 노출로 유도된 산화질소 농도의 증가는 언뜻 유익해 보일 수도 있다. 하지만 산화질소의 긍정적인 효과는 오직 세포 바깥에서 자연스럽게 생성되었을 때만 나타난다. 세포 안에서 증가하는 산화질소는 반응성이 지나치게 높다는 문제점을 안고 있다. 즉 과잉의 칼슘이 세포 안에서 증가할 때 생기는 프리라디칼인 초과산화물과 산화질소가 빠르게 결합한다는 뜻이다.

이 결합은 과산화아질산을 생성하는데, 건강에 나쁜 식단을 먹을 때 급진적으로 가속된다. 질 낮은 식단을 먹으면 산화질소가 반응할 수 있는 초과산화물이 더 많아져서 과산화아질산이 더 많이 생성된다.

과산화아질산의 위험성

생물학적 관점에서 과산화아질산이 하이드록실 프리라디칼보다 더 치명적인 주요 원인은 수명이 100억 배나 길기 때문이다. 즉 조직을 손상할 수 있는 시간이 더 길다는 것이다.

　과산화아질산은 정확하게 분류하자면 프리라디칼이 아니다. 그보다는 대부분의 생물 분자와 상대적으로 느리게 반응하는 강력한 산화제다. 또 분자 구조에 질소가 들어 있기 때문에 활성산소종(ROS)으로도 분류되지 않는다. 따라서 과산화아질산은 활성질소종(RNS)이라고 부른다.

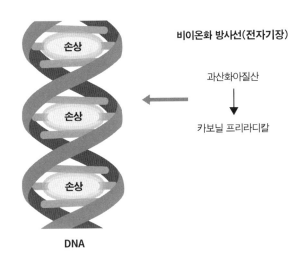

휴대전화와 와이파이 라우터가 사람의 DNA를 손상하는 방법

　과산화아질산이 유도하는 손상은 주요 분해 산물인 카보닐 프리라디칼이 일으키는 결과다. 카보닐 프리라디칼은 하이드록실 프리라디칼보다 DNA에 훨씬 더 심각한 손상을 일으킨다.

　카보닐 프리라디칼은 하이드록실 프리라디칼보다 1,000배 정도 수명이 더 길다. 물론 과산화아질산처럼 100억 배씩 길지는 않다. 이 프

리라디칼들의 반감기를 조합해 보면 전자기장 노출로 일어나는 프리
라디칼의 연쇄 반응이 왜 그토록 위험한지 알 수 있다.

과산화아질산은 DNA 결합을 파괴할 능력과 세포 안으로 이동할
수 있을 만큼 충분히 긴 반감기를 가진 유일한 분자다.[37] 상대적으로
먼 거리를 이동할 수 있는 만큼 충분히 수명이 길고, 세포막을 쉽게
통과할 수 있으며, 핵을 통과한 뒤 카보닐 프리라디칼을 만들어 DNA
결합을 파괴할 수 있다.

이것만으로는 충분하지 않다는 듯이, 과산화아질산은 초과산화물
불균등화효소를 억제해서 더 빠른 손상을 일으킨다. 초과산화물불균
등화효소는 초과산화물을 중화해서 과산화수소 같은 다른 프리라디칼
로 바꾸는 청소부, 즉 항산화 효소다. 과산화수소는 보통 물로 바뀐다.

과산화아질산이 초과산화물불균등화효소를 억제하면 초과산화물
이 증가하면서 산화질소와 결합해 더 많은 과산화아질산을 생성하는
악순환을 만들어 낸다. 과산화아질산은 초과산화물과 산화질소가 접
촉할 때마다 거의 매번 형성되기 때문이다. 산화질소는 세포막을 뚫
고 자유롭게 세포 사이를 이동하기 때문에 과산화아질산을 만드는
산화질소와 초과산화물이 같은 세포 안에서 만들어질 필요도 없다.

과산화아질산을 만들 때는 효소도 필요 없다. 사실 그렇게 빠른 반
응을 촉매할 수 있는 효소도 없다. 산화질소는 초과산화물과 반응할
만큼 빠르며, 초과산화물을 분해하는 초과산화물불균등화효소를 능
가할 만큼 충분히 많은 양이 생성되는 유일한 생물 분자다.[38]

과산화아질산이 적당한 양만 생성되어도 상당한 산화 손상이 일어

난다. 이는 주요 세포 손상으로 이어진다. 중요한 세포 신호 전달 경로를 붕괴시키고, 미토콘드리아를 망가뜨리며, 이에 따라 ATP 형태의 에너지를 생성하는 능력이 감소한다.

장기적으로 볼 때, 과산화아질산은 염증 반응을 일으키고, 조직을 손상하며, 결국 심혈관계 질환, 신경퇴행성 질환, 당뇨병, 그 외 많은 질병을 일으키는 요인이 된다. 이런 질병 대부분은 전자기장 노출과 과학적 연관성이 깊다.

우리가 과산화아질산을 모르는 이유

과산화아질산이 그렇게나 위험하다면 왜 이전에는 이런 정보를 몰랐을까? 이번 세기가 시작되기 직전에서야 과산화아질산이 발견되었기때문이다. 과산화아질산이 처음 언급된 시기는 1990년이다.[39]

20세기에, 그리고 그 후에 의과대학을 다닌 의사들 거의 모두가 과산화아질산에 대해 배우지 못한 이유가 여기에 있다. 이 치명적인 분자를 인지하고 있는 사람들은 상당수가 생화학자이거나 분자생물학 괴짜들 정도일 뿐이다.

고맙게도 과산화아질산을 과학적으로 더 자세히 연구하고자 하는 사람들이 참고할 만한 훌륭한 자료가 있다. 장편 논문인 「건강과 질병에서 산화질소와 과산화아질산의 역할」[40]은 거의 1,500편의 참고문헌을 아우르고 있으며, 검색 엔진에 제목만 검색하면 무료로 볼 수 있다.

이 논문은 미국국립보건원의 지원을 받은 선도적인 과학자 세 명이 썼다. 140쪽에 이르는 포괄적인 고찰로, 과산화아질산 농도가 높아질 때 광범위한 세포 손상이 일어나는 과정을 기록했다. 이 세포 손상으로 최소 97가지 중요한 생물학적 기전이 붕괴하면서 60종 이상의 만성 질환으로 이어진다. 전자기장을 진지하게 연구하는 사람이라면 이 논문의 시작 부분을 반드시 읽어야 한다.

비이온화 방사선도 DNA를 손상시킨다

X선이나 감마선 같은 이온화 방사선은 우리 몸을 손상시키고 암 위험도를 크게 높인다. 이온화 방사선은 파장이 짧고 주파수가 높아서 DNA의 공유결합을 파괴할 만한 충분한 에너지를 가지고 있다.

그러나 일반적인 생각과 달리 이온화 방사선이 일으키는 손상은 대부분 DNA 공유결합을 직접 파괴하는 것이 아니다. 실제로는 세포 속, 더 정확하게는 핵 속의 물과 상호작용한 결과다.

이온화 방사선이 핵 속에 있는 물과 부딪치면 하이드록실 프리라디칼을 생성한다. 앞서 설명한 것처럼 하이드록실 라디칼은 멀리 이동하지 못하지만, 이온화 방사선은 핵 속 DNA 바로 옆에서 프리라디칼을 만들 수 있으므로 그것들은 DNA에 외가닥 혹은 이중가닥 손상을 입힐 수 있다. 이 같은 현상을 간접적 이온화라고 한다. 이온화 방사선이 DNA에 가하는 손상의 대부분은 간접적 이온화의 결과다.

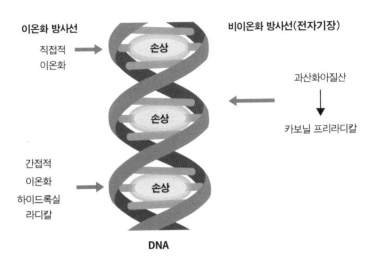

X선과 휴대전화가 DNA 손상을 일으키는 과정의 유사성

휴대전화와 와이파이가 발산하는 비이온화 방사선은 이온화 방사선보다 주파수가 낮고, 하이드록실 라디칼을 만들거나 심각한 열 손상을 일으킬 만큼 에너지가 충분하지 않다.

그러나 비이온화 방사선이 DNA를 손상시킬 수 없다는 것은 아니다. 비이온화 방사선도 DNA를 손상할 수 있다. 실제로 과산화아질산과 2차 부산물인 카보닐 프리라디칼을 생성해서 DNA를 손상한다. 비이온화 방사선이 이온화 방사선인 X선처럼 세포 손상을 일으키는 이유는 바로 과산화아질산의 생성 때문이다.

독일의 전자기장 과학자인 프란츠 아들코퍼는 2008년 논문에서 DNA 손상에 아주 민감한 검사법인 코멧 시험법을 사용했다.[41] 아들코퍼는 아주 약한 강도의 1.8㎓ 전자기장에 노출된 DNA가 대량으로 파괴되는 현상을 확인했다. 실제로 1,600건의 가슴 X선 촬영보다 DNA 손상이 더 많이 일어났다.[42]

아들코퍼는 또 다른 비교 연구도 했는데, 이 연구에서는 3G 방사선과 비슷한 비이온화 방사선이 비슷한 에너지를 가진 이온화 방사선보다 세포 DNA에 훨씬 더 위험하다고 밝혔다.[43]

이제 우리는 전자기장 노출로 고농도의 과산화아질산이 생성되는 과정을 알고 있다. 이 과정에서 엄청나게 증폭되는 단계가 3개나 있기 때문이다. 차례로 세 단계의 증폭 과정을 거치면 설령 최초의 시작 신호가 아주 작았더라도 폭발적인 반응을 일으킬 수 있다.

- 전위차 의존성 칼슘 채널이 열리면 1초당 약 100만 개의 칼슘 이온이 세포 속으로 유입된다.
- 세포 속 칼슘 이온 농도가 높아지면 산화질소와 초과산화물 합성이 모두 활성화된다.
- 산화질소 농도에 초과산화물 농도를 곱한 값에 비례해서 과산화아질산이 생성된다.

이 세 단계가 다른 세포보다 유난히 더 자주 일어나는 세포가 있다. 전위차 의존성 칼슘 채널은 모든 세포에 있지만 칼슘을 이용해서 기능을 조절하는 특정 조직에는 특히 더 많다. 이런 조직에는 뇌, 심장, 생식 기관이 포함된다. 따라서 전자기장에 노출되었을 때 가장 많이 영향받는다. 이것이 지난 20년 동안 불안, 우울증, 주의력결핍 과잉행동장애(ADHD), 자폐증 같은 신경정신과 질환, 알츠하이머병 같은 신경퇴행성 질환, 그리고 불임률이 폭발적으로 늘어난 이유다. 또 전자기장 노출이 어린이에게 미치는 위험은 성인보다 훨씬 크다. 그러나 전자기장에 부정적인 영향을 받는 존재는 사람만이 아니다.

모든 생명체는 전자기장에 취약하다

전자기장은 사람뿐만 아니라 다른 생명체들에게도 영향을 미친다. 전자기장은 세포막 기능에 영향을 주고 DNA 기능 장애를 일으키는데, DNA를 가진 것이라면 무엇이든 상관없다. 여기에는 식물, 동물, 곤충, 심지어 미생물도 포함된다. 전자기장이 모든 생명체에 미치는 생물학적, 생태적 효과를 평가한 논문들을 검토한 주요 논평은 최소 두 편이 있다. 하나는 2012년에 《생물학과 의학》이라는 잡지에 발표된 것으로 새, 벌, 식물, 동물, 사람을 대상으로 한 거의 1,000편의 연구 논문을 검토했다. 이 중 593편의 논문에서 부정적인 영향을 발견했고, 180편만이 아무 영향이 없었으며, 196편은 결론을 내리지 못했다.[44]

2013년에 113편의 논문을 검토한 논평은 논문의 65%가 전자기장의 양이 많건 적건 관계없이 부정적인 영향이 생긴다고 보고했다. 이중 논문의 절반은 동물에 해로운 영향이 나타난다고, 75%는 식물에 부정적인 영향이 나타난다고 입증했다. 전자기장의 부정적인 효과가 가장 확연하게 드러난 영역은 새와 곤충의 생식과 발달이었다.[45,46]

곤충이 학살당하고 있다

전자기장은 전 세계에서 일어나는 벌집 군집 붕괴 현상에 일조한다. 1947년 미국에는 꿀벌 군집이 600만 개 있었지만 2012년에는 260만 개만 남았다.[47] 이후 이 숫자는 변하지 않고 유지되고 있다.[48,49]

꿀벌 전체 수뿐만 아니라 종 수도 마찬가지다. 예를 들어 2013년 오클라호마주 호박벌의 종 수는 1949년에 비해 절반으로 줄었다.[50] 벌의 감소는 인공 전자기장의 출현과 시기가 일치하며, 대부분의 감소 현상은 21세기에 나타났다. 2006~2007년 겨울, 벌들은 벌집 군집 붕괴 현상을 일으키기 시작했다. 이 겨울에 양봉업자들은 벌집의 50~90%를 잃었다고 보고했다.

- 휴대전화에 노출된 일벌은 무리에게 윙윙거리는 신호를 보냈다. 대부분 고통스럽다는 신호다.[51]
- 휴대전화 방사선에 노출된 벌 군집은 그 힘이 심각할 정도로 쇠락했다. 여왕벌은 알을 적게 낳았다. 실험이 끝났을 때 벌집 안에는 화분이나 꿀이 없고 텅 비어 있었다.[52]
- 각각 다른 16개 벌집을 대상으로 8개 벌집은 무선전화를 근처에 두어 전자기장에 노출시키고 나머지 8개 벌집은 노출하지 않는 실험을 했다. 방사선에 노출된 벌집의 벌은 오직 7.3%만이 벌집으로 돌아온 반면, 방사선에 노출되지 않은 벌집의 벌은 39.7%가 돌아왔다.[53]
- 또 다른 비슷한 실험에서 방사선에 노출된 벌집은 노출되지 않은 벌집보다 방 개수가 21% 더 적었다.[54]

급작스러운 위축 현상을 겪는 곤충은 벌뿐만이 아니다. 2014년에 과학자들은 초파리를 대상으로 와이파이, 베이비 모니터, 블루투스, 휴대전화 및 무선전화 등 다양한 비열 방사선원을 쬐는 실험을 280회 실시했다. 모든 실험에서 방사선 노출은 생식과 세포 자살 현상(예정된 세포 사멸)에 심각하게 해로운 효과를 나타냈다.[55]

전 세계 곤충 개체군을 연구한 과학 문헌을 검토한 2019년 논평은 현재의 속도로 곤충 개체군이 계속 줄어든다면, 모든 곤충은 100년 안에 급격하게 감소하리라는 결론에 이르렀다.[56]

이 논평의 공동 저자이자 시드니대학교 환경생물학자 프란시스코 샌체즈 바요는 《가디언》과의 인터뷰에서 다음과 같이 말했다.

아주 빠르다. 10년 안에 4분의 1이 줄고, 50년 안에 절반만이 남을 것이며, 100년 안으로 모두 멸종할 것이다. 곤충의 멸종을 막을 수 없다면 지구 생태계와 인류의 생존 모두에 재앙이 닥칠 것이다.[57]

식물도 예외가 아니다

전자기장은 전위차 의존성 칼슘 채널을 활성화해서 세포 속으로 과량의 칼슘을 유입시켜 사람의 몸에 큰 피해를 준다. 마찬가지로 전자기장은 식물에도 똑같은 일을 한다.[58] 식물에도 사람의 전위차 의존성 칼슘 채널과 매우 비슷한 칼슘 채널이 있기 때문이다.

전위차 의존성 칼슘 채널의 활성화는 전자기장이 일으키는 산화 스트레스의 촉발제다. 식물도 사람이나 동물과 비슷하게 산화 스트레스와 DNA 손상을 겪는다. 그뿐만 아니라, 세포벽이 얇아지고 미토콘드리아가 작아지며, 휘발성 화합물을 더 많이 배출한다.[59]

토마토는 900㎒ 전자기장에 반응했다. 과학자들은 900㎒ 전자기장에 노출된 잎이 스트레스 신호를 내보내는 것을 실험을 통해 도출했다. 그러나 전자기장을 차폐한 잎은 스트레스 신호를 보내지 않았다. 칼슘 채널 차단제를 잎 표면에 발라도 잎은 반응하지 않았다.[60]

이 실험은 휴대전화 기지국 근처에 있는 나무와 묘목이 피해를 보는 이유를 설명한다.[61, 62] 2017년 논문은 인간의 식량이 되는 많은 주요 식물이 다른 식물보다 전자기장이 유도하는 손상에 더 민감하다는 사실을 발견했다. 여기에 옥수수, 완두콩, 토마토, 양파가 속한다.[63]

세균과 전자기장

전자기장은 생명체의 몸속 세포에 변화를 일으킨다. 그러므로 전자기장이 몸속 세균에도 영향을 미친다는 주장은 충분히 타당성이 있다. 특히 세균이 전기 신호로 의사소통한다는 사실 때문에 더욱더 그렇다. 우리 몸속에는 수조 마리의 세균이 살고 있다. 이 중에는 유익한 세균도 있고, 해로운 세균도 있다. 유익한 세균은 우리가 섭취한 음식을 소화해서 영양분을 추출하고 면역계에 관여하면서 건강에 중요한 역할을 한다. 심지어 세로토닌처럼 기분과 감정을 조절하는 수많은 신경 전달 물질을 만들면서 정신 건강에도 관여한다.

반면 바이러스와 다른 병원균은 그다지 유익하지 않다. 우리를 아프게 하거나 이들의 배출물 때문에 전체적으로 몸속 독성 부하가 늘어날 수 있다. 나쁜 소식은 전자기장이 유익한 세균의 기능은 손상하면서 우리 몸을 망가뜨리는 나쁜 세균의 능력은 촉진한다는 것이다. 예를 들면 다음과 같다.

- 가정 내 전기 배선에 노출되면 엡스타인-바 바이러스가 휴면에서 깨어나 활동한다는 증거가 있다.[64]
- 디트리히 클링하르트 박사는 효모라고도 알려진 칸디다 같은 세균과 곰팡이가 비열 방사선에 노출되면 독성 부산물을 기하급수적으로 더 많이 만든다는 사실을 증명했다. 이 현상은 세균과 곰팡이가 보이지 않는 공격에서 스스로 보호하려는 시도일지도 모른다.[65]
- 전자기장에 노출되었을 때 효모 균주가 더 빨리 성장한다는 연구 결과도 있다.[66, 67]
- 휴대전화와 와이파이 신호는 특정 세균 종에 중요한 역할을 한다. 이 연구에서는 대장균과 리스테리아균이 항생제에 내성을 보였다.[68]

동물계도 영향받는다

전자기장이 동물 세계에 간섭하는 기전은 다양하다. 많은 동물이 지구 자기장을 따라 이동한다. 따라서 인공 전자기장이 많아지면 동물들의 길을 찾는 본능이 붕괴할 수 있다. 꽃가루를 찾은 뒤 벌집으로 돌아와야 하는 벌에게는 매우 심각한 문제가 된다. 이동하는 철새에게도,[69] 둥지 위치를 기억해야 하는 숲쥐에게도,[70] 해저를 횡단하는 바닷가재에게도[71] 마찬가지다. 전자기장은 개구리로 성장하는 올챙이의 개체 수를 줄이는 데도 영향을 미친다.[72] 젖소가 만드는 우유의 양도 줄이고[73] 박쥐가 날아다니는 영역도 좁힌다.[74]

전자기장에서 자신을 보호하려는 노력은 자신뿐만 아니라 환경 또한 돕는 일이다. 더 큰 영향력을 행사하려면 활동가로 나서서 전자기장 보급을 제한하는 운동에 참여해야 한다. 현재와 미래, 우리 아이들의 건강을 생각하면 우리가 행동할 동기로는 충분하다.

전자기장 손상에 가장 취약한 집단

전자기장은 식물, 벌, 미생물, 동물, 그리고 사람에게 모두 위험하지만, 전자기장 노출 시간이 긴 어린이에게는 특히 놀라울 정도로 위협적이다. 오늘날 어린이들은 성인보다 훨씬 더 오래 전자기장에 노출된다. 그 결과 시간이 흐를수록 어린이들이 심각한 미토콘드리아 손상을 받을 가능성이 기하급수적으로 커진다.

12세 이하 어린이는 성인보다 체내 수분량이 많으므로 더 많은 방사선을 흡수한다. 게다가 어린이의 골수는 성인보다 무선 주파수 방

사선을 10배 더 많이 흡수한다.[75, 76]

그중에서 가장 취약한 부분은 어린이의 머리다.

어린이의 뇌는 손상 위험이 크다

휴대전화에서 나오는 전자기장 방사선이 성인보다 어린이 뇌를 더 깊이 꿰뚫고 들어간다. 여기에는 몇 가지 이유가 있다.

- 어린이의 두개골은 성인보다 두께가 얇다. 이는 두개골이라는 보호 장벽을 더 많은 방사선이 뚫고 들어갈 수 있다는 뜻이다.
- 어린이는 보통 성인보다 머리가 작다. 즉 뇌의 더 깊숙한 곳까지 방사선이 침투하기 쉽다.
- 어린이의 뇌는 발달하는 중이어서 아직 미엘린 수초가 완전하게 형성되지 않았다. 따라서 어린 뇌는 성인 뇌보다 물이 더 많고 지방은 적어서 방사선 흡수에 더 민감하다.
- 어린이의 귀는 더 작다. 귀는 휴대전화와 두개골 사이에서 완충 작용을 하므로, 귀가 작으면 휴대전화가 성인보다 두개골에 더 가깝게 접근한다.

환경보건재단 과학 고문인 로널드 멜닉은 어린이들의 휴대전화 사용을 두고 "휴대전화 방사선이 어린이 뇌를 관통하는 수준은 더 깊고 강하다. 또한 발달 과정에 있는 어린이의 신경계는 해로운 물질에 더

민감하다."라고 말했다.[77]

캘리포니아주 공중보건부 환경보건조사과는 "전자기장은 성인보다 어린이 뇌에 더 깊이 침투할 수 있다. 뇌는 10대에도 계속 발달하므로 어린이와 10대 청소년은 전자기장 노출에 더 민감할 수 있다."라는 주장에 동의했다.[78]

지금 당장 아이들을 보호하는 예방 조치를 취해야 한다. 특히 전자기장 방사선으로 일어난 손상은 수년이 지난 뒤에야 나타나고, 때로는 수십 년이 걸리기도 한다.

전자기장이 어린이에게 특히 더 위험하다는 사실은 1996년 옴 간디가 논문을 발표하면서 밝혀졌다. 간디는 5살과 10살 어린이가 성인보다 뇌 공간별 전자기장 흡수율이 더 높다는 사실을 보여 주었다.[79]

간디는 2002년에 자신의 결론을 한 번 더 확인했고,[80] 이 논문은 세계보건기구가 2013년 휴대전화와 무선 방사선을 사람에게 암을 유발할 가능성이 있는 물질인 2B군으로 분류할 때 인용되었다. 세계보건기구 국제암연구기구는 휴대전화 방사선을 2B군으로 분류한 이유를 다음과 같이 설명했다.

휴대전화 무선 주파수에 노출된 어린이의 무선 주파수 방사선 에너지의 평균 축적량은 휴대전화를 사용하는 성인과 비교할 때 뇌에는 2배, 두개골의 골수에는 10배 더 많이 축적된다.[81]

간디의 연구는 어린이의 위험뿐만 아니라, 미국 방사선 노출 안전 지침의 태만함도 함께 고발한다. 이 지침은 키 188cm에 몸무게 91kg 이상인 사람을 모델화한 전자파 인체 흡수율에 기초하고 있기 때문이다.

자궁에서 이미 시작된다

많은 어린이가 자궁에서부터 전자기장이 발산하는 방사선에 노출된다. 방사선 노출원은 어머니가 사용하는 노트북, 휴대전화, 태블릿, 무선전화 등 일상 생활습관에 따라 다르다.

자궁에서부터 전자기장에 노출된 어린이에게 미치는 장기적인 효과를 예측할 방법은 없지만, 어머니 1만 3,000명 이상을 대상으로 한 논문은 놀랄 만한 잠재적인 효과를 밝혀냈다. 임신 기간에 휴대전화를 사용하지 않은 어머니의 자녀와 비교했을 때, 휴대전화를 사용한 어머니의 자녀는 다음과 같은 증상을 보였다.

- 행동장애가 49% 많다.
- 과잉행동이 35% 많다.
- 친구와 관련된 문제가 34% 많다.
- 정서 문제가 25% 많다.[82]

덴마크의 논문 두 편은 어머니의 휴대전화 사용과 자녀의 주의력 결핍 과잉행동장애 사이의 연관성을 입증했다. 이 논문은 서로 다른 두 집단을 비교했는데, 한 집단은 1만 3,000명 이상의 어린이, 다른 집단은 2만 9,000명의 어린이로 구성되었다. 과학자들은 어머니가 임신 중에 휴대전화를 사용하면 자녀가 주의력결핍 과잉행동장애를 나타낼 위험이 50% 더 높다는 사실을 발견했다. 또 어머니가 휴대전화를 계속 사용하면 이 위험은 100% 더 높아졌다.[83, 84]

다른 연구에서도 임신한 어머니의 휴대전화 사용과 자녀의 비만,[85] 천식,[86] 그리고 행동장애와 주의력장애[87] 사이의 연관성을 발견했다.

위험한 것은 휴대전화 방사선만이 아니다. 모든 전자기장이 위험하다. 캘리포니아주 카이저 퍼머넌트병원 과학자들은 임신부들에게 자기장 노출을 24시간 측정하는 측정기를 임신 기간 내내 가지고 다니도록 한 뒤, 출산 결과를 분석하고 태어난 아기도 최대 13년까지 추적했다. 이 연구에서 자기장 노출이 많았던 임신부는 유산할 위험이 2.72배 높았고,[88] 태어난 자녀도 천식, 비만, 갑상선 문제를 일으킬 위험이 높았다.[89-91]

만약 지금 임신 중이거나, 앞으로 임신할 계획이 있다면, 태어날 자녀의 건강을 위해 휴대전화와 자기장으로 인한 전자기장 노출을 확실하게 제한하도록 당부한다. 'babysafeproject.org' 홈페이지를 방문해서 자녀를 전자기장에서 보호하는 특별 지침을 확인하라.

전자기장 방사선과 주의력결핍 과잉행동장애

많은 논문은 어린이들 사이에서 주의력결핍장애(ADD)와 주의력결핍 과잉행동장애(ADHD) 비율이 높아지는 현상이 최소한 부분적으로는 늘어나는 전자기장 노출 때문이라고 주장했다.

2010년 독일 논문은 24시간 동안 방사선 측정기를 착용한 어린이들을 추적 연구했다. 노출 수준이 가장 높았던 어린이들은 잠시도 가만히 있지 못하고 행동이 통제되지 않는 수준이 증가했으며, 이런 행동은 주의력결핍 과잉행동장애 진단을 받은 어린이가 보이는 증상과 비슷했다.[92]

사실 주의력결핍 과잉행동장애와 전자파 과민증은 비슷한 증상이 많다.

- **기억력 저하**
- **머리가 멍한 증상**
- **집중력 저하**
- **학습 능력 저하**

앞에서 설명한 바 있는 카이저 퍼머넌트병원 과학자들도 임신 기간에 자기장 노출 수준이 높았던 어머니의 자녀는 주의력결핍 과잉행동장애 같은 신경발달 장애가 나타날 위험이 2.9배나 높다는 사실

을 발견했다.[93]

2018년에 과학자들은 전자기장과 연관된 주의력결핍 과잉행동장애와 자폐증의 공통분모가 DNA 손상과 유전자 발현 변화(후성 유전학으로 알려졌다.)라는 이론을 발표했다.[94]

전자기장과 자폐증

다수의 과학자가 전자기장이 자폐 스펙트럼 장애를 일으킬 가능성이 높다는 사실을 발견했다. 전자기장이 우리에게 손상을 입히는 기전을 분자 수준에서 밝힌 마틴 폴은 자폐증 비율이 급격하게 늘어나는 현상이 '전자기장 노출 때문'이라고 주장했다.

폴은 전자기장이 전위차 의존성 칼슘 채널을 열어서 세포 속 칼슘 농도를 높여 산화 스트레스를 일으키고(이 장에서 앞서 설명한 내용이다.) 뇌에 건강한 시냅스가 형성되는 과정을 붕괴시켜 자폐증을 일으킨다는 이론을 제시했다. 이 모든 과정은 자폐증이 발달하는 생리적인 환경을 조성한다.[95]

이 주장을 지지하는 증거는 전위차 의존성 칼슘 채널에 생기는 유전적 실수(SNPs, 혹은 단일 염기 다형성이라고 한다.)가 어린이 자폐증 위험을 높이는 것으로 보인다는 관찰 결과에서 나온다.[96] 산화 스트레스를 조절하는 기능을 손상시키는 다른 유전자 변이도 자폐증에 기여한다고 추측된다.[97,98]

그 외에도 자폐 스펙트럼 장애 어린이에게서 볼 수 있는 확실한 생물학적 상태와 전자기장 노출에 따른 결과 중에서 일치하는 증상을 자세히 기록한 자료도 있다. 전자기장은 줄기세포도 손상하는데,[99-108] 이는 어린이의 뇌 발달을 방해해서 자폐증으로 이어질 수 있다.[109, 110]

하버드의과대학교 마사 허버트 박사는 2013년에 자폐증으로 이어지는 생물학적 요인을 자세히 설명하는 논평을 썼다. 여기에는 '산화 스트레스, 프리라디칼로 일어난 손상, 세포 속 스트레스 단백질, 글루타티온 같은 항산화제의 결핍' 등이 포함된다.[111]

다른 많은 과학자들도 자폐증과 전자기장 노출 사이의 잠재적 연관성을 연구하고 있다.[112-121] 지난 20년 동안 자폐증 비율이 가파르게 솟구친 원인 중의 하나가 전자기장이라고 결론 내리면 확실히 합리적으로 보일 것이다. 미국 질병통제예방센터에 따르면, 자폐증 비율은 2000년에는 어린이 150명 중 1명이었으나, 2014년에는 어린이 59명 중 1명으로 급증했다.[122] 이후《소아과학》에 발표된 논문에 따르면, 2016년에는 어린이 40명 중 1명이 자폐증을 나타낸다.[123]

많은 의료 종사자가 어린 자폐증 환자를 전자기장 노출 제한 프로그램에 참여시키면 행동이 개선된다고 보고한다.[124] 전자기장 노출 제한 프로그램은 밤에는 와이파이를 끄고, 무선전화와 베이비 모니터의 전원, 그리고 침실의 회로 자동 차단기까지 모두 끄는 것이다.

디트리히 클링하르트 박사는 2001년에 처음으로 어린이 자폐증을 과량의 전자기장 노출과 연관시켰다. 시애틀시 외곽인 워싱턴주 벨뷰에는 소프트웨어 거대 기업인 마이크로소프트 본사가 있는데, 클링하르트 박사는 MS 본사 직원 자녀의 자폐증 비율이 심각하게 높다는 사실을 깨달았다.

클링하르트 박사는 자폐증 자녀와 어머니의 전자기장 노출 수준을 평가하는 예비 연구를 했다. 더불어 건강한 어린이와 어머니의 전자기장 노출 수준도 조사했다. 특히 클링하르트 박사는 다음과 같은 항목을 측정했다.

- **임신 중 잠들었을 때 어머니의 체내 전위**
- **현재 어린이가 잠자는 곳에서의 체내 전위**
- **임신 중 어머니가 잠자는 곳의 마이크로파 전력 밀도**
- **어린이가 잠자는 환경의 전체적인 마이크로파 노출 수준**

자폐증 어린이가 가정에서 고주파수 전자기장에 노출되는 평균 수준은 정상 어린이보다 20배나 더 높은 것으로 밝혀졌다. 가정의 고주파수 전자기장 발생원은 가정 전류와 휴대전화나 다른 무선 기기에서 나오는 마이크로파였다. 불행하게도 이 연구는 출판되지 못했지만 클링하르트 박사는 전자기장이 알려지지 않은 자폐증 요인이라고 확신했다.[125]

전자기장이 현실 세계에 미치는 영향력은 클링하르트 박사의 임상 진료에서도 분명하게 나타났다. 자폐증 자녀가 있는 가족 중 전자기장 치료 교육을 진지하게 받아들인 가족은 자녀의 행동에 유의미한 개선이 나타났다고 보고했다. 반면 전자기장 노출을 줄이는 데 실패한 가족은 자폐증 자녀의 행동에 유의미한 변화가 없었다.

만약 당신이나 당신의 자녀가 주의력결핍 과잉행동장애와 유사한 행동을 보이거나 자폐증이 있다면, 캘리포니아주 소아과 의사인 토릴 옐다가 개발한 치료법을 찾아보자. 이 치료법에 따라 밤에는 자녀 방의 와이파이와 전기를 끊는다. 또 모든 무선전화와 베이비 모니터 전원을 끄고, 이동통신 기기를 자녀에게서 최소 180cm 떨어뜨린다. 그런 뒤 2주 동안 자녀의 행동과 증상이 나아지는지 관찰한다.

물론 집 밖에서도 주파수에 노출되는지 관찰해야 하며, 특히 와이파이가 널리 퍼져 있는 학교를 주의해야 한다.

전자기장이 어린이에게 미치는 정서적 효과

휴대전화, 무선 태블릿, 노트북, 블루투스 기기는 아주 어릴 때부터 어린이에게 정서적인 영향을 미친다. 자녀가 떼를 쓰기 시작하면 부모는 이제 막 걷기 시작한 아이를 달래기 위해 휴대전화를 쥐여 준다. 많은 부모가 그래 왔고, 어쩌면 당신도 그랬을지 모른다.

이 행동은 부모와 자녀 간의 눈 맞춤이나 의사소통을 단절한다. 또한 자녀에게 불편한 상황이나 감정을 인내하며 이를 다루는 기술을 배우게 하기보다 주의를 딴 데로 돌리는 데 익숙해지게 할 수 있다. 사회학자와 심리학자들의 말에 따르면, 이 두 가지 상황은 모두 자녀의 발달을 저해할 수 있다고 한다.

2018년 《뉴욕타임스》 기사에 보도된 바에 따르면, 사회과학자 셰리 터클은 저서 『대화를 잃어버린 사람들』에서 30년 동안 가족 간의 상호작용을 분석했다. 터클 박사는 요즘 아이들이 부모의 관심을 받기 위해 부모의 기기와 경쟁하고, 그 결과 대면 상호작용이나 전화 거는 행동을 두려워하는 세대가 되었다는 사실을 발견했다. 이제 눈 맞춤은 선택사항으로 전락했으며, 감각 과부하는 우리의 감정이 계속 마비된다는 것을 뜻할 수 있다고 터클 박사는 주장한다.[126]

어린이가 자라서 자기 휴대전화를 갖게 되면, 이제 휴대전화는 부모와 자녀 사이의 논쟁 대상이 된다. 커먼센스미디어에서 설문 조사한 결과, 미국 부모의 25%가 휴대전화 사용 문제로 매일 자녀와 싸운다고 답했다.[127]

같은 설문조사에서 자녀의 29%는 잘 때 휴대전화를 침대에 둔다고 대답했다. 더 나쁜 것은 10대의 36%가 밤에 자다가도 휴대전화를 확인하기 위해 일어난다는 사실이다.

이는 정신 건강과 밀접한 관련이 있다. 휴대전화가 발산하는 청색광과 무선 주파수뿐만 아니라 휴대전화에 응답하느라 정신적 자극을 받으면서 수면이 붕괴되고, 숙면 시간이 줄어들 뿐만 아니라, 수면의 질도 떨어진다. 잠을 자지 않으면 몸은 잘 회복되지 않는데, 이 문제는 정신 건강을 포함한 건강의 여러 요소에서 나타난다.

2018년에 고등학생 1,101명을 대상으로 연구한 호주 논문에 따르면, 밤늦게까지 휴대전화를 사용하느라 수면이 붕괴된 학생은 우울

감이 생기고, 자존감이 낮으며, 문제 대처 능력이 떨어진다고 한다.[128]

자녀가 하루 중 어느 때에 휴대전화를 사용하든 간에, 휴대전화 사용으로 자녀의 정신 건강이 나빠지면 엄청난 결과로 이어질 수 있다. 2017년에 샌디에이고주립대학교 심리학 교수 진 트웽이는 8학년에서 12학년까지 10대 청소년을 대상으로 설문 조사한 결과를 미국 청소년의 우울 증상과 자살률 통계 자료와 비교해《임상심리과학》에 발표했다. 트웽이 교수는 휴대전화를 하루에 3시간 이상 사용하는 청소년은 1시간 이하만 사용하는 청소년보다 자살할 위험인자가 35% 더 높다는 사실을 발견했다. 청소년이 하루에 5시간 이상 휴대전화를 사용하면 위험인자는 71%까지 높아졌다.[129]

청년 자살은 급격하게 늘어나고 있다. 미국 질병통제예방센터에 따르면, 2000~2016년 사이에 15~24세 남성 자살률은 20% 가까이 증가했다. 여성은 더 심각해서, 같은 기간에 10~14세 여성 자살률은 183%나 가파르게 치솟았고, 15~24세 여성은 80%가 증가했다.[130]

애플사가 바꾼 어린이 휴대전화 사용 지침

2018년 트웽이 교수의 논문은 헤지펀드 자나파트너스와 캘리포니아주 교사퇴직연금 대표들이 애플사 경영진에 공개편지를 쓰는 계기가 됐다. 애플사의 주요 투자자로 당시 애플에 2조 2084억 원을 투자한 두 단체는 애플 제품이 어린이와 10대의 정신 건강에 미치는 해로운 영향을 고려해 자녀의 휴대전화 사용 시간을 조절하는 부모 관리용 앱을 개발하라고 촉구했다.

공개편지는 "기술에 관해 적어도 소수의 사람 사이에서는 지나치면 모자란 것만 못하다는 사회적 우려가 늘어나고 있다."라고 말하며, 어린이들에게 닥친 위험에 초점을 맞췄다.[131]

이 공개편지는 애플사가 2018년에 배포한 iOS 12버전에 '스크린타임'이라는 기능을 넣게 하는 데 이바지했다. 스크린타임은 사용자, 혹은 사용자의 자녀가 연동된 애플사의 모든 기기를 몇 시간이나 사용했는지, 총 사용 시간 동안 게임, 웹 검색, 이메일, 소셜미디어, 문자에 사용한 시간은 각각 얼마나 되는지 보여 준다. 부모는 '다운타임' 기능을 사용해서 자녀의 앱 사용 시간에 제한을 둘 수 있다.[132]

이런 기능은 아주 유용하지만, 가장 좋은 해결책은 자녀에게 휴대전화나 태블릿을 사주는 시기를 최대한 늦추는 것이다. 그리고 무엇보다 자녀가 책임감을 가지고 기기를 사용하도록 가르쳐야 한다. 부모가 기기를 적절하게 사용하는 모범을 보이는 게 가장 중요할 것이다.

위험을 인지한 국가들

미국과 달리 몇몇 국가는 전자기장 노출이 어린이에게 미치는 위험에 깊은 우려를 나타내며 이를 통제하기 위한 법을 시행했다.

프랑스는 2018년 말에 1~9학년 학생들의 학교 내 휴대전화 사용금

지법을 도입했다.[133] 학생들은 수업 시간뿐 아니라 쉬는 시간이나 점심시간에도 휴대전화 사용이 금지된다. 러시아도 학교에서 와이파이 노출을 최소화하는 법을 시행했다.[134] 그 외 스위스, 이탈리아, 오스트리아, 룩셈부르크, 불가리아, 폴란드, 헝가리, 이스라엘, 중국도 무선 주파수 노출 제한 기준을 미국보다 만 배나 낮게 설정했다.[135]

학교는 한 걸음 물러서서 교실에 있는 학생들을 보호할 전략을 시행해야 한다. 와이파이를 없애거나 유선으로 전환하는 일을 고려할 수도 있다. 부모도 자녀가 사용하는 기기에 대해 확실한 지침을 세워야 한다. 어린이들을 황혼에서 새벽까지 무선 신호의 홍수 속으로 밀어 넣을 필요가 없다. 슬프게도 미국과 유럽 어린이는 대부분 무선 생활방식에 널리, 그리고 착실하게 적응했으며, 그 덕에 전자기장에 완벽하게 갇힌 채 성장한다. 점점 더 어린아이들이 휴대전화를 들고 다니고, 집에서나 학교에서나 거의 항상 와이파이에 노출되고, 학교생활 초기부터 무선 컴퓨터와 태블릿을 사용한다.

2016년 말, 닐슨사는 설문조사를 통해 10~12세 미국 어린이의 거의 절반이 휴대전화를 가지고 있다는 사실을 발견했다. 또 커먼센스미디어의 2017년 인구조사에서는 8세 이하 미국 어린이의 거의 절반이 자신의 태블릿을 가진 것으로 밝혀졌다.[136]

어린이들의 휴대전화 사용 비율은 유럽도 비슷해서, 9~16세 어린이의 46%가 스마트폰을 가지고 있다.[137] 영국 설문조사에서는 6세 이하 어린이 25%가 이미 자기 휴대전화를 가지고 있으며, 부모 10명 중 8명은 자녀의 휴대전화 사용 시간을 제한하지 않았다.[138]

2018년 퓨리서치센터는 10대의 45%가 '거의 항상' 온라인에 접속해 있다고 보고했다. 이는 2015년의 24%에서 증가한 것이다. 또 10대의 95%가 휴대전화로 온라인에 접속한다고 했다.[139]

역학자이자 『단절: 휴대전화 방사선의 진실, 산업계가 은폐하려는 것, 그리고 가족을 보호하는 방법』의 저자인 데브라 데이비스 박사가 언급했듯이, 어린이가 이렇게 높은 수준의 펄스 방사선에 노출된 적은 없어 아직 피해의 정확한 범위를 결정하기는 이르다. 그러나 쌓여 가는 증거는 실제로 손상이 일어나는 것을 보여 주고 있다. 따라서 전 세계적인 재앙이 한창 진행되는데도 답이 나오기만을 기다리는 것은 어리석은 짓이다.

어린이를 보호하려면 먼저 이 위험의 중요성을 파악해서 어린이에게 지금 당장, 그리고 남은 일생 동안 스스로를 지키는 방법을 가르쳐야 한다. 다음 장에서는 전자기장 노출과 질병을 연결하는 증거를 살펴볼 것이다. 이는 여러분이 자녀를 보호해야 한다는 확신을 얻는 데 도움이 될 것이다.

5장
전자기장과
질병

질병은 하룻밤 새 생기지 않는다. 스마트 계량기를 집에
설치했다고 해서 다음 날 아침, 다음 주, 다음 달에 자고
일어나 보니 심장 질환이 생기는 일은 일어나지 않는다.
몸의 변화는 우리가 눈치채지 못할 만큼 아주 미묘하게 시작된다.
어쩌면 그저 예전보다 푹 잠들지 못하고 조금 피로하다고
의식할 수도 있다. 아니면 평소라면 떨쳐 버렸을 감기에 자주
걸릴지도 모른다. 그러나 이런 증상은 다른 수많은 이유로도
설명할 수 있어서 이 단편적인 증상을 전자기장과 연관 짓지 못한다.

전자기장이 주는 피해는 우리 의식보다 훨씬 낮은 수준에서
이루어지므로 그저 노출을 줄여야 한다고 인식하지 못할 뿐이다.
어쨌든 아무도 걱정하지 않는데, 뭐 하러 걱정하는가?
문제는 전자기장의 영향력이 보통 우리가 알아차릴 수 있는
질병으로 나타나기까지는 상당한 시간이 걸린다는 점이다.
특히 뇌 암은 잠복기가 최소 10년이다. 이는 전자기장 노출이
건강에 미치는 위험에 관한 우려를 쉽게 무시하게 만든다.

그러나 많은 연구 결과가 전자기장이 수많은 질병을 일으킨다는
사실을 보여 주고 있다. 이 장에서는 중요한 질병들을 살펴볼 것이다.
전자기장이 우리 몸에 일으킬 해악의 증거를 완벽하게 설명하려면
수천 장은 아닐지라도 수백 장이 소요된다는 사실을 이해해 주길
바란다. 이 간결한 요약 설명이 전자기장 노출이 어떻게 질병을
일으키고 발달시키는지 이해하는 데 도움이 되기 바란다.

귓속을 울리는 소리

이명은 실제로는 들리지 않은 소리를 귓속에서 인식하는 것이다. 목숨을 위협하지는 않지만, 성인 10명 중 1명이 겪을 정도로 흔한 질병이다. 흥미롭게도 귓속에서 윙윙거리는 소리가 들리는 증상은 전자기장 과민증으로 고통받는 사람이 보이는 가장 흔한 증상 중의 하나다.[1]

이명은 귀 손상이나 순환계 장애처럼 더 심각한 기저 질환의 징후일 수도 있다.[2] 어쩌면 앞으로의 청각장애를 예고하는 영구적인 신경 손상의 신호일지도 모른다.

이명은 내이, 즉 와우각 속에 있는 세포가 손상되면 나타난다. 오작동하는 세포는 소리가 들리지 않는데도 뇌에 신호를 보낸다. 뇌는 이 신호를 울리는 소리, 윙윙거리는 소리, 쉿쉿거리는 소리, 딸각거리는 소리, 찍찍거리는 소리, 끽끽거리는 소리, 잡음, 웅웅거리는 소리, 맥

박, 쉬익 하는 소리, 휘파람 소리로 변환한다.[3]

소리의 높이는 높거나 낮을 수 있고 간헐적으로 변하기도 한다. 소리의 크기 역시 크거나 작을 수 있는데 환경이나 다른 요인에 따라 달라진다. 가끔은 밤에 가장 잘 들려서 종종 수면 장애나 우울증과 연관되기도 한다. 이명을 앓는 많은 사람이 삶의 질에 부정적인 영향을 받는다.

이명을 앓는 사람은 대부분 이 증상이 전자기장 노출과 관련 있으리라고는 상상하지 못한다. 2019년 초에 집에 곰팡이가 핀 적이 있었다. 곰팡이를 제거하러 온 사람은 이명을 장기간 앓았다고 고백했다. 그때 나는 이명이 전자기장 노출의 흔한 부작용이라는 사실을 생각해내고 그를 무선 주파수가 완벽하게 차단된 내 침실로 데려갔다. 방의 전력을 차단하자, 15년 넘게 들렸던 소리가 처음으로 사라졌다.

귀는 전자기장의 영향에 매우 민감하다. 따라서 '석탄 광산 속의 카나리아'처럼 전자기장 피해의 초기 지표가 될 수 있다. 어쩌면 귀는 뇌처럼 두개골이라는 보호막이 없어서 전자기장 노출의 최전선에 내몰리는지도 모른다.

전자기장 노출과 이명의 연관성은 우리 몸이 정보를 전달하기 위해 전기 신호를 사용하는 방식과 관련 있다. 뇌에서 신경은 아주 낮은 전하로 서로 의사소통하는데, 외부 전자기장은 이런 신호에 간섭할 수 있다. 전기 생리학 연구를 보면 특히 휴대전화가 발산하는 전자기장이 뇌 기능[4]과 뇌의 청각계 신경 처리 과정에 영향을 미친다는 증거가 상당하다.[5-7]

2010년에 《직업환경의학》에 발표된 논문은 이명 환자 100명과 대조군 100명을 성별과 연령으로 짝지어 비교했다. 과학자들은 규칙적인 휴대전화 사용이나 통화 시간에 따라 이명이 유의미하게 증가하는 현상은 관찰하지 못했지만, 4년 이상 장기간의 휴대전화 사용에 따른 증가율을 발견했다.[8]

스웨덴 예테보리에서는 같은 연구를 9년의 간격을 두고 시행했는데, 어린이들 사이에서 이명이 급격하게 늘어나는 현상을 보여 주었다. 1997년에 이명을 앓는 7세 아동은 단 12%에 불과했다.[9] 그러나 2006년에는 42%까지 늘어났다.[10]

이명은 전자파 과민증과도 연관 있는데, 이는 이 장의 뒷부분에서 설명하겠다.

백내장

백내장은 전자기장 노출의 부작용으로 잘 거론되지 않는다. 목숨을 위협하는 질병이 아닐 뿐더러 상대적으로 적은 비용으로 외과적 수술을 통해 쉽게 해결할 수 있기 때문이다. 그러나 백내장은 전자기장 노출과 연관된 질병 중에서 가장 잘 규명된 사례다.

3장에서 했던 설명을 되살려 보자면, 안과의사 밀턴 자렛은 1950년대 말에 직업상 레이더와 다른 유사 무선 주파수에 노출된 군인을 연구했다. 이 연구에서 자렛 박사는 저강도 마이크로파가 전형적인 백내장이 형성되는 부위와는 다른 위치에 백내장을 일으킨다는 사실을 발견했다.

2008년에 이스라엘 과학자들은 1.1㎓ 방사선이 눈에 미치는 영향을 평가했다. 수정체에는 두 종류의 손상이 생겼다. 하나는 수정체 시력의 질이 낮아지는 손상으로 회복할 수 있는 것이었지만, 다른 하나는 수정체 상피 세포층의 구조적이며 생화학적인 손상으로 회복할 수 없는 것이었다.[11]

2010년 논평은 비이온화 방사선이 수정체에 미치는 비열 효과를 연구한 45편의 논문을 검토했다. 그 결과, 저출력 마이크로파 방사선이 세포 증식과 세포 자살(예정된 세포 사멸 과정으로 알려졌으며, 손상되거나 장애가 생긴 세포가 죽는 기전이다.)을 변형하고, 세포 간 의사소통을 방해하며, 수정체를 둘러싼 상피 세포에서 유전자 불안정성과 스트레스 반응을 일으킨다는 증거를 발견했다.[12]

대부분의 백내장은 나이가 들면서 생기는 유형으로, 수정체의 단백질이 덩어리지면서 수정체를 탁하게 만든다. 반면 마이크로파가 유도하는 백내장은 수정체를 둘러싸는 막인 수정체 피막에 형성된다.

혈액뇌장벽의 붕괴

휴대전화 방사선의 가장 우려되는 위해성은 무엇보다 뇌에 일으키는 손상이다.

혈액뇌장벽은 뇌를 둘러싸는 보호 장벽이다. 이 장벽은 서로 밀착 연접(타이트정션)으로 결합한 세포로 구성되어서 혈관에 있는 무언가가 뇌로 숨어 들어갈 틈새가 없다. 혈액뇌장벽의 존재는 19세기 말에 독일 세균학자 파울 에를리히가 발견했다.

혈액뇌장벽은 몸을 순환하는 혈액에 있을지 모를 알코올, 환경 오염 물질, 바이러스나 세균 같은 독소가 뇌에 침입하는 것을 막는다. 또 뇌가 적절하게 움직이는 데 필요한 영양소와 신경 전달 물질을 선별적으로 뇌로 들여보내고, 뇌졸중이 일어나지 않도록 머릿속의 압력을 일정하게 유지한다.

전자기장과 과산화아질산 생성이 촉발한 산화 스트레스가 증가하면 혈액뇌장벽 투과성이 높아질 수 있다. 이런 식으로 혈액뇌장벽이 손상되면 암이나 알츠하이머병 같은 신경퇴행성 질환을 포함한 상당한 다양한 문제에 부딪히게 된다.[13]

전자기장 노출과 혈액뇌장벽 투과성의 연관성을 최초로 밝힌 과학자는 앨런 프레이였다. 그는 1960년대와 1970년대에 군의 지원을 받아 레이더 노출이 유도하는 생리 효과를 연구했다.

그 후 스위스 신경과학자 레이프 샐퍼드는 수십 년 동안 쥐의 혈액뇌장벽에 마이크로파 방사선이 미치는 영향을 연구했다. 1994년에 발표한 논문에서 샐퍼드 연구팀은 쥐를 915㎒의 연속적인 신호와 펄스화한 신호에 각각 2시간씩 노출했다. 한 시간 뒤 쥐를 해부해서 뇌를 검사하자, 신호에 노출된 쥐 184마리 중 56마리의 뇌에는 보통은 혈액뇌장벽이 걸러 내는 단백질 두 종류가 남아 있었다.(신호에 노출되

지 않은 쥐 62마리 중에서는 오직 5마리의 뇌에서만 이 단백질들이 나타났다.)[14]

2009년에 샐퍼드 박사는 비슷한 실험을 다시 했다. 이번에는 쥐의 뇌를 방사선에 두 시간 노출한 뒤 7일 뒤에 검사했고, 앞의 실험과 비슷한 결과를 얻었다.[15] 다른 연구팀은 이 결과를 재현하는 데 실패했지만, 2015년에 중국 과학자들이 이를 재현해 냈다. 중국 과학자들은 쥐 108마리를 $1mW/cm^2$ 강도의 900㎒ 주파수에 하루 3시간씩, 14일 혹은 28일 동안 노출한 뒤 노출하지 않은 대조군의 뇌와 비교했다. 28일 동안 노출된 쥐의 뇌는 혈액뇌장벽에 심각한 누수 현상이 나타났다.[16]

전자기장이 혈액뇌장벽에 미치는 영향에 관한 지식이 어떻게 진화했는지 더 자세히 알고 싶다면《바이오이니셔티브 보고서》의 혈액뇌장벽 절을 참고하면 된다. 정확하게 어떻게 전자기장이 혈액뇌장벽에 영향을 미치는지 알려 준다.[17]

무너진 수면과 줄어드는 멜라토닌

전자기장에 노출되는 사람들이 가장 흔하게 보고하는 증상 중 하나는 불면증이다. 발전소나 전기 배선에서 나오는 초저주파 전자기장[18]과 휴대전화가 발산하는 무선 주파수 전자기장[19, 20]은 수면을 방해한다.

그럴 가능성이 있는 이유는 전자기장이 뇌의 피질 영역을 흥분시켜 긴장을 풀고 잠들기 어렵게 하기 때문이다.[21] 또 다른 가능성으로는 전자기장이 멜라토닌 농도를 낮추는 데 있다. 멜라토닌은 주로 솔방울샘에서 생성되는 호르몬으로, 건강한 일주기 리듬을 유지하는 데 아주 중요하다.

멜라토닌 농도가 무너지면 몸이 적절하게 움직이는 데 필요한 숙면에 빠지는 시간이 줄어든다. 슬프게도 수면은 건강을 최적화하는 과정에서 심각하게 간과되는 전략이다. 건강에서 수면의 중요성을 자세하게 설명하고 높이 평가한 캘리포니아대학교 버클리캠퍼스 교수인 매슈 워커의 『우리는 왜 잠을 자야 할까』를 읽어 보기를 강력하게 권한다.[22]

그러나 멜라토닌은 수면 외에도 훨씬 더 많은 역할을 한다. 멜라토닌 수용기가 있는 몸속 조직의 수만으로도 멜라토닌이 몸 전체 기능에서 얼마나 중요한지를 알 수 있다. 멜라토닌은 거의 모든 조직, 즉 뇌, 간, 소장, 신장, 혈관계, 쓸개뿐만 아니라, 면역 세포, 지방 세포, 심지어 피부에서도 이용한다.

우리 몸의 일주기 리듬을 최적화하는 것 외에도 멜라토닌은 강력한 항산화제로서 과량으로 존재하는 해로운 프리라디칼을 억제해 뇌의 노화를 막고 퇴행 표지자를 줄인다.

전자기장이 멜라토닌에 미치는 부정적인 영향은 수십 년 전부터 알려졌다.[23] 2002년 논평은 비이온화 방사선이 멜라토닌 농도를 낮춘다고 입증한 논문 17편을 발견했다.[24] 멜라토닌은 항산화제 역할도 해서 전자기장 노출에 따른 산화 스트레스에서 몸을 보호한다고도 알려졌으므로,[25] 멜라토닌 농도가 낮아지면 문젯거리도 두 배가 된다.

전자기장은 소장 장벽도 파괴한다

전자기장은 혈액뇌장벽을 파괴하는 것과 비슷한 방법으로 몸의 또다른 중요한 장벽인 소장도 무너뜨린다. 전자기장은 장관을 둘러싸는 세포 사이의 밀착 연접을 약화시켜 장 누수 현상을 일으킨다.

장 누수 현상은 주로 크론병과 궤양성 대장염 같은 염증성 장 질환과 연관되지만, 건강한 사람도 장 투과성이 다양한 수준으로 높아지면서 여러 증상으로 이어질 수 있다.

소장 내 장벽의 완전성이 무너지면 독소와 외래단백질이 혈액으로 들어갈 수 있다. 그러면 염증이 늘어나는 등 문제가 많아진다. 만성 염증은 관절염이나 심장 질환처럼 다른 건강 문제로 이어질 수 있다.

소장 내 장벽이 무너지면 면역계가 혼란에 빠지면서 자기 몸을 적으로 인식해 공격할 수도 있다. 이는 자가 면역 질환의 전형적인 특징이다.

전자기장이 장 건강을 파괴하는 또 다른 방법은 우리 몸속 소화관에 살면서 면역계를 비롯해 생명 유지에 중요한 여러 기능에 관여하는 유익한 미생물을 방해하는 것이다.

디트리히 클링하르트 박사가 말했듯이, 사람의 마이크로바이옴(인체에 사는 세균, 바이러스 등 각종 미생물을 총칭하는 말)은 "노출하는 전자기파에 크게, 직접적으로 손상된다."

독소 흡수가 늘어난다

전자기장이 혈액뇌장벽의 투과성을 높이면 독소는 뇌로 쉽게 들어간다. 그러면 뇌에 쌓이는 독소가 늘어난다.

뇌에 독소만 쌓이는 것이 아니다. 산화 스트레스원이 늘어나면서 해독 작용도 크게 손상된다. 또 숙면 시간도 줄일 수 있어서 보통은 잠든 사이에 뇌의 독소를 제거하는 글림프계의 기전도 붕괴한다.

은이나 수은 아말감으로 충치를 치료했을 때도 독소 축적이 일어난다. 전자기장은 치아에 있는 금속 충전재에서 수은의 침출량을 크게 늘린다.[26] 그 이유를 설명하는 이론 중에는 치아와 아말감 사이에 갇힌 아주 작은 침방울 때문이라는 주장이 있다.

이런 침방울은 극소량이기에, 휴대전화에서 발산되는 방사선이 침을 충분히 가열해서 '과열점'을 만들 수 있다. 그러면 침이 보글보글 끓어오르면서 아말감에 든 수은이 새어 나오게 된다.[27] 이는 내가 수은 아말감 사용 중지 운동을 계속 지지하는 또 하나의 이유다.

암

무선 산업계와 산업계에 포로로 잡힌 연방 규제 기관은 우리가 암과 전자기장 사이에 연관성이 없다고 믿기를 바랄 것이다. 그러나 한마디로 이것은 사실이 아니다. 이 둘 사이의 연관성을 증명하는 동료 검토를 거친 논문은 헤아릴 수 없이 많다.

전자기장과 암 사이에 존재할 수 있는 연결 고리 중 하나는 산화 스트레스의 증가다. 산화 스트레스가 증가하면 미토콘드리아 기능 장애가 일어나며, 이는 DNA 손상과 암의 주요 원인이 된다. 현재 다른 암보다 전자기장과의 과학적 연관성이 뚜렷한 암 몇 종류를 소개하겠다.

• 뇌 암

전자기장과 가장 결정적인 연관성을 가진 암이다. 전자기장 노출과 뇌 암의 연관성을 입증한 많은 논문 가운데, 여기서는 몇 편만 강조하겠다.[28-33]

증거를 더 자세하게 검토하고 싶다면, 4장에서 소개한 《바이오이니셔티브 리포트》를 참고하자. 무선전화 사용과 뇌 암 증가에 관한 증거를 입증한 수백 편의 논문을 PDF 파일 4개에 편집해 놓았다.[34]

전자기장 노출과 가장 연관성이 높은 악성 종양은 신경교종이다. 뉴런을 지지하는 뇌의 아교 같은 조직에 형성되는 매우 공격적이며 희귀한 뇌 암이다.

흡연으로 생기는 폐암처럼 신경교종도 20년 이상 오랜 잠복기를 거친다.[35] 그래서 휴대전화 사용과 연관되어 있다는 점을 종종 인식하지 못한다. 역학 연구 논문을 보면, 최근에서야 이 둘 사이의 연관성이 입증되기 시작했다.

신경교종은 전체 암 중에서 1% 정도를 차지하는 상당히 희소한 질병이지만,[36] 최근 주목받은 사례가 몇 건 있었다. 예를 들어, 미국 상원의원인

존 매케인과 테드 케네디는 둘 다 교모세포종으로 사망했다. 신경교종과 교모세포종은 모두 조기 발견이 어려우며, 암을 진단받을 때쯤이면 보통 남은 생존 기간이 1년 남짓이다.

휴대전화 사용과 뇌 암 사이의 연결고리를 찾는 연구는 수십 년 동안 이어졌다. 몇몇 연구에서도 휴대전화 사용자에게 뇌종양이 생길 위험이 높다는 사실을 발견했다.[38] 지난 몇 년 동안 늘어난 뇌종양은 휴대전화 방사선 노출이 뇌 암의 원인이라는 사실을 알려 준다.

예를 들어 3장에서 설명했던 2016년 미국 국립독성물질프로그램 연구는 수컷 쥐를 미국 무선 산업계에서 사용하는 무선 주파수 방사선과 똑같이 변조한 주파수에 노출했다. 휴대전화 방사선에 하루 약 9시간씩, 2년 동안 노출된 쥐는 뇌에 악성 신경교종이 발생할 위험이 커졌고, 심장에 또 다른 유형의 종양인 신경초종이 발생할 위험도 커졌다.[39]

한편 2017년에 발표된 문헌 고찰에서는 휴대전화 사용과 신경교종 위험도를 검토했다. 그 결과, 현재로서는 증거가 빈약하고 수준이 떨어진다고 지적하면서도 최소 10년의 장기간 휴대전화 사용이 신경교종 위험의 증가와 관련될 수 있다고 밝혔다.[40]

스웨덴에서는 2015년에 또 다른 논문을 발표했다. 악성 뇌종양 환자를 대상으로 1997~2003년과 2007~2009년에 각각 환자 대조군 연구를 한 논문 두 편의 데이터를 검토한 것이었다.[41] (환자들이 뇌 암을 진단받았을 때의 나이는 18~80세였다.) 회귀 분석 결과, 신경교종이 발생하는 확률은 휴대전화 사용량과 함께 증가했다. 대상자가 귀에 휴대전화를 가까이 대고 지낸 시간이 많을수록, 또 휴대전화를 사용한 햇수가 더 길수록, 뇌 암이 발생할 확률은 더 높았다.

뇌 암 발생 위험은 어린이가 훨씬 더 높다. 2009년에 스웨덴 종양학자 렌나르트 하델은 스웨덴 거주자 중 악성 뇌종양 환자, 양성 뇌종양 환자, 건강한 대조군의 휴대전화 및 무선전화 사용량을 비교했다. 하델은 스무 살보다 어린 나이에 휴대전화를 사용하기 시작한 사람은 신경교종이 생길 위험도가 높다는 사실을 발견했다.[42]

하델은 휴대전화 및 무선전화 사용과 뇌종양의 연결 고리를 강화하는 후속 연구도 발표했다. 뇌종양은 휴대전화로 통화할 때 가장 가까이 닿는 뇌 영역에 생길 가능성이 높으며, 악성 뇌종양이 생길 위험은 다음 세 가지 위험 요인과 연관될 때 급증한다는 사실을 발견했다. 세 가지 요인은 휴대전화를 사용한 햇수 총 사용 시간, 처음 사용했을 때의 나이다.[43, 44]

뇌 암이 문제가 될 정도로 급증한다는 아주 명확한 증거도 있다. 특히 영국에서 교모세포종 발생률이 두 배로 급증했다는 사실이 2018년에《환경 및 공중보건저널》에 발표된 논문에서 입증되었다.[45] 악성 종양은 전두엽과 측두엽, 정확하게는 통화 중 휴대전화가 닿는 영역에서 압도적으로 많이 발견되었다.

•유방암

유방암은 휴대전화 사용과 관련된 가장 흔한 암 중 하나다.《바이오이니셔티브 리포트》는 전자기장이 유방암을 촉진할 수 있다는 증거를 보여주는 논문을 50여 편 소개했다.[46]

전자기장이 유방암과 관련 있는 이유 중 하나는 휴대전화를 브래지어 안에 넣고 다니는 여성이 있기 때문이다. 실제로 2013년에 캘리포니아대학교 어바인캠퍼스 과학자들은 젊은 여성 네 명을 연구했다. 네 여성은 가족력이나 유전적 소인처럼 알려진 유방암 위험인자가 없었고, 정기적으로 휴대전화를 브래지어 속에 넣고 다녔으며, 모두 유방의 안쪽 상부에 종양이 생겼다. 이 부분은 휴대전화가 여성들의 피부와 직접 맞닿는 부분으로 유방암이 거의 생기지 않는 부위다. 보통 유방암은 상부 바깥쪽에 생긴다.[47]

이와 반대로 2017년 중앙아프리카 여성을 대상으로 한 역학 연구에서는 브래지어 안에 휴대전화를 넣지 않는 습관이 유방암 발생 위험을 크게 낮춘다는 사실을 발견했다.[48]

2015년에는, 휴대전화가 발산하는 다양한 전자기장과 시험관에 든 유방암 세포 사이의 거리가 어떤 영향을 미치는지 관찰했다. 연구 결과, 안테나가 10cm보다 가까운 거리에 있을 때는 활성산소종이 과량으로 만들어지고 자연스러운 세포 죽음인 세포 자살이 증가했다.[49]

건강한 사람 유방 섬유아세포에 몇몇 스마트폰이 발산하는 2.1㎓ 신호를 짧게 노출한 비슷한 연구도 있다. 이 방사선은 세포 생존율을 크게 떨어뜨리고 높은 비율로 세포 자살을 유도했다.[50] 수많은 다른 논문도 직업 때문에 전자기장에 노출되는 사람들의 유방암 발생 위험도가 높아지는 현상을 발견했다.[51]

덧붙여서 송전선이나 전기 배선에서 발산되는 초저주파 전자기장 노출과 유방암을 연관 짓는 증거도 있다. 2016년에 1만 3,000명 이상의 여성 유방암 환자를 대상으로 한 논문 42편을 메타 분석한 결과, 초저주파 전자기장 노출은 특히 미국에서 유방암과 연관 있다는 사실을 발견했다.[52]

• 소아 백혈병

어린이가 암 투병을 한다는 사실보다 더 가슴 아픈 일은 없다. 슬프게도 어린이에게 가장 흔한 암인 소아 백혈병과 초저주파 전자기장 노출 사이의 연관성은 명확하다.

송전선이 발산하는 전자기장 방사선과 소아 백혈병 사이의 연관성을 보여 주는 증거는 1979년에 발표되었다. 낸시 베르트하이머 박사와 물리학자 에드 리퍼가 송전선 근처에 사는 콜로라도주 어린이, 특히 평생 송전선 근처에서 살아온 전자기 과민증 증후군 환자들은 송전선에서 먼 곳에 사는 어린이보다 백혈병 발생률이 높다는 논문을 발표했다.[53]

처음 두 사람의 발견은 무시당했고, 많은 혼란을 일으키기도 했다. 그러다가 1988년 뉴욕주 보건부가 지원한 논문이 두 사람의 논문을 뒷받침했다.[54] 이제 소아 백혈병은 전자기장 노출과 연관된 가장 강력한 과학 기록의 하나를 갖추고 있다. 《바이오이니셔티브 리포트》는 전자기장 노출과 소아 백혈병이 연관됐다는 증거를 제시한 약 100편의 논문을 수집했다.[55]

세계보건기구 산하기관인 국제암연구기구는 2002년에 전자기장을 발암 물질로 분류했다. 우리가 사용하는 전기에서 나오는 초저주파 자기장과 소아 백혈병의 연관성을 뒷받침하는 강력한 증거가 근거였다. 실제로 2007년에 세계보건기구가 발표한 「환경보건기준」은 다음과 같이 언급했다.

국제암연구기구 분류는 소아 백혈병 역학 연구에서 관찰된 연관성에 크게 영향받았다.[56]

2008년에 발표된 중국의 연구는 전자기장 노출이 소아 백혈병을 유도하는 기전을 주장했다. 인구의 최대 6%는 전자기장 노출로 손상된 DNA 가닥을 복구하는 작업을 막는 유전자 변이가 있다는 것이다.[57, 58]

이 발견은 멕시코시티의 소아 백혈병 발병률이 전 세계에서 가장 높은 이유를 설명할 수 있다.[59] 미국 질병통제예방센터의 통계에 따르면, 멕시코시티는 다른 국가보다 전자기장 노출 수준이 높을 뿐만 아니라,[60] 히스패닉계 사람이 유럽계나 아프리카계 사람보다 유전적 변이가 많아서 전자기장이 유도하는 손상에 더 민감한 것으로 밝혀졌다.[61]

심장 질환

심장은 전위차 의존성 칼슘 채널 밀도가 가장 높은 조직 중의 하나이기 때문에 전자기장에 매우 민감하다. 특히 심장에 있는 심박 조율 세포가 전자기장에 민감해서 다음과 같은 심장 장애를 촉발하는 이유가 될 수 있다.

• 부정맥

부정맥은 불규칙한 심장 박동을 말한다. 심장 박동이 너무 빠르거나 너무 느리거나 조기 수축하거나 그저 불규칙할 수 있다. 대부분 부정맥은 심각하지 않지만, 뇌졸중이나 심장마비에 취약해질 수 있고, 심지어 돌연사를 일으킬 수도 있다. 사실 매년 일어나는 심장 질환 사망 사례에서 대략 절반 정도는 부정맥이 원인이다. 부정맥은 다음과 같은 증상을 보일 수 있다.

→ 느린 심장 박동: 서맥(심장 박동수가 1분당 60회 이하로 느려진다.)

→ 빠른 심장 박동: 빈맥(심장 박동수가 1분당 100회 이상으로 빠르다.)

→ 불규칙한 심장 박동: 심방 조동(심방이 1분당 250~350회 속도로 규칙적으로 수축한다.)이나 심방 세동(심방이 1분당 300~600회 속도로 불규칙한 소수축을 반복한다.)

→ 조기 심장 박동: 조기 수축(정상이 아닌 때 일어나는 심장 수축을 말한다.)

마틴 폴은 갑작스러운 심장사가 증가하는 현상이 전자기장 노출이 증가하면서 전위차 의존성 칼슘 채널이 지나치게 활성화되는 현상과 연관이 있다고 이야기한다.[62, 63]

따라서 만약 당신이, 혹은 당신이 알거나 사랑하는 사람이 부정맥 환자라면 적극적인 전자기장 치료가 필요하다. 최악의 결과라고 해 봐야 건강해지는 것뿐이고, 최상의 결과로는 생명을 구할 수도 있다.

• 혈압

1998년에 《란셋》에 발표된 논문을 보면 휴대전화를 사용하면 혈압을 5~10$mgHg$ 높일 수 있다.[64] 2013년에는 이탈리아 과학자들이 미국고혈압학회 연례총회에서 휴대전화 통화가 평균 연령 53세 환자의 혈압을 평균 5~7$mgHg$ 높였다고 발표했다.[65]

2017년에 《미국피부과학협회지》에 발표된 논문이 주장하는 대로 고혈압을 낮추는 약(칼슘 채널 차단제.)이 피부암 발생을 심각하게 높이는 현상과 연관됐다는 점을 고려하면,[66] 전자기장 치료로 혈압을 낮추는 데 마음을 더 열 수 있을 것이다. 전자기장 노출을 줄이면 고혈압 치료 약이 적게 필요할 것이기 때문이다.

앞의 증상이 하나라도 나타난다면 전자기장 노출이 주원인일 수 있다는 점도 고려해야 한다.

신경정신과 질환

뇌는 전위차 의존성 칼슘 채널 밀도가 높아 전자기장에 민감한 중요 조직이다. 이미 전자기장과 혈액뇌장벽 붕괴, 뇌 암 사이의 연관성을 설명한 바 있다. 그러나 전자기장 노출은 훨씬 더 흔한 다른 방식으로도 뇌에 영향을 미친다. 불안감, 우울증, 적대감, 집중력 저하 같은 신경정신과 질환은 이미 널리 퍼져 우리의 정신 건강을 위협하는 것들이다.

불안 장애는 미국에서 가장 흔한 정신 질환으로, 매년 18세 이상의 성인 4000만 명 이상이 겪고 있다. 이는 인구의 20%에 해당하는 숫자다.[67] 2017년 《미국의사협회 정신의학회지》에 발표된 논문에 따르면, 미국인과 다른 선진국 국민들은 부유하지 않은 국가의 국민들보다 더 심각한 불안 장애를 앓는 것으로 나타났다.[68]

불안 장애는 미국에서 눈에 띄게 늘고 있는 추세다. 2017년 미국정신의학회는 미국인 1,000명을 대상으로 여론조사를 진행했는데, 응답자의 3분의 2가 "자신이나 가족의 건강과 안전에 매우, 혹은 다소 불안함을 느낀다."라고 답했다.[69] 덧붙여 3분의 1 이상은 전년과 비교해서 불안감이 더 커졌다고 답했다. 2018년에는 자기 보고된 불안 장애가 5% 더 증가했다.[70]

미국인은 우울증에도 익숙하다. 미국 성인 1730만 명이 우울증 발현을 최소 한 번은 겪는 것으로 추정하는데, 이는 미국 성인의 7% 이상에 달한다.[71]

휴대전화는 특히 청소년들의 집중력 저하가 늘어나는 현상과 연관된 것으로 악명 높다.[72] 2014년에 발표된 논문은 휴대전화로 통화하며 시카고시 인도를 걸어가던 실험 대상자의 94%가 눈에 잘 뜨이게 나무에 매달아 놓은 지폐를 보지 못하고 지나쳤다고 보고했다. 이 화폐는 대상자들이 걸어가는 길에 연구진이 매달아 놓은 것이다.[73]

휴대전화는 통화하지 않을 때도 집중력에 부정적인 영향을 미친다. 2017년 《소비자연구협회지》에 발표된 논문을 살펴보면, (설령 무음으로 설정되었더라도) 스마트폰이 가까이 있으면 방 밖에 있을 때보다 학생들의 기억력과 집중력 시험 점수가 낮아지는 것으로 밝혀졌다.[74] 이렇듯 무선 주파수 방사선은 오래전부터 기억력을 손상한다고 알려졌다.[75]

전자기장과 감정의 기전

전자기장이 전위차 의존성 칼슘 채널을 과활성화할 수 있다는 사실을 알게 되면, 전자기장 노출이 인지 능력과 정신 건강에 영향을 미칠 수 있다는 사실은 크게 놀랍지 않다. 전위차 의존성 칼슘 채널은 우리의 사고와 감정에서 중요한 역할을 한다. 마틴 폴은 전자기장과 신경정신과적 증상의 관계를 증명하는 논문들을 검토하면서 논평에 다음과 같이 썼다.

전위차 의존성 칼슘 채널의 활성화는 뇌에서는 신경 전달 물질을 배출하고 신경 내분비 세포에서는 호르몬을 배출하는 등 보편적인 역할을 하는 것으로 알려졌다.[76, 77]

도파민이나 세로토닌, 노르에피네프린 같은 신경 전달 물질은 우리의 마음과 감정을 원활하게 유지해 주는 화학 메신저다. 이 섬세한 균형이 무너지면 전위차 의존성 칼슘 채널이 전자기장 때문에 인위적으로 활성화될 때와 매우 비슷해진다. 불안한 생각이 들 때 스스로 안정시키기가 힘들어지거나, 머리를 맑게 하는 데 필요한 질 좋은 숙면을 하기가 쉽지 않고, 일에 집중하기도 어렵다. 불안과 우울이 '정상적인' 기분으로 고착될 수도 있다.

전자기장은 멜라토닌도 억제한다. 중요한 신경 전달 물질이자 항산화제인 멜라토닌은 정신 건강에도 중요하다. 멜라토닌 농도가 낮

아지면 우울증에 걸릴 가능성이 매우 높다.[78]

불안 장애와 우울증을 전자기장 노출과 연결 짓는 논문은 많다. 1994년에 발표된 논문은 라디오 방송 주파수에 노출된 작업자들 사이에서 불안 장애, 사회 불안 장애, 불면증, 적대감 등이 높아졌다고 보고했다.[79] 2011년 논문에서는 청소년들 사이에서 휴대전화가 빈번하게 사용되면서 스트레스, 수면 장애, 우울증이 늘어나는 현상을 발견했다.[80]

미국 정부 보고서도 전자기장 노출과 정신 작용 및 정신 건강 사이의 연관성을 인정하고 있다. 정부 보고서 세 편은 다양한 신경 정신과적 효과를 나열했다.

정부 보고서 세 편 중 가장 처음 나온 것은 1971년 미해군의학연구소 보고서로, 전자기장 노출이 일으키는 신경 정신과적 변화 40가지가 나열되었다.[81]

10년 뒤 제러미 레인스는 나사(NASA)와 전자기장이 사람에게 미치는 생물학적 효과를 조사하는 연구 계약을 맺었다. 레인스의 보고서는 직업적으로 마이크로파 전자기장에 노출되었을 때의 영향력을 연구한 문헌을 광범위하게 검토해서 마이크로파 주파수 전자기장과 연관된 19가지 신경 정신과적 효과를 보고했다.[82] 세 번째 미국 정부 보고서는 1994년에 스콧 볼렌이 작성해서 미 공군 로마연구소에서 출판되었는데, 마이크로파 전자기장이 사람에게 미치는 영향력을 인정하고 있다.[83]

이 밖에도 비열 마이크로파 주파수 전자기장 노출에 따른 불안 장

애와 우울증 외에 광범위한 신경 정신과적 효과를 입증하는 역학 연구
가 26편 이상 있다.[84]

흔히 나타나는 신경정신과 질환은 다음과 같다.

- **수면장애 / 불면증**

- **두통**

- **피로감 / 권태감**

- **이상 감각**(시각 / 청각 / 후각 장애)

- **집중력 / 주의력 / 인지 장애**

- **어지럼증 / 현훈**(자세 불안과 눈 떨림이 동반되는 어지럼증)

- **기억력 변화**

- **초조 / 긴장 / 불안 / 스트레스 / 흥분 / 불편감**

- **과민성**(약간의 자극이나 원인 없이 불쾌감이나 분노가 생기는 것)

신경퇴행성 질환

전자기장이 인지 능력에 미치는 영향은 신경정신과 질환에서 그치
지 않는다. 앞에서 살펴봤듯이 뇌에 있는 전위차 의존성 칼슘 채널이
활성화되면 프리라디칼이 과잉으로 만들어지면서 뇌, 척수에서 나온
운동 신경, 그 외 세포에 산화 손상을 일으킨다. 따라서 전자기장에

과다 노출되면 신경퇴행성 질환이라는 결과로 이어질 수 있다.

1950년대와 1960년대에 소련과 서구 사회에서 발표된 논문(1973년 논문에서 검토한 논문들이다.[85])은 신경계가 전자기장에 가장 민감한 조직이라는 사실을 입증했다. 이 논문 중 몇몇은 뉴런 구조의 광범위한 변화, 뇌세포 소멸, 시냅스 기능 장애 등이 나타났다고 보고했다.[86]

많은 논문에서 재봉사, 미용사, 설비 기사, 용접공을 포함한 전자기장 노출이 많은 직업은 알츠하이머병, 파킨슨병, 루게릭병으로 알려진 근위축성 측삭경화증 같은 신경퇴행성 질환이 생길 가능성이 커진다고 밝혔다.[87]

전자기장 노출이 일터에서만 부정적인 영향을 미치는 것은 아니다. 500만 명에 가까운 스위스인 사망률과 인구 통계 데이터를 분석한 연구는 송전선이 $50m$ 이내에 있는 곳에 살면 알츠하이머병 발병 위험률이 높아진다는 연관성을 발견했다. 또한 송전선 근처에서 사는 기간이 5년 늘어날 때마다 발병 위험이 훨씬 더 높았다.[88]

스웨덴 신경외과 의사인 레이프 샐퍼드는 앨런 프레이의 뒤를 이어 전자기장이 혈액뇌장벽에 미치는 효과를 연구했다. 2003년에는 휴대전화가 발산하는 전자기장이 쥐의 뇌 속 뉴런에 어떤 영향을 미치는지 관찰했는데, 단 두 시간만 휴대전화에 노출되어도 몇몇 뇌세포는 바로 죽었고, 알츠하이머병과 일치하는 양상의 뇌 손상이 일어난 것을 확인했다.[89]

중국 과학자들은 2013년《의학연구아카이브》에 발표한 논문에서 전자기장 펄스 100, 1,000, 1만 번을 $50kV/m$의 강도, 100㎒로 노출했을 때 쥐 뇌에 미치는 영향을 발표했다. 전자기장에 노출된 쥐는 노출되지 않은 쥐보다 인지 기능과 기억력 손상이 뚜렷하게 나타났다. 실험군은 대조군보다 베타아밀로이드 단백질 농도도 높았다. 베타아밀로이드는 뇌에 있는 끈적거리는 물질로, 알츠하이머병의 유력한 발병 원인이다.[90]

노화 촉진

전자기장 노출과 이로 인해 일어나는 2차 세포 스트레스는 몸속 노화 세포 수를 증가시킬 수 있다.[91] 노화 세포는 세포 분열을 멈춘 늙고 노쇠한 세포다.

노화에도 나름 유익한 점이 있다. 종양을 억제하고, 상처를 치유하며, 조직을 재생하는 역할을 한다. 그러나 나이 들면서 노화 세포가 조직에 축적되면 유익한 역할은 줄고 수많은 염증 촉진 매개 물질을 분비한다.[92] 나이 들면서 노화 세포 축적을 막을 수 있는 최선의 길은 전자기장 노출을 피하고, 체지방이 과하게 축적되지 않도록 하는 것이다.

전자기 과민증 증후군

전자기 과민증 증후군은 규명할 수 있는 원인을 찾을 수 없는 환자에게서 보고된 다양한 증상을 설명하는 포괄적인 용어다. 그 증상은 다음과 같다.

- **수면 붕괴**
- **착란 상태 / 집중력 저하 / 기억력 저하**
- **두통**
- **피로감과 근력 저하**
- **부정맥**
- **피부 가려움증 / 발진 / 화끈거림 / 따끔거림**
- **이명**

이 증상들은 이 장에서 이미 설명했던 상태나 질병과 매우 유사하며, 전자기장 노출과의 연관성 역시 연구를 통해 증명되었다. 그 외에 보고된 증상은 다음과 같다.

- **공황 발작**
- **어지럼증**
- **귀앓이**

- 마비

- 발작

- 과민성

- 몸에서 느껴지는 진동

　의학계 기득권층은 전자기 과민증 증후군을 질병으로 인정하지 않는다. 그러나 전 세계 연구 결과를 보면, 인구의 평균 3%는 전자기 과민증 증후군 증상을 겪는다.

　2020년 현재, 전 세계에서 거의 3억 명이 전자기 과민증 증후군으로 고통받는다.[93] 그러나 이 숫자는 엄청나게 과소평가한 수치로, 더 많은 사람이 자신의 증상이 전자기장 노출 때문인지도 모른 채 전자기 과민증 증후군을 겪고 있을 수 있다. 빙산의 일각에 지나지 않는 이 숫자는 5G가 국가를 넘어 전 세계에 설치되면서 더 증가할 일만 남았다. 5G는 당신이 일상에서 만날 전자기장의 수를 크게 늘릴 것이기 때문이다.

　전자기 과민증 증후군을 진단하는 객관적인 방법을 찾으려는 최근 연구에서는 전자기 과민증 증후군을 보고한 환자 80%의 말초 혈액에서 산화 스트레스 지표가 나타났다는 사실을 발견했다. 이는 DNA 손상과 강력하게 연관된다.[94]

　전자기 과민증 증후군은 화학 물질 과민증 증후군과 비슷한 점이 많다. 애니 호퍼가 『치유를 향한 준비: 뇌를 바꿔서 만성 질환과 정체

불명의 질병에서 벗어나라』에서 논평했듯이, 두 증후군 모두 본능과 감정에 관여하는 복잡한 신경망인 대뇌변연계가 손상되었을 가능성을 시사한다. 대뇌변연계는 공포, 즐거움, 분노와 같은 기본 정서와 배고픔, 성욕, 우월감, 자손을 돌보는 것 같은 기본 동기를 통제한다.

전자기 과민증 증후군을 앓는 사람은 화학 물질에도 매우 민감하거나, 화학 물질 과민증 증후군을 앓고 있을 가능성이 높다.[95] 화학 물질과 전자기장에 영향받는 주요 영역이 신경계임을 생각할 때 논리적으로 타당한 결론이다. 또 신경계가 독성에 노출되어 손상되었다면 전자기 과민증 증후군에 더 취약해질 것이다.

특이한 유전자 변형을 일으켜 산화 스트레스 방어력이 낮아진 사람도 더 높은 확률로 전자기 과민증 증후군을 앓을 수 있다.[96]

캘리포니아대학교 샌디에이고캠퍼스 의과대학 교수인 비어트리스 골룸 박사는 전자기 과민증 증후군이 '보조인자'들이 엮어 내는 그물망이라는 연구 결과를 발표했다. 멜라토닌을 포함한 특정 항산화제 농도가 낮고, 산화 스트레스에 대항하는 방어기제를 손상하는 유전자 변이가 일어나며, 산화 스트레스로 인해 미토콘드리아, 혈액뇌장벽, 전위차 의존성 칼슘 채널이 손상되는 현상이 모두 전자기 과민증 증후군에 이바지하는 보조인자다.[97]

요시아키 오무라 박사의 연구를 보면, 우리 몸이 중금속으로 오염될수록 방사선을 집중시키는 안테나가 되어 방사선의 파괴적인 영향력이 더 커진다.[98] 은 아말감 충전재로 치아를 치료하거나, 중금속에 오염된 생선을 먹거나, 석탄을 때는 화력발전소 근처에 살면 몸이 중

금속에 오염된다.

그 외 전자기 과민성 증후군을 일으키는 다른 위험 요인은 다음과 같다.

- 척수 손상, 경추 손상, 뇌 손상, 혹은 뇌진탕
- 면역 기능 손상, 루푸스, 만성 피로 증후군
- 라임병 같은 세균 혹은 기생충 감염
- 전자기적·물리적·화학적·생물학적 트라우마와 면역계 손상
- 매우 어리거나 아주 고령일 때. 어린이는 보통 전자기 과민성 증후군이 두통, 머리가 멍함, 학습 능력 저하로 가장 많이 나타난다.
- 이명. 전자기 과민성 증후군과 이명은 병리 생리학적 기전을 공유한다.[99] 2009년에 발표된 한 연구에 따르면, 전자기장 과민증 환자의 거의 51%는 이명 증상이 나타났지만 대조군에는 17.5%만 나타났다.

전자기 과민성 증후군을 법정 장애로 인지하기 시작한 국가도 있다. 2013년에 호주는 호주 연방 정부 기관인 연방 과학산업연구기구에서 일하는 동안 전자기장에 노출되어 구역질, 방향 감각 상실, 두통으로 고통받은 과학자가 청구한 보상금을 지급했다.[100]

2015년에 프랑스 법원은 전자기 과민성 증후군에 걸린 여성이 매월 장애 급여를 받을 자격이 있다고 판결했다. 법원이 판결문에서 실제로 전자기 과민성 증후군을 원인으로 언급했기에 이 판결은 매우 유의미하다.[101]

2020년, 미국은 전자기 과민성 증후군에 아직 어떤 법적인 방향도 결정하지 않았다. 일례로 2018년 매사추세츠주의 한 가족은 아들이 전자기 과민성 증후군 증상을 보이자 학교가 새 와이파이 시스템을 설치한 탓이라며 아들이 다니는 초등학교를 상대로 소송했다. 그러나 이 사건은 호주와 프랑스처럼 아이가 입은 피해를 보상하는 대신, 미국지방법원에서 기각되었다.[102]

어떤 면에서는 전자기장에 노출되면 뚜렷한 불편감을 감지하는 전자기 과민성 증후군 환자가 더 유리할 수도 있다. 생물학적 손상이 일어나는 와중에도 아무것도 의식하지 못하는 사람에 비해, 선제적으로 전자기장 노출을 피하려는 강한 동기가 부여되기 때문이다. 우리가 느끼든 느끼지 못하든, 우리 몸에서 손상은 일어나고 있다.

불임

전 세계에서 최소 4800만 쌍의 커플이 불임으로 추정된다.[103] 이는 모든 남성과 여성의 약 7%에 해당한다.[104] 임신에 문제가 있는 커플 중 약 40%는 남성이, 나머지 60%는 여성이 불임의 원인이다.[105]

남성의 불임은 점점 더 악화하는 추세이며, 특히 정자 수 감소나 정자 운동성 감소, 기형 정자 등이 문제로 나타난다. 남성 생식기는 전위차 의존성 칼슘 채널 밀도가 매우 높은데, 휴대전화를 생식기와 가까운 허리에 차거나 바지 주머니에 넣는 남성이 많아서 이중으로 전자기장에 노출되는 결과를 가져온다.

1986년부터 전기담요가 생식 능력에 미치는 영향을 조사하는 연구가 처음으로 시작되자, 비이온화 전자기장 방사선 노출이 생식 기능에 미치는 영향에 관한 연구에도 관심이 높아졌다.[106] 1940년부터 현재까지 정자의 질이 심각하게 떨어지는 현상은 상세히 기록되어 있다.[107]

남성의 생식 능력 감퇴는 전자기장이 나타나기 전부터 시작되었다. 1992년에 《영국의학저널》에 발표된 논문은 최소 50년 전부터 심각한 감퇴 현상이 시작되었다고 보고하고 있다.[108]

살충제와 대기오염을 통한 독성 화학 물질 노출 증가를 포함한 수없이 많은 요인이 있으리라는 것은 의심의 여지가 없다. 이와 더불어 전자기장이 남성 생식 능력 상실에서 중요한 역할을 한다는 사실 역시 명확하다.

무선 방사선에 노출되면 정자 운동성이 줄고,[109] 총 정자 수가 감소하며,[110] 정자의 생존력[111]과 질[112]이 낮아질 뿐만 아니라, 산화 스트레스가 증가하면서 불임으로 이어진다.[113] 최소 여섯 편의 메타 분석 논문이 독립된 200편의 논문을 검토한 결과, 휴대전화 방사선은 심각하게 정자에 해롭다고 결론내렸다.[114]

클리어라이트벤처사의 설립자이자 CEO인 피터 설리번은 유명한 환경 보건 연구 후원자다. 그는 이 책에 실린 다양한 과학적 사실을 검토해 주었고, 전자기장이 정자 건강에 미치는 영향을 조사하는 연구의 중요성에 대한 통찰을 나에게 나누어 주기도 했다.

잠복기가 길고 기전이 복잡한 암과 달리, 정자 손상은 즉시 일어나기 때문에 연구 주기가 아주 짧을 수 있다. 따라서 산업계가 '의심을 파는 상인'이 되어 이 결과를 모호하게 가리기가 매우 어렵다.

2018년 논평은 전자기장이 난자와 정자의 세포 생리에 영향력을 행사한다는 사실을 보여 주었다. 즉 난자와 정자가 생식 기능을 습득하고 유지하는 데 매우 중요한 역할을 하는 활성산소종 생성, 항산화 반응, 미토콘드리아 기능에 영향을 준다. 전자기장은 난자와 정자의 미토콘드리아 기능을 손상해서 생식 능력을 파괴한다.[115]

전자기장은 쥐의 테스토스테론 농도를 낮추어서 생식 능력을 감퇴시킨다고 알려졌다. 쥐를 900MHz[116]나 2.45GHz[117]의 휴대전화 주파수에 하루 두 시간씩 45일 동안 노출하기만 해도 테스토스테론 농도가 크게 낮아진다. 미국인이 매일 이동통신 기기를 사용하는 시간인 하루 5시간보다 훨씬 짧은 시간이다.[118]

여성의 생식 능력 역시 전자기장 노출에 민감하다. 이는 전자기장이 부분적으로 여성 생식 호르몬의 섬세한 균형을 무너뜨리기 때문이다. 이 사실은 2008년에 일터에서 전자기장에 노출되는 여성을 대상으로 한 연구에서 입증되었다. 과학자들은 여성의 프로게스테론 농도가 줄어들고 월경 주기가 심각하게 붕괴하면서 출혈이 일어났다는 사실을 발견했다.[119]

전자기장이 여성 생식 능력을 파괴하는 또 다른 기전은 산화 스트레스다. 프리라디칼은 조직을 손상할 수 있는데, 여기에는 미성숙한 난자인 난모 세포와 배아도 포함된다.[120] 이 사실은 전자기장이 쥐의 여포 수를 줄이는 이유를 설명할 수 있다.[121] 여포는 액체로 가득한 조그만 주머니로 난소의 바깥층에서 볼 수 있으며, 여포 하나에는 하나의 난모 세포가 들어 있다.

휴대전화 기지국에서 91m 반경 안에 존재하는 전자기장은 침 속에서 스트레스 반응으로 배출되는 효소인 알파 아밀라아제 농도를 높인다.[122]

알파 아밀라아제 농도가 높은 여성은 알파 아밀라아제 농도가 매우 낮은 여성보다 임신 확률이 거의 3분의 1 수준으로 낮다.[123]

전자기장에 노출되면 임신하기가 힘들 뿐만 아니라 유산 위험도 커진다. 2017년 카이저 퍼머넌트병원에서는 임신부 913명을 추적 연구했는데, 전자기장에 높은 수준으로 노출된 임신부는 노출이 낮은 임신부보다 유산할 위험이 3배나 높았다.[124] 이는 앞서 발표된 논문들의 결과를 뒷받침한다.[125]

이 현상은 점점 더 악화되는 추세다. 2017년에 중국에서 발표한 논문은 전자기장 노출이 수정과 배아 착상 확률을 낮추며, 이 위험도는 전자기장 강도와 노출 시간이 증가할수록 높아진다고 주장한다.[126]

전자기장 노출로 출생률이 계속 감소하면(5G 도입으로 그렇게 될 확률이 매우 높다.) 전자기장은 인류의 강력하고 실존적인 위협이 될 것이다.

인간의 생식 능력이 손상되는 것에 더해 이 시기에 임신한 아이는 자폐증뿐만 아니라 잘 알려지지 않은 질병들을 앓게 될 위험이 있다.

전자기장이 많은 질병을 유도하는 것은 확실하다. 그러나 우리는 우리 몸을 보호할 수 있다.

다음 장에서는 전자기장이 일으키는 세포 손상을 복구해서 질병이 일어나는 상황을 예방하는 법을 알려 주고자 한다.

만약 이런 질병을 이미 앓고 있다면 병을 완화하는 데 도움이 될 것이다.

6장

전자기장으로 인한 손상을 어떻게 치유할 것인가?

조상에게 물려받은 몸은 무선 산업계가 만들어 내는 MHz나 GHz 단위의 엄청난 양의 방사선에 노출될 것을 예측할 수 없었다. 그러나 최소한 이런 손상을 부분적으로나마 복구할 수 있는 체계가 우리 몸에 장착돼 있다. 바로 다중(ADP-리보스) 당중합효소, 즉 PARP 계열 효소다. PARP1은 PARP 효소 17개 중에서 가장 흔한 효소로, DNA 손상을 복구하는 능력으로 유명하다. 하지만 그 기전은 그리 간단치 않다. 6장에서는 전자기장으로 인한 손상을 치유해 가는 구체적인 방법을 소개하고자 한다.

PARP 효소

2019년에 PARP1의 명칭이 ADP 리보실전달효소 디프테리아 독소 양1(ARTD1)로 바뀌었다.[1] PARP 효소는 DNA 손상 감지기와 신호 전달 분자 역할을 동시에 한다. PARP1 효소는 DNA의 외가닥 손상과 쌍가닥 손상 부위에 모두 결합한다.[2]

일단 PARP1 효소가 손상된 DNA에 결합하면 ADP-리보스 중합체 가지를 길게 형성한다.[3] 이 리보스 중합체 매트릭스에는 이후 다양한 특수 DNA 복구 효소가 접근해서 DNA 손상을 복구한다.

그러나 이 과정에는 몇 가지 단점이 있다. PARP 효소가 일하려면 연료가 필요한데, 이 연료가 우리 몸에서 가장 중요한 조효소 중의 하나인 니코틴아마이드 아데닌 다이뉴클레오티드, 약자로 줄이면 NAD+이기 때문이다. PARP 효소는 NAD+를 왕성하게 소비한다. DNA 손상이 일어날 때마다 PARP 효소는 NAD+에서 ADP 분자를 빼내서 DNA 복구 효소들이 일할 수 있는 매트릭스를 이루는 긴 중합체 가지를 형성한다.[4] PARP 효소는 DNA 복구를 촉진할 때마다 NAD+ 분자를 100~150개 정도 사용한다.

PARP 매트릭스 형성이 적절한 정도라면, DNA 복구를 효율적으로 촉진하고 암으로 자랄 수 있는 비정상 세포의 증식을 예방한다.[5] 적절한 수준이라면 세포가 손상되어도 NAD+와 에너지 분자인 ATP를 과하게 소비하지 않고 PARP 효소가 적절히 처리할 수 있다. 그러나 심각한 DNA 스트레스에 노출되면 NAD+ 분자를 과하게 소비하면서 세포 사멸이 일어날 수 있다.[6, 7]

전자기장 노출은 세포를 NAD+ 결핍으로 몰아간다. PARP 효소는 대개 몸속에서 가장 큰 NAD+ 소비자인데, 전자기장 노출이 심각해지면 NAD+ 농도가 급격하게 줄어든다. NAD+ 농도가 감소하면 미토콘드리아에도 영향을 미쳐서 NAD+ 조효소인 NADH도 감소한다. NADH는 미토콘드리아가 ATP를 생성하는 데 꼭 필요한 조효소다.

PARP 효소가 NAD+ 대부분을 소비하면서 생기는 또 다른 결과는 중요한 장수 단백질인 시르투인에 공급해야 할 NAD+가 감소한다는 것이다.[8, 9] 시르투인이 제 기능을 하려면 NAD+가 필요하지만 만약 PARP 효소가 NAD+ 대부분을 소비해 버리면 NAD+가 부족해진 시르투인은 제 역할을 못 하면서 노화가 급격하게 진행된다.

PARP 효소의 단점이 하나 더 있다. 손상된 DNA를 복구하기 위해 PARP 효소가 불려 나오면 염증 촉진 경로도 활성화되어 사실상 모든 만성 질환 위험이 커진다는 점이다.[10]

PARP 효소가 강력한 DNA 복구 기전이고, 전자기장 노출의 주요 방어선이긴 하지만, PARP를 이용하려면 NAD+ 농도를 높게 유지해야 하고 염증 반응에 맞서는 항산화제를 이용하는 능력을 갖추어야 한다.

NAD+의 역사

NAD+는 1904년에 영국 생화학자 아서 하든이 발효 보조인자로 처음 발견했다.[11] NAD+는 발견되자마자 학계에서 엄청난 주목을 받았다. 관심을 보인 사람 중에는 노벨상 수상자가 네 명이나 있었다. 이 중에는 암세포와 건강한 세포는 에너지 대사가 다르다는 사실을 밝힌 독일 생화학자 오토 바르부르크도 있었다. 바르부르크의 연구는 내 전작인 『케톤하는 몸』에서 자세히 설명한 바 있다.[12]

발견 이후 NAD+는 미토콘드리아에서 일어나는 에너지 생성 과정인 산화적 인산화 반응에서 중요한 조효소로 인정받았다.

한 세기 넘게 NAD+를 연구했지만, 우리는 최근에서야 NAD+에 다양하고 중요한 대사 기능이 수없이 많다는 사실을 알게 되었다. 이는 2000년 매사추세츠공과대학교가 시르투인 단백질을 발견한 결과 덕분이다. 시르투인은 세포 건강과 장수에 관여하는 단백질로 제 기능을 하려면 NAD+가 필요하다.[13] 이 발견은 NAD+ 연구에 완전히 새로운 시대가 열렸음을 예고했다.[14]

NAD+를 더 자세히 연구할수록 NAD+가 폭넓고 다양한 세포 과정에서 중요한 필수 조효소라는 점이 더 확실하게 밝혀지고 있다. 앞으로 설명하겠지만, NAD+는 전자기장이 유도한 세포 손상을 회복하는 과정에서 중요한 역할을 한다. 먼저 NAD+가 몸에서 어떤 일을 하는지, 어떤 형태로 존재하는지 이해할 필요가 있다.

몸에서 가장 중요한 분자, NAD+

NAD+는 NADH, NADP+, NADPH 등을 포함하는 NAD 계열의 조효소다.

조효소는 혼자서는 화학 반응을 촉진할 수 없는 작은 분자로, 효소에 결합해서 화학 반응을 촉진하게 돕는다. NAD 조효소들은 대사 과정의 주요 조절자로, 우리 몸에서 중요하고 필수적인 분자다.

몸속 대사 과정에서 중요한 역할을 하는 700여 개 이상의 산화 환원 반응의 촉매는 효소다. 이때 NAD 조효소들은 없어서는 안 될 보조인자다. 여기에는 미토콘드리아에서 ATP 생성을 위해 연료를 연소하는 과정, 포도당, 지방, DNA, RNA, 스테로이드 호르몬 생산 과정, 프리라디칼 해독 작용을 돕는 과정 등이 포함된다.[15-18]

이 모든 분자에 공통으로 들어 있는 구조는 아데노신일인산(AMP)인데, AMP는 세포 속 에너지 분자인 ATP의 전구체다. 전자기장 노출로 일어난 생리적 손상의 복구에 초점을 맞추기 위해 여기서는

NAD+와 NADH를 집중적으로 살펴보겠다.

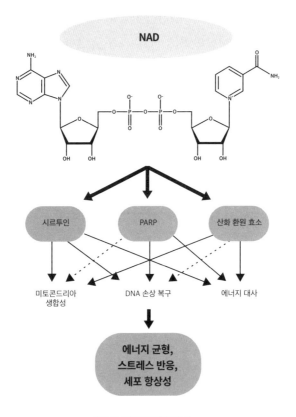

NAD+의 생화학 구조와 주요 기능

최근 세포 속 NAD+와 NADH 비율이 건강 상태를 결정하는 중요한 기준일 수 있다는 주장이 힘을 받고 있다. 세포 건강을 유지하려면 NAD+와 NADH 농도가 높아야 한다. 이 귀중한 분자들의 농도가 낮아지면 심혈관계 질환, 암, 노화,[19] 외상성 뇌 손상으로 인한 염증반응,[20] 발작 장애, 신경퇴행성 질환[21] 등 다양한 질병으로 이어진다.

그 밖의 NAD 조효소

에너지 생산을 돕는 일 외에도 NAD 조효소는 유전자가 최적의 상태로 발현되거나, 면역 반응이나 해독 작용이 적절하게 이루어지게 하는 데도 꼭 필요하다.

NAD 조효소는 몸속 항산화제 재충전을 도와 프리라디칼이 일으킨 손상을 줄인다. 가장 중요한 사실은, NAD 조효소가 노화 과정을 늦추는 필수 요소라는 점이다.[22] 또 근본적으로 만성 퇴행성 질환과 노쇠가 일어날 위험을 낮춘다.

NADP는 인산(이름 속 'P'가 인산을 나타낸다.)을 제외하면 NAD와 구조가 같다. NADK는 NAD+와 NADH에 인산기를 결합해 NADPH를 만드는 효소다.[23]

NADPH, 세포가 사용하는 건전지

NADPH는 전자 저장소 역할을 하는 전자 전달체이기 때문에 전자 환원 전위의 안정적인 저장 형태다. 간단하게 말하자면, NADPH는 세포 속에 있는 건전지다.[24] 세포가 이용하는 진짜 건전지는 사람들의 생각처럼 미토콘드리아가 아니라 NADPH다. 내가 가장 좋아하는 생물 분자가 NADPH인 이유이기도 하다.

NADPH는 항산화제를 최상의 상태로 유지하는 데 관여한다. 항산화제에 규칙적으로 전자를 제공해서 항산화제가 제 역할을 하고 산화 스트레스로 인한 손상을 낮추는 데 한몫한다.[25]

NADPH는 자신이 가진 전자(이 전자는 수소에서 나온다. NADPH의 'H'가 수소다.)를 전달해서 글루타티온이나 비타민C 같은 몸속 항산화제를 재충전하고 활성화된 형태로 바꾼다.[26, 27]

NADPH가 하는 일은 아주 중요하다. 글루타티온이 자신의 전자를 내놓아 프리라디칼을 제거하면, 글루타티온은 산화되면서 쓸모없어진다. 글루타티온은 일련의 효소 촉매 반응을 통해서만 제 기능을 할 수 있는 상태로 복원된다. NADPH는 자신의 전자를 글루타티온에 전달해서 글루타티온이 더 많은 프리라디칼을 제거하도록 돕는다.

NADPH가 없으면
항산화제는 생각보다 유용하지 않다

노인학자 데넘 하먼이 1950년대에 노화에 프리라디칼 이론을 처음 적용한 이후,[28] 항산화제 보충제는 노화 과정을 늦추는 대중적인 전략이 되었다. 그러나 이 전략은 현명한 선택이 아니다.[29] 최근에는 비타민C나 비타민E 같은 항산화제 보충제를 섭취해도[30, 31] 수명이 늘어나지 않는다는 것이 밝혀졌다.

그렇다고 비타민제나 영양보충제를 먹지 말라는 뜻은 아니다. 유익한 프리라디칼까지 무차별적으로 억제하면 도움이 되기보다 해를 더 많이 끼칠 수도 있으므로, 보충제 형태의 항산화제를 과량으로 먹지 않도록 조심하면 된다.

중요한 것은 비타민E와 비타민C, 글루타티온 같은 항산화제는 전하를 띤 분자라서 세포막을 뚫고 세포 속으로 들어가지 못한다는 것이다. NADPH 농도를 조절해서 세포 속에 이미 존재하는 항산화제를 재충전해야 하는 이유가 바로 여기에 있다.

항산화제는 자신의 전자를 프리라디칼에 내주어 중화하는 방식으로 작용한다. 일단 전자를 내주면 항산화제는 쓸모없어지거나 더 심하면 산화 촉진제로 작용하기 시작한다. 다시 항산화제로 작용하려면 재충전해야 하는데, 이는 전기자동차를 사용한 후에 재충전하는 것과 비슷한 개념이라고 할 수 있다.

NADPH는 항산화제를 재충전시켜 다시 활성화한다. 그러므로 NADPH가 없으면 항산화제는 그다지 유용하지 않다. 연구 결과를 보면, 항산화제의 효율적인 재활용을 막을 정도까지 NADPH 농도가 감소한 노인의 수명은 항산화제로는 늘어나지 않았다.[32]

이런 이유로, 전자를 제공한 뒤에는 폐기되는 일회성 항산화제를 먹는 것보다 NADPH 농도를 높이는 편이 훨씬 더 효율적이다.

NADPH 농도를 높이는 방법

NADPH 농도를 높이는 방법으로는 다음과 같은 것이 있다.

• 전자기장 노출을 줄여라

나이 들면서 NADPH가 줄어들고 산화 스트레스가 증가하는 이유는 NADPH 합성에 필요한 세포 속 NAD+ 농도가 줄어들기 때문이다.[33] 전자기장 노출을 최소화하면 근본적으로 NAD+ 농도를 높일 수 있다. 전자기장에 노출되면서 DNA 가닥이 끊어지면 PARP가 이 손상을 복구하면서 NAD+ 분자를 150~200개 정도 소모하기 때문이다.

• 잠자기 3~4시간 전에는 음식을 먹지 마라

건강을 최적화하기 위해서는 잠자기 최소 3~4시간 전에는 음식을 먹지 않는 것이 좋다. 나는 개인적으로 잠자기 전 6시간 동안 단식하기 위해 노력한다. 이 책을 집필하면서 나는 이 습관이 매우 효과적인 건강 수칙인 이유에 NADPH가 큰 역할을 한다는 사실을 알게 되었다.

일반적으로 이를 '시간 제한 식이요법'이라고 부른다. 사람들의 90%는 아침에 일어나서 잠들기 전까지 하루 12시간 이상 음식을 먹는다. 그러나 음식 섭취 시간을 6~8시간으로 제한하면 상당히 놀랍고 유익한 결과를 얻을 수 있다. 시간 제한 식이요법은 손상된 세포 구성 성분을 재활용하는 강력한 자가 포식 과정을 활성화한다. 여러 날 동안 나는 4시간 동안만 음식을 먹은 적도 많았다.

NADPH를 가장 많이 소비하는 것은 우리가 먹는 과잉의 칼로리를 지방으로 저장하는 효소다.[34] 잠잘 시간이 가까워졌을 때 저녁을 거하게 먹으면 몸은 칼로리를 에너지로 소모할 방법이 없으므로 지방으로 전환해서 저장한다.

이 과정은 어마어마한 양의 NADPH를 소모한다. 이런 식으로 NADPH 농도가 낮아지면 잠자는 동안 항산화제를 최적의 상태로 재충전하지 못한다. 그 결과 NADPH 농도가 낮아서 중화하지 못한 프리라디칼이 일으키는 산화 손상을 크게 입는다. 음식을 더 일찍 먹었더라면 일어나지 않았을 일이다.

• NADPH 산화 효소를 억제하라

NADPH 산화 효소(NOX)는 NADPH의 또 다른 주요 소비자다. 백혈구가 침입한 병원체를 파괴하도록 돕고, 세포 내 신호를 전달하며, 유전자 발현을 조절한다.[35] 혈관에 있는 NADPH 산화효소는 정상 혈압을 유지하는 데 필요한 활성산소종도 만든다.[36]

전자기장 노출을 제한하면 따라오는 혜택 중에서 잘 언급되지 않는 것 중에 하나가 바로 NADPH 산화 효소 활성을 억제한다는 것이다. NADPH 산화 효소는 항상 일하는 것이 아니라 신호를 받아야만 활성화한다. NADPH 산화 효소를 활성화하는 신호가 무엇인지 맞혀 보라. '세포 속으로 들어오는 칼슘의 양이 증가하는 것'이라고 추측했다면 당신은 상당히 예리한 지성의 소유자다.[37] 이는 정확하게 전자기장 노출이 만들어 내는 결과다.

칼슘이 세포 속으로 들어오는 현상이 왜 NADPH 산화 효소를 활성화하는지 이해하면 이 과정이 어떻게 전자기장에 의한 손상 기전을 강화하는지 알게 된다.

NADPH 산화 효소가 바이러스나 세균을 제거할 때는 백혈구 속 초과산
화물도 증가한다. 상당량의 초과산화물이 국지적으로 생성되면 주변 세
포가 생성한 산화질소와 결합해서 과산화아질산이 만들어지고, 과산화
아질산은 반응성이 매우 높은 카보닐 프리라디칼을 만들어서 침입한 병
균을 파괴한다.[38]

따라서 백혈구 속의 NADPH 산화 효소가 전투를 벌여야 하는 맹렬한 감
염이 없다면 과잉의 NADPH 산화 효소 활성화를 억제해서 NADPH 농
도를 높일 수 있다. 이는 전자기장 노출을 제한하면 이룰 수 있다.

수소 분자를 이용해서도 NADPH 산화 효소 활성을 억제할 수 있다. 수
소 분자는 우주에서 가장 가볍고 작은 분자다. 가장 작을 뿐만 아니라 전
하를 띠지 않기 때문에 생물학적으로 매우 유용하다. 수소 분자는 세포
막과 다른 세포 내 구조를 쉽게 뚫고 들어간다.

수소 분자는 중요한 신호 전달 과정에 영향을 미치지 않고 빠르게 조직
과 세포 속으로 확산된다.[39] 수소 분자가 세포 내 구획으로 들어가면 질
병이 있을 때 생성되는 과량의 활성산소종을 억제한다.

수소 분자는 DNA, RNA, 단백질, 세포막, 미토콘드리아의 손상을 예방한
다.[40] 또 산화 스트레스를 낮추고 과잉의 NADPH 산화 효소 활성을 억제
한다. 곧 설명할 Nrf2 경로의 강력한 촉진제이기도 하다.[41]

수소 분자는 170여 종의 동물과 사람 질병 모델에 치료 효과를 나타냈다
고 알려졌다. 몇몇 동물 연구는 염증 반응과 활성산소종 증가 같은 급성,
또는 만성 스트레스의 부정적인 효과를 완화하고 회복력을 높이는 데
수소 분자가 효과가 있다고 보고했다.[42]

수소 분자가 흥미로운 이유 중의 하나는 지나치게 활성화되었을 때만 NADPH 산화 효소 농도를 낮춘다는 데 있다.[43] NADPH 산화효소를 무분별하게 억제하면 면역 기능과 병원체를 효율적으로 제거하는 백혈구의 기능을 손상할 수 있으므로 이 편이 이상적이다. 그런데 수소 분자는 활성산소종을 직접 제거하기보다는 과잉의 활성산소종의 농도를 낮추는 방식으로 작용한다. 수소 분자는 과잉의 활성산소종 생성을 억제하며 가벼운 산화촉진제 역할도 한다.[44]

흥미롭게도 사람을 대상으로 한 연구 논문 두 편에서 암 환자의 방사선 치료 부작용을 완화하는 데 수소수가 도움이 되었다고 주장했다.[45, 46] 수소 분자와 방사선에 대한 수소 분자의 보호 효과는 추가 연구가 진행 중으로 앞으로 더 많은 연구가 필요하다.

· NAD+ 농도를 직접 높여라

NAD+ 전구체를 이용해서 NAD+ 농도를 높이면 PARP 효소를 촉진하기 때문에 전자기장 노출로 일어난 손상을 복구하는 데 도움이 된다.[47] 과학자들은 NAD+가 이온화 감마선에 노출된 조직의 X선에 의한 방사선 손상을 크게 줄일 수 있다고 밝혔다.[48] 또 이온화 방사선이 유도하는 조직 손상의 주요 요인은 NAD+ 결핍이라고 보고하기도 했다.[49]

이 점은 매우 중요하다. 1장에서 설명했듯이 이온화 방사선과 비이온화 방사선이 DNA에 일으키는 손상은 사실상 똑같다. 그저 다른 방식으로 작용할 뿐이다. 만약 손상의 유형이 같다면 예방책과 손상이 일어난 후 치료법이 비슷한 것도 당연하다.

그러므로 전자기장 노출을 최대한 막는 것이 가장 중요한 핵심이다. 그

다음 전략은 NAD+ 농도를 높이는 일이다. 이는 전자기장 손상에 대항하도록 도울 뿐만 아니라, 현재 알려진 가장 강력한 항노화 전략 중의 하나이기도 하다.

NAD+ 농도를 높이는 전략을 살펴보기 전에 우선 이 전략들이 마법의 탄환이 아니라는 점을 기억할 필요가 있다. 이 전략들은 결코 적절한 수면, 운동, 가공식품 섭취의 최소화, 전자기장 차단을 대체할 수 없다. 이 전략은 앞에서 설명한 시간 제한 식이요법과 함께 늘어난 NAD+의 혜택을 누릴 수 있게 도와주는 건강의 토대일 뿐이다.

우리 몸에 NAD+가 얼마나 필요한지 알려면 매일 NAD+를 얼마나 사용하는지 알아야 한다. 몸무게가 약 $75kg$이라면 매일 NAD+를 9g 정도 사용한다. 2 티스푼보다 적은 양이지만 영양보충제로 대체하기에는 상당히 많은 양이다. 좋은 소식은 정상 상태에서 우리 몸은 NAD+의 99%를 재활용하기 때문에 1% 정도, 약 $90mg$만 대체해 주면 된다는 것이다.[50]

'정상' 상태라는 단어에 주목하길 바란다. PARP가 몸속 NAD+의 주요 소비자라는 사실을 잊으면 안 된다. 만약 당신이 꾸준히 전자기장 스트레스를 받아 DNA 손상이 지속적으로 일어난다면, NAD+는 1% 이상 감소할 것이다. 즉 보충해야 할 NAD+ 양은 1%를 가볍게 뛰어넘을 수도 있다는 말이 된다.

전자기장 노출이 얼마만큼의 NAD+ 농도를 낮출지는 아무도 확실히 알지 못한다. 사실상 NAD+를 연구하는 과학자 중 어느 누구도 전자기장이 PARP 활성화와 NAD+ 감소의 원인이라고는 생각하지 않는다. 따라서 아무도 전자기장이 NAD+ 농도에 미치는 영향을 연구하지 않았다. 그렇다면 감소한 NAD+를 어떻게 대체해야 할까?

여기에는 두 가지 선택사항이 있다.

NAD+를 대체하는 첫 번째 방법은 신생합성 과정이다. 이 과정은 보통 아미노산인 트립토판을 사용한다. 불행하게도 신생합성은 매우 비효율적이라 트립토판 $70mg$으로 NAD+ $1mg$을 만든다.[51] 즉 트립토판 6g 이상이 있어야 매일 필요한 NAD+ 사용량을 채울 수 있다는 뜻인데, 평균적인 하루 평균 트립토판 섭취량은 1g 이하에 불과하다.

게다가 전자기장에 과다 노출되면 NAD+ 수요가 증가하면서 이를 따라잡기 위해 몸속 트립토판 저장량이 쉽게 줄어든다. 트립토판은 세로토닌과 멜라토닌의 전구체이므로 이는 신경정신과 질환과 수면 장애를 부를 수 있다. 이런 경우 NAD+가 일으키는 결핍 상황을 해결하는 데 도움이 될 수 있다.

NAD+를 대체하는 두 번째 방법은 회수 경로를 이용하는 것이다. 회수 경로는 분해 산물인 나이아신아마이드를 재활용해서 다시 NAD+로 전환하는 과정이다. 이 과정을 통해 나이아신아마이드는 여러 단계의 효소 반응을 거쳐 NAD+로 재탄생한다.

이것이 대부분의 NAD+가 대체되는 경로다. 불행하게도 전자기장 노출과 거의 지속적인 PARP 고갈 현상 덕분에 이 경로는 매일의 NAD+ 요구량을 충족해 주지 못한다. 그러나 우리는 이 경로를 향상할 수 있고, NAD+ 감소와 대체 사이의 균형을 유지할 수 있다.

NAD+ 농도를 높게 유지하는 방법

NAD+ 농도를 낮추는 또 다른 요인은 나이가 드는 것이다. NAD+는 나이를 먹으면 상당히 급격하게 줄어든다.

나이 들면서 NAD+의 분해와 합성의 균형이 무너지는 이유는 정확하지 않지만, 크게 보면 NAD+ 소비가 합성을 앞지르기 때문이다. 또한 전자기장 노출로 인한 PARP 활성화로 21세기에 특히나 가속된 염증 반응과 과잉의 산화 스트레스가 늘어난 현상과도 연관된 것으로 보인다.[52]

불행하게도 현재로서는 민간연구소에서 NAD+ 농도를 측정할 수 없다. 액체 크로마토그래피법과 질량분광분석법으로 분석해야 하기 때문이다. 내 추측으로 NAD+의 임상적 중요성이 더욱 널리 알려지면 결국 민간연구소에서도 NAD+를 측정할 수 있게 될 것으로 보인다.

나의 친구 제임스 클레멘트는 NAD 과학자로, 자신의 연구실에 NAD+ 농도를 측정할 수 있는 질량분광분석기를 갖추고 있다. 클레멘트는 2019년에는 NAD 전문가 나디 브레이디 박사와 획기적인 논문을 발표했는데, 이 논문은 그해 《노화방지연구》에 발표된 논문 중에서 가장 많이 읽힌 논문으로 선정되었다.[53] 나이 들면서 나타나는 NAD+의 급진적이며 충격적인 감소 현상을 최초로 명확하게 밝힌 장대한 논문이다.

클레멘트는 30세 이하의 건강한 사람의 혈액 속 NAD+ 농도는 보통 $40ng/ml$ 라는 사실을 발견했다. NAD+ 농도는 꾸준하게 떨어져서 80

세가 되면 $1ng/ml$ 이하가 된다.

하지만 예외도 있다. 운동을 열심히 한 85세 노인의 NAD+ 농도가 $9ng/ml$인 경우도 있었다. 운동이 분해 산물인 니코틴아마이드에서 NAD+를 형성하는 속도 제한 효소인 NAMPT를 활성화하기 때문이다. 나이 들면서 규칙적으로 운동하지 않으면 NAD+ 농도가 떨어질 뿐만 아니라, NAD+ 전구체인 니코틴아마이드 농도가 높아지면서 결국 장수 단백질인 시르투인을 억제하게 된다.

결국 NAD+ 농도를 개선하는 만능 해결법은 없다는 것을 알 수 있다. 그러므로 나이 들수록 더 적극적인 보강 요법이 필요하다.

만약 당신이 30~40세거나 그보다 젊다면, 아래에 설명한 거의 모든 사람에게 필요한 NAD+ 기본 수칙을 확실하게 지키기만 하면 된다.

- 매일 나이아신을 충분히 섭취한다.(약 25mg)

- 규칙적으로 고강도 운동을 한다. 운동은 NAMPT와 NAD+를 증가시킨다. 유산소 운동과 웨이트 트레이닝은 NAMPT를 활성화하기 때문에 나이에 따른 NAD+ 감소를 역전시킨다. 가장 흥미로운 운동은 혈류 제한 트레이닝, 혹은 가압 트레이닝이다. 이를 통해 NAMPT 활성화를 포함한 대사가 놀라울 정도로 증가한다. 혈류 제한 트레이닝은 내가 가장 좋아하는 NAD+ 증가 방법 중의 하나다. 혈류 제한 트레이닝은 NAD+를 증가시킬 뿐만 아니라, 근감소증이나 노화에 따른 근육 손실, 골다공증을 예방할 수 있다. 심장마비와 뇌졸중 예방에도 도움이 된다. 혈류 제한 트레이닝에 대해서는 'BFR.mercola.com'에 관련 자료를 올려놓았다.

- 시간 제한 식이요법을 지키면 NAD+ 농도가 높아진다.
- 마지막 음식 섭취는 잠들기 최소 3~4시간 전에 마쳐라. 잠들기 직전에 음식을 먹으면 섭취한 음식에서 나오는 에너지 대부분을 지방으로 저장 하게 된다. 이는 NADPH를 사용하는 전환 과정이다.[54]

나이아신 치료법

NAD+ 균형을 높이는 가장 직접적인 전략은 NAD 전구체를 보충 하는 것이다. 경구 NAD 전구체는 노화한 조직의 NAD 농도를 회복시 키고 노화와 그로 인해 발생하는 질병에 유익한 효과를 보여 준다.[55-58]

나이아신은 NAD 전구체 중의 하나다. 나는 대략 $25mg$의 저농도 나 이아신 치료법이 광범위한 효과를 볼 수 있는 치료법이라고 생각한 다. 비용이 적게 들고 심각한 부작용도 없다.

나이아신은 세포, 특히 뇌에서 NAD+ 농도를 효율적으로 높인다.[59] 나이아신 결핍은 NAD+ 감소를 일으키면서 이에 더해 심각한 건강 문제를 유발할 수 있다.

나이아신을 보충제로 섭취하기 전에는 나이아신 결핍으로 생기는 펠라그라병으로 사람들이 사망했다. 펠라그라의 전형적인 증상으로 는 피부 발진, 설사, 구강염, 치매가 있는데, 당시 미국에는 흔한 유행 병이었다.[60, 61] 나이아신 결핍은 DNA 손상과 염색체 불안정성 등의 증 상으로 나타나기도 한다.[62-65]

시간을 두고 천천히 배출되는 나이아신 보충제는 홍조 반응이 나타나지 않는다는 이점이 있다. 그러나 이 섭취 방법을 면밀히 연구했더니 결과가 매우 나빴다.[66] 그러므로 가격이 저렴하고 평범한 나이아신 보충제가 더 낫다. 나이아신 보충제는 알약, 캡슐, 가루 형태로 구매할 수 있다.

· 나이아신아마이드

또 다른 비타민B3 전구체는 나이아신아마이드다.(니코틴아마이드라고도 부른다.) 나이아신아마이드는 정확하게는 몸에서 한 번 NAD+로 사용된 후 분해된 분자다. 나이아신아마이드의 장점은 나이아신처럼 홍조 반응을 나타내지 않는 것이다.

NAD+ 농도를 높이려고 나이아신아마이드를 복용하면,(특히 고농도를 복용할 경우) 시르투인 Sirt1을 억제하는 문제가 발생한다.[67] 나이아신아마이드 농도가 높으면 시르투인은 억제되고, 따라서 장수 경로도 억제된다. 시르투인이 제 역할을 하려면 NAD+가 필요하므로 나이아신아마이드는 나이아신 전구체로는 좋은 선택은 아니다.

그 외 NAD+ 전구체로 니코틴아마이드 리보사이드(NR)와 니코틴아마이드 모노뉴클레오티드(NMN)가 있고, NAD+ 분자 자체도 전구체가 될 수 있다. 그러나 이런 내용은 이 책의 범위를 벗어난다. 그저 NAD+ 농도를 증가시키는 것이 우리가 건강을 위해 할 수 있는 가장 중요한 전략 중의 하나라는 점만 이해하면 충분하다.

• NAD+ 농도를 높이는 방법 5가지

→ 전자기장 노출을 차단하고 전자기장이 적은 침실에서 잠잔다.

→ 매일 시간 제한 식이요법을 실천한다. 음식은 6~8시간, 혹은 이보다 더 짧은 시간 동안만 먹는다.

→ 매일 어떤 종류든 운동한다.

→ 수소 분자를 섭취한다.

→ 매일 나이아신 25mg을 꼭 섭취한다. 또 정기적으로 마그네슘 보충제를 섭취한다.(마그네슘 원소로 최소한 권장량 400mg을 채운다.)

• NQO1을 통해 NAD+ 농도를 간접적으로 높인다

실제로 NADH를 NAD+로 전환하는 훌륭한 효소가 있다. 이 효소의 생화학명은 엄청나게 길고 복잡한데, NADPH 탈수소효소, 퀴논1이다. 줄여서 NQO1이라고 부른다.

NQO1은 NADH를 산화시켜 NAD+로 전환하는 유일한 효소다.[68] 우리의 건강과 장수에 절대적인 영향을 미치는 것이 세포 속 NAD+의 농도가 아니라 NAD+/NADH 비율이라는 점에서 NQO1은 무척 유용하다.

나이가 들수록 NAD 생성과 소비의 균형이 바뀌면서 NAD+ 농도가 감소한다.[69] 따라서 NAD+ 농도를 높이는 것이 PARP를 촉진하여 DNA 손상을 복구하는 데, 그리하여 건강을 향상하는 데 도움이 된다.

나아가 NQO1은 미토콘드리아에서 초과산화물을 직접 제거하는 데 중요한 역할을 한다.[70] 초과산화물이 줄어든다는 것은 과산화아질산 생성도 줄어든다는 뜻이다.

열 노출과 광역동치료법으로 NQO1 활성을 높일 수 있는데, 그 방법으로 근적외선 사우나가 있다. 근적외선 사우나는 광생물조절법으로 미토콘드리아에 에너지를 주고, 땀을 배출해서 독소를 제거하는 등 여러 이유로 상당히 훌륭한 치료법이다. 내 생각에 근적외선(원적외선이 아니다.) 사우나는 가장 유용한 건강 도구 중의 하나다.

NQO1을 활성화하는 또 다른 중요한 방법은 아주 귀중한 DNA 전사인자를 활성화하는 것이다. Nrf2 경로에 관한 이야기는 아마 처음 들어 보았을 것이다. Nrf2 경로는 수소 분자가 활성화하는 경로 중의 하나이기도 하다.

Nrf2는 건강을 지키는 중요한 경로다

Nrf2는 1997년에 일본 쓰쿠바대학교에서 발견한 생물학적으로 중요한 경로다.[71] 하지만 Nrf2에 대해서 의사들조차 들어 본 적 없을 수도 있다.

이는 무척 불행한 일이다. 프리라디칼이 일으키는 산화 손상과 염증반응, 미토콘드리아 기능 장애에 반응하는 주요 조절자가 바로 Nrf2 경로이기 때문이다. Nrf2 경로는 우리 몸이 전자기장의 효과를 다스리도록 도와주는 동시에 X선 같은 이온화 방사선이 일으키는 손상에서도 세포를 보호한다.[72,73]

최초 발견 이후, Nrf2는 항산화 효과가 있는 유전자를 활성화하는 것으로 가장 유명해졌다.[74] Nrf2는 모든 프리라디칼을 무차별적으로 억누르지 않고 몸에서 프리라디칼 손상을 줄여야 할 때만 활성화된다. 프리라디칼 손상을 줄일 때 DNA가 500여 개의 유전자를 활성화도록 자극한다. 여기에는 항산화 단백질과 해독 효소가 포함된다.[75]

고농도 항산화제를 사용하는 일이 생명을 구할 수 있다

이 이야기는 이 책의 주제에서 벗어나긴 하지만, 어쩌면 누군가의 생명을 살릴 수도 있기에 남겨 본다. 만약 당신이 사랑하는 사람이 패혈증에 걸려 생명을 위협받는다면, 간단하지만 매우 효율적인 방법이 있다. 비타민C, 티아민, 하이드로코르티손 혼합 용액을 정맥 주사로 놓으면 생명을 구할 수 있다.[76]

패혈성 쇼크는 매년 100만 명 이상의 미국인을 덮치는데, 이 중에서 15~30%가 사망한다.[77] 즉 미국에서 매년 15~30만 명이, 매일 1,000여 명이 패혈증으로 사망하는 셈이다. 패혈증 감염 환자의 절반 이상이 병원에서 감염된다.

주치의가 정맥 주사 놓기를 거부한다면 이 책에 인용한 논문들을 보여 주도록 하자.[78-81] 참고문헌 제목을 검색 엔진에 넣기만 하면 된다. 아니면 펍메드(http://www.ncbi.nlm.nih.gov/pubmed)에 직접 들어가서 '비타민C와 패혈증'을 키워드로 검색 엔진에 넣고 논문 목록을 뽑아도 된다. 논문은 모두 무료로 내려받을 수 있다. 당신에게 이 논문을 찾을 일이 없기를 바라지만, 만약 필요해지는 순간이 온다면 인쇄해서 주치의에게 이 단순한 생명 구조 전략을 알려 주도록 하자.

Nrf2는 수백 개의 항산화제와 스트레스 반응 유전자를 활성화할 수 있다. 이 중에는 NQO1 유전자 외에도 글루타티온과 산화 효소, 티오레독신, 과산화수소 분해 효소, 초과산화물불균등화효소, 그 외 많은 단백질이 포함된다.[82]

　Nrf2는 NAD 조효소들의 최적화에도 중요한 역할을 한다. Nrf2는 NADPH 농도를 높일 뿐만 아니라 NQO1을 활성화하기도 한다.[83] 이에 더해 Nrf2는 해독 유전자 25종을 활성화해서 여러 독성 화학 물질을 해독하는 효소를 생산한다.[84] 20세기와 21세기 산업화 덕분에 화학 독소 노출이 급격하게 늘어난 우리에게 매우 유익한 결과라고 할 수 있다.

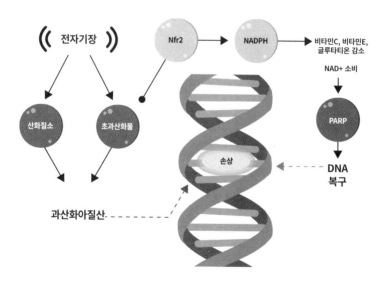

DNA 손상과 복구가 일어나는 복잡한 경로

• Nrf2가 일하는 방식

Nrf2가 효율적으로 작용하는 보편적인 전략은 호르메시스(유해한 물질이라도 소량이면 인체에 좋은 효과를 줄 수 있다.) 과정이라고 생각하면 된다. 호르메시스가 무엇인지 모른다면 프리드리히 니체의 "무엇이든 우리를 죽이지만 않으면 우리를 강하게 만들어 준다."라는 유명한 인용구로 요약할 수 있다.

호메르시스를 보는 또 다른 관점은 "복용량이 독성을 결정한다."라는 독성학의 기본 원칙에 기인한다. 소량의 '독소'는 실제로는 우리를 건강하게 할 수 있다. Nrf2를 활성화하는 많은 폴리페놀(식물에서 주로 발견되는 미량 영양소이자 항산화제)은 사실 식물이 해충을 물리치기 위해 생산한 물질이다. 이런 화학 물질은 대량이라면 해충을 죽일 수 있지만 소량으로 사용하면 상당히 유익하다.

적절한 스트레스는 몸속에서 방어 반응을 일으켜서 앞으로 일어날 손상에 대비할 수 있도록 돕는다. 이런 원칙의 두 가지 예시로 운동과 칼로리 제한 식이요법을 들 수 있다. 이 방법이 효율적이려면 스트레스는 연속적이거나 만성이어서는 안 된다. 이는 Nrf2 활성제를 단속적으로 주입해야 하는 중요한 이유다. 이들 대부분을 연속으로 주는 것은 영리한 전략이 아니다.

예를 들어 운동은 근육에 스트레스를 주어 몸이 근력을 높인다. 체중 부하 운동은 뼈에 스트레스를 주어서 몸이 뼈 강도를 높인다. 모두 알다시피 운동한 후에는 회복 시간이 필요하다. 운동을 쉬지 않고 계속하면 건강에 역효과를 나타낸다.

같은 방식으로 산화 스트레스가 유도하는 사건이 일어난 뒤에는 산화 반응의 부산물을 청소하고 항상성을 회복할 시간이 필요하다. 세포 역시 Nrf2 저장량을 보충할 시간이 필요하다.

• Nrf2와 건강 수명

Nrf2는 장수의 주요 조절자일 뿐만 아니라, 건강 수명의 중요한 조절자다.[85] 수명은 단순히 가장 오래 산 나이를 가리키지만, 건강 수명은 몸의 모든 측면에서 건강을 유지하면서 가장 오래 산 나이를 가리킨다. 통증과 관절염으로 다리를 절뚝이거나 움직이지 못하고, 인지 기능 대부분을 잃어버린 채 오래 사는 것은 온전한 승리가 아니다.

Nrf2 활성이 높아지면 쥐와 여러 동물에서 건강 수명이 연장되고, Nrf2 활성이 떨어지면 반대 결과가 나타나는 유전학 연구는 많다. Nrf2는 세포 증식을 멈추고 염증 반응을 일으키는 노화 세포를 제거하면서 이런 혜택을 제공한다.[86] 흥미롭게도 Nrf2 유전자를 제거한 쥐는 조기 세포 노화를 일으켰다.[87]

세포 노화의 주요 원인 중 하나는 산화 스트레스다. Nrf2는 산화 스트레스를 다스리는 데도 뛰어나다.[88] 만약 당신이 65세 이상이라면 Nrf2 활성이 줄어든 데다가 NAD+ 농도도 낮아졌을 테니, Nrf2 경로를 활성화하는 전략을 고려해야 한다.

자가포식을 활성화하는 칼로리 제한 식이요법도 건강에 이롭다. 그리스어로 '스스로 먹는다.'라는 뜻을 가진 자가포식은 손상되거나 결함 있는 부분을 제거하고, 해당 세포를 파괴하며, 이후 세포가 구성 요소로 분해된 뒤 재활용되는 과정이다.

Nrf2는 자가포식만 자극하는 것이 아니라[90], 칼로리 제한 식이요법으로

누릴 수 있는 많은 건강상의 유익한 점에 일조한다.[91-95]

과학자들은 Nrf2 경로가 미토콘드리아 생합성 과정을 촉진한다는 사실을 발견했다. 미토콘드리아 생합성은 건강에 꼭 필요한 미토콘드리아 수를 늘리고 미토콘드리아 기능을 향상하는 과정이다.[96, 97]

스타틴은 Nrf2를 활성화한다. 스타틴은 40세 이상의 미국인 네 명 중 한 명이 콜레스테롤 농도를 낮추기 위해 먹는 아주 유명한 약이다. 스타틴 복용이 몇몇 환자의 심혈관계에 유익한 결과를 끌어낸 현상을 Nrf2 활성화로 설명할 수 있다.[98-100] 스타틴이 콜레스테롤 농도를 낮춰서 나타난 효과는 아니라고 생각하는 내 관점에서는 이 설명이 더 타당하다. 다행스럽게도 스타틴보다 위험이 적고 저렴한 방법으로 Nrf2를 높일 전략이 있다.

• 천연물은 Nrf2를 활성화한다

과일과 채소 섭취는 심혈관계 질병과 뇌졸중 위험을 낮춘다. 전문가들은 식물이 생산하는 방어용 화학 물질인 피토케미컬이 항산화 작용을 해서 보호 효과를 나타낸다고 이야기한다.

그러나 현재의 지식에 비추어볼 때, 과일과 채소의 피토뉴트리언트, 즉 식물성 영양소가 주는 이점은 항산화 작용이 아니라 Nrf2 촉진 작용과 주로 연관된 것으로 보인다. 다행스럽게도 Nrf2를 활성화하고 NQO1을 자극할 뿐만 아니라 수많은 이점을 제공하는 천연 물질은 많다. 여기서 상세하게 설명하려면 이 책의 주제를 벗어나지만, 여러분이 더 깊이 탐색할 수 있는 참고문헌을 알려 줄 수는 있다.

아래 목록에 있는 Nrf2 촉진제는 대부분 폴리페놀이다.[101-108]

→ 비타민D[109]

→ 수소 분자[110-112]

→ 브로콜리에 있는 설포라판[113]

→ 사과, 홍차와 녹차, 메밀에 든 루틴[114-116]

→ 케이퍼, 붉은 양파, 딸기류, 브로콜리에 든 케르세틴[117-120]

→ 강황에 든 커큐민[121-123]

→ 딸기, 녹차, 캐모마일차, 사과에 든 피세틴[124]

→ 피스타치오, 포도, 블루베리, 다크초콜릿에 든 레스베라트롤[125-127]

→ 녹차와 녹차 유효 성분인 에피갈로카테킨-3-갈레이트(EGCG)[128-130]

→ 사과 껍질에 든 폴리페놀[131, 132]

→ 석류 껍질에 든 폴리페놀[133-135]

→ 산딸기, 블랙베리, 대두(유전자 변형 대두는 피한다.), 헤이즐넛, 올리브
유에 든 델타, 감마 토코페롤(비타민E)과 토코트라이에놀(활성이 거의 없
는 알파는 제외)[136-139]

→ 자색고구마[140-142]

→ 미세조류, 크릴 같은 해산물 속의 아스타잔틴[143-145]

→ 브로콜리, 양배추, 그 외 십자화과 채소의 이소티오시아네이트[146, 147]

→ 콩, 사과, 페퍼민트, 오레가노, 타임에 있는 트리테르페노이드와 그
외 테르펜[148, 149]

→ 마늘, 양파, 차이브와 리크 같은 파속 채소에 든 황화알릴을 포함한

황화합물[150, 151]

→ 토마토, 수박, 구아바에 든 카로티노이드, 특히 리코펜[152, 153]

→ 생선기름(긴 사슬 오메가-3 지방산인 DHA와 EPA)[154, 155]

→ 운동으로 생기는 약간의 산화 스트레스(호르메시스 효과)[156]

→ 멜라토닌[157]

사람들은 대부분 영양보충제를 매일 섭취하는 것이 좋은 예방 전략이라고 생각하지만, 나는 시중에 파는 고농도로 농축된 영양보충제를 계속 섭취하면 역효과가 나타날지도 모른다고 생각한다. 폴리페놀을 식품으로 우선 섭취하라고 권장하는 이유이기도 하다.

또한 단식이나 최소 40시간의 부분 단식으로 자가포식을 활성화한 뒤, 시중에 파는 고농도 폴리페놀을 섭취하는 편이 더 적절하다. 그러면 폴리페놀이 자가포식의 이점을 더 높여 줄 것이다.

무기질도 도움이 될 수 있다

전자기장 손상을 완화하는 효율적인 영양보충제 전략이 한 가지 더 있다. 바로 지나친 칼슘 채널 활성화를 막는 것이다. 여기에 마그네슘이 도움이 된다. 마그네슘은 칼슘, 칼륨, 나트륨에 이어 우리 몸에서 네 번째로 풍부한 무기질이다. 마그네슘은 600개 이상의 효소를 활성화하며 광범위한 수송 단백질과 효소들의 활성을 조절하는 중요

한 보조인자다.[158]

마그네슘은 세포 기능의 안정성, RNA와 DNA 합성, 세포 복구 작용에 꼭 필요하다. 흥미롭게도 마그네슘은 칼슘 채널의 천연 저해제이기도 하다. 그래서 마그네슘을 예전에는 혈압을 낮추는 데 사용하기도 했다.[159] 만약 전자기장이 유도하는 칼슘 채널 활성화를 막을 수 있다면 과산화아질산이 일으킨 손상을 복구하는 일도 줄어들 것이다.

마그네슘은 저렴하고 부작용도 거의 없다. 천연 완화제이기도 하다. 즉 우리 몸에 내재한 안전장치인 셈이다. 그래서 경구용 마그네슘을 너무 많이 먹으면 설사하면서 마그네슘이 몸 밖으로 빠져나간다.

성인의 경우 보통 일일 평균 약 $400mg$의 마그네슘을 섭취해야 한다.[160] 그 기준으로 볼 때 미국인의 절반 이상은 마그네슘 섭취량이 부족하다. 그러나 이는 매일의 권장섭취량에 근거한 숫자다. 내 관점에서 권장섭취량은 최소량을 제시한 것이다. 특히나 전자기장 손상을 예방하려는 목적이라면 최적의 양이라고 할 수 없다. 이런 점을 고려하면 미국인의 80% 이상은 마그네슘이 부족한 셈이다. 이때 영양보충제가 도움이 될 수 있다.

전자기장이 일으키는 손상을 줄이는 것 외에도 마그네슘 보충제는 건강을 전체적으로 개선하는 데 도움이 된다. 마그네슘 보충제는 다양하지만, 어떤 제품을 고르든 보충제 속에 마그네슘 원소가 얼마나 있는지 꼭 확인해야 한다. 마그네슘 원소량이 권장량에 맞추어야 하는 총량이다. 이는 매우 중요한 사실이지만 간과하기 쉽고, 실제로 많은 사람이 간과한다. 아무리 $400mg$짜리 마그네슘 보충제를 섭취해도 그 보충제에 마그네슘 원소가 10%만 들어 있다면 겨우 40mg만 먹게 된다. 광고한 양을 섭취하려면 매일 10알을 먹어야 하는 셈이다.

마그네슘 화합물마다 흡수율이 다르므로 보충제에 든 마그네슘의 종류도 고려해야 한다. 보충제에 가장 흔하게 들어 있는 마그네슘 옥사이드는 마그네슘 원소가 50% 함유되어 있지만 다른 종류에 비해 흡수율이 굉장히 낮다. 따라서 나는 마그네슘 옥사이드는 추천하지 않는 편이다.

내가 최고로 꼽는 마그네슘 화합물은 아래와 같다.

• 말린산 마그네슘

마그네슘 화합물 중에서 생물학적 이용률이 가장 높은 유형 중의 하나다. 소화 장애도 적고, 15.5%라는 상대적으로 고용량의 마그네슘 원소가 들어 있다.

• 구연산 마그네슘

생물학적 이용률이 매우 높고, 마그네슘 원소가 11.4% 들어 있다. 구연산 마그네슘을 섭취했을 때 좋은 점은 구연산이 옥살산염(많은 식물에서 자연스럽게 생기는 분자로 신장 결석을 만들고 그 외 생물학적 손상을 일으킨다.)과 결합해서 옥살산염이 마그네슘을 흡수하는 일을 방지한다는 것이다. 이미 몸속에 축적된 옥살산염 결정을 용해하는 데도 도움이 된다.

• 글리신 마그네슘

마그네슘 원소 함량이 14%로 매우 높다. 마그네슘이 아미노산인 글리신에 결합한 형태여서 부가적인 이점이 있으며, 몸속 NADPH 농도를 높이고 결합 조직을 강화하는 데도 도움이 된다. 글리신은 콜라겐과 사골국에 든 주요 아미노산이다.

• 트레온산 마그네슘

마그네슘 원소 함량이 8%로 낮다. 트레온산 마그네슘이 유명한 이유는 혈액뇌장벽을 통과해서 뇌 속 마그네슘 농도를 높이는 능력이 특히 뛰어나기 때문이다. 일단 뇌에 들어가면 뇌세포 간 연결점인 시냅스 밀도를 높인다.[161]

손상을 복구하는 일보다 중요한 것

전자기장 노출로 일어나는 DNA 손상과 산화 스트레스를 복구하는 전략은 중요하다. 하지만 건강을 보호하는 가장 결정적인 전략은 아니다. 몸에 원재료를 공급해서 NAD+를 만드는 대신 애초에 NAD+를 많이 쓰지 않으면 NAD+ 농도를 높일 수 있다.

DNA를 지키고 산화 스트레스를 낮추는 가장 우선적이고 중요한 전략은 손상을 일으키는 원인을 피하는 것이다. 7장에서 설명하는 대로 전자기장 노출을 주의 깊게 살피는 것이 가장 좋은 방법이다.

7장

전자기장 노출을 줄이는 방법

전자기장이 일으키는 손상을 치료하는 것도 중요하지만,
가장 중요한 것은 애초에 전자기장 노출을 줄이는 것이다.
이 책이 전체적으로 암울한 풍경을 보여 준다는 점에서 유감이지만,
일상에서 지속적으로 노출되는 전자기장의 피해를
복구할 수 있는 실용적인 방법도 많다.
이번 장에서 설명하는 전술은 누구에게나 적용 가능하다.
무엇보다 심각한 질병에 걸렸다면 가능한 한 전자기장 노출을
줄이는 방법을 실천하도록 하자.

전자기장 노출을 줄이는 네 가지 기본 원칙

전자기장에서 우리를 보호할 수 있는 전략은 매우 많다. 이 말을 뒤집어 보면, 어떤 전략을 선택해야 할지, 어떤 순서로 적용해야 할지 결정하기 어려울 수 있다는 뜻이기도 하다. 나는 당신이 해야 할 일이 무엇인지, 어떤 것을 먼저 해야 할지, 그래야만 하는 이유는 무엇인지 알려 주려 한다.

책은 일단 인쇄되면 바뀌지 않을 테지만 기술은 매일 진보하므로, 미래에는 이 권고사항들이 바뀔 가능성이 매우 크다. 이런 이유로 'mercola.com'에서 내가 발행하는 무료 뉴스레터를 신청하기를 권한다. 뉴스레터에는 최신 정보가 실린다.

하지만 전자기장을 줄이는 방법의 큰 틀은 변하지 않을 테니 여기에 기본 원칙을 설명하겠다. 간략하게 설명하자면 당신은 다음 네 가지 사항을 순서대로 지키면 된다.

- 불필요한 전자기장 노출을 피한다. 특히 스스로 통제할 수 있는 휴대전화 같은 개인용 기기를 통제한다.
- 피할 수 없는 전자기장이라면 최대한 거리를 둔다.
- 외부에서 집 안으로 들어오는 전자기장을 줄인다.
- 다른 방법이 모두 실패하면 자신과 집을 차폐한다.

이 장에서 나는 위의 목표 네 가지를 모두 이룰 수 있는 다양한 방법을 소개할 것이다. 하지만 먼저, 전자기장을 측정하는 기기 구매를 진지하게 고려해야 하는 이유를 설명하려 한다. 측정기가 있어야 각 단계의 효율성을 측정할 수 있다. 진전의 증거를 보면 계속 변화를 이끌면서 전자기장이 적은 생활방식에 기꺼이 적응할 수 있을 것이다.

• 보이지 않는 것을 보이게 하라

전자기장이 위험한 이유는 X선처럼 눈에 보이지 않고 소리도 냄새도 없기 때문이다. 전자기장 과민증이 없는 한 우리는 전자기장을 볼 수도, 느낄 수도, 들을 수도 없다. 이것이 숨어 있는 전자기장 발생원을 정확하게 찾아내고 측정할 수 있는 기기에 투자해야 하는 중요한 이유다.

물리적인 전자기장 노출을 교정하기 전에 반드시 기존 방사선 수준을 확인해야 한다. 방사선 측정이 중요한 이유는 기준점을 제공하고, 완화하려는 노력을 미세조정하는 데 큰 도움이 되어 가능한 한 효율적으로 교정하게 해 주기 때문이다. 무엇보다 전자기장 측정기로 검출되는 현재의 방사선 수준을 보고 들으면 이 문제를 해결하기 위해 즉시 행동하려는 동기가 부여될 것이다.

설령 이 장의 종합 목록에 있는 모든 전자기장 발생원을 차단하려고 해도 우리 손가락 사이로 빠져나가는 것들은 반드시 있기 마련이다. 집 안에 숨어 있는 이런 은밀한 발생원을 찾아내고 전자기장을 측정하는 가장 쉽지만 비용이 많이 드는 방법은 전문가를 고용하는 것이다.

이 서비스를 제공하는 전문가는 건축생물학자다. 실내 환경을 분석하고 화학 물질, 곰팡이, 전기장, 자기장, 무선 주파수 같은 자극물을 체계적으로 찾아 없애는 훈련을 받았으며 자격증도 있기 때문이다. 건축생물학자는 전자기장 측정기 사용법을 가르쳐 주고, 집 안으로 숨어드는 전자기장을 찾고, 줄이고, 제거하는 방법을 알려 주기도 할 것이다.

전자기장 전문가를 고용하면 집 안 전체에 강력한 자기장을 발산하는 배선 오류를 찾는 데 특히 도움이 된다. 배선 오류로 생기는 자기장은 상대적으로 흔하게 발생하지만, 측정기를 갖고 있어도 측정하기는 쉽지 않다.

더 좋은 방법은 전자기장 측정기를 사서 직접 측정하는 것이다. 기가헤르츠솔루션, 지오비탈 같은 회사의 제품은 전문적인 측정기기이므로 때문에 수백만 원 정도 한다. 하지만 그렇게 비싼 기기는 필요 없다. 20~40만 원 정도가 적당하다. 다음 네 가지 전자기장을 측정하는 기기로는 다양한 종류가 있다.

- **휴대전화, 와이파이, 스마트 계량기의 무선 주파수**
- **자기장**
- **전기장**
- **불량전기**

집 안 전자기장 측정값 기준

전자기장 유형	안전한 역치 최댓값
교류 전기장: 접지 전위가 있을 때 전기장 강도 접지 전위가 없을 때 전기장 강도 체내 전위	5V/m 1.5V/m 100mV
교류 자기장	1mG 혹은 100nT
무선 주파수 방사선	$10 \mu W/m^2$
불량전기	측정기에 따라 달라진다.

맨 위 세 종류의 전자기장을 모두 측정할 수 있는 저렴한 측정기는 많다. 하지만, 복합 측정기 중에는, 특히 오래된 기종일수록 모든 주파수를 정확하게 측정하지 못할 수 있다. 따라서 모든 다양한 형태의 전자기장을 측정하려면 측정기를 하나 이상 마련하는 것이 좋다.

시중에서 살 수 있는 측정기 목록을 이 책의 뒷부분 '유용한 도구와 제품'에 장단점과 함께 실어 두었다.

물론 측정기를 사려면 돈이 들고, 하나 이상을 사려면 투자 금액이 꽤 커질 수 있다. 절약하는 방법을 한 가지 알려 주자면, 이웃이나 가족이 함께 사서 기기를 공유하면 된다.

마그다 하바스 박사는 '전자 스모그'가 건강에 미치는 효과를 수십 년간 연구했고, 캐나다 트렌트대학교에서 전자기장 오염에 대해 연구하고 강의한다. 하바스 박사를 인터뷰했을 때, 그는 직접 전자기장을 측정하는 과정을 이렇게 설명했다.

측정기를 사용하면 정말 놀라운 사실을 발견하게 된다. 전원을 껐거나 방

사선을 발산하지 않는다고 생각한 것들이 전자기장을 노출시키고 있기 때문이다. 나는 직접 측정하라고 적극적으로 권장한다.

어떤 기기를 사든 유튜브에서 적절한 사용법을 설명하는 영상을 찾을 수 있을 것이다. 관련 영상은 로이드 버렐의 웹사이트 'electricsense. com'에서 찾아보기를 권한다. 버렐은 휴대전화를 사용할 때마다 어지럼증과 통증을 겪은 후, 전자기장 노출을 줄이는 방법을 연구했고, 이 주제에 관한 영상을 많이 만들었다.

측정기를 고를 때 '최고의 측정기' 같은 것은 없다는 사실을 명심하자. 다음 질문에 어떻게 대답하느냐에 따라 선택할 측정기는 달라진다.

- 어떤 유형의 전자기장을 우려하고 있는가? 거리 아래에 있는 휴대전화 기지국인가, 이웃의 와이파이인가? 아니면 집 위를 지나는 송전선? 측정할 대상을 명확히 정한 후에 해당 전자기장을 측정할 수 있는 기기를 살펴보자.
- 새로운 기기를 다루는 데 얼마나 능숙한가? 다른 측정기보다 초보자에게 더 적합한 기종이 있다. 기기를 선택할 때는 새 기술을 배우는 자신의 능력도 반드시 고려해야 한다.
- 건강에 투자할 의지가 있는가? 시중에는 반응성이 낮고 부정확한 측정기도 간혹 있는데, 이런 기기를 사는 것은 돈 낭비다. 측정기 구매는 투자다. 충분히 조사해서 현명하게 투자하자.

일단 측정기를 구입하고 사용법에 익숙해졌다면 전자기장 노출을 줄일 최적의 출발점에 선 것이다. 이제 전자기장 교정의 네 가지 기본 원칙을 구체적으로 살펴보자.

우선순위 1

집 안에서 전자기장 노출을 줄인다

가장 중요한 첫 단계는 집 안에서 발산되는 전자기장을 교정하는 것이다. 집 내부의 전자기장 발생원을 교정하지 않고 외부 발생원을 먼저 차단하면 오히려 집 안의 전자기장 수준을 높일 수 있다. 차폐 장치가 집 안에서 발산되는 전자기장을 반사해 곧바로 집 안으로 되돌려 보내기 때문이다.

• 컴퓨터와 인터넷 연결 장치가 발산하는 전자기장을 줄여라

이 두 가지는 집 내부의 전자기장 노출을 줄일 때 가장 중요한 사안이다. 무선 주파수는 우리가 노출되는 전자기장의 가장 큰 원인 제공자인데, 특히 라우터와 다른 장치에서 나오는 와이파이가 많은 부분을 차지한다. 한술 더 떠서 와이파이는 특히 우리 몸에 해로운 변조된 신호를 발산한다.

전자기장을 차단하는 가장 좋은 방법은 집에 있는 컴퓨터와 프린터를 인터넷에 연결할 때, 와이파이 라우터를 통한 무선 방식이 아니라 이더넷 케이블, 즉 근거리 통신망인 랜으로 유선 연결하는 것이다.

저전압 오디오/비디오 사업자나 홈시어터 회사를 고용해서 벽에 이더넷 케이블을 설치하는 전문적인 해결책이 가장 이상적이다. 그러나 비용을 아끼고 싶다면 모뎀과 라우터에서 나오는 이더넷 케이블을 직접 벽을 따라 굽도리판자에 설치하는 대안도 있다.

이때는 인터넷 소매업자에게서 쉽게 구할 수 있는 저렴한 평면 이더넷 케이블이 적절하다. 신형 노트북은 대부분 이더넷 포트가 없으므로 USB-A, USB-C, 선더볼트 포트에 맞는 저렴한 어댑터를 사야 한다.

이더넷 연결은 접지되지 않으므로 노트북의 와이파이 연결을 끊고 표준 이더넷 케이블을 연결해서 인터넷을 사용하면 노트북에 손을 올렸을 때 여전히 강한 전기장에 노출된다. 그저 기존의 전자기장을 다른 전자기장으로 바꾼 것에 지나지 않는다.

강력한 전기장을 피하려면 접지되는 캣7 이더넷 케이블(끝이 금속인 것)과 이더넷 접지 어댑터 키트를 사용해야 한다.('유용한 도구와 제품'에서 추천 제품을 확인한다.)

대부분 케이블과 전화 회사의 모뎀/라우터는 기본적으로 와이파이가 설정되어 있다. 다행히 와이파이는 소프트웨어로 끌 수 있다. 케이블 회사나 전화 회사에 연락해서 어떻게 하는지 안내받거나 원격으로 도움을 받는다.

덧붙여 케이블회사가 자동으로 모뎀 소프트웨어를 업데이트하면 모르는 사이에 와이파이가 다시 켜질 수도 있다. 따라서 정기적으로 무선 주파수 측정기로 모뎀/라우터를 측정하는 편이 좋다. 그래야 무선이 정말로 작동하지 않는지 쉽게 확인할 수 있다.

케이블회사가 승인하는 모뎀과 라우터를 직접 사는 것도 한 가지 해결책이 될 수 있다. 그러면 회사가 설치한 모뎀/라우터 대여 요금을 매달 내지 않아도 되고, 덤으로 자동으로 업데이트하면서 와이파이가 다시

켜지는 일도 피할 수 있다.

이더넷 포트는 하나뿐이므로 집에 컴퓨터가 하나 이상이라면 각각 라우터가 필요해진다. 이럴 때는 와이파이가 아예 없거나 와이파이를 끌 수 있는 라우터를 산다. '유용한 도구와 제품'에 모델 몇 개를 추려 놓았다. 유선 연결한 이더넷을 사용한다고 해서 컴퓨터에서 와이파이 신호가 나오지 않는다는 뜻은 아니다. 컴퓨터 설정에 들어가서 비행기 모드로 바꾸어야 한다. 대부분 노트북은 무선 버튼이나 아이콘이 있어서 와이파이를 끄고 켤 수 있다. 인터넷에서 노트북 모델을 확인해서 무선 버튼이 어디 있는지 확인하거나 신호를 보내는 안테나 모양의 아이콘을 찾는다.

컴퓨터나 맥에서 블루투스를 해제하는 일도 매우 중요하다. 단 무선 마우스와 키보드를 유선 마우스와 키보드로 바꾼 다음에 해제해야 한다. 컴퓨터 블루투스를 해제하려면 블루투스 동글을 USB 포트에서 확실하게 제거해야 한다.

어떤 이유로든 라우터의 와이파이를 끄지 못할 때 취할 수 있는 최소한의 방법으로는 두 가지가 있다. 전자 타이머를 이용해서 매일 밤 잘 때는 와이파이 라우터를 끄거나, 무선 스위치를 이용해서 필요할 때마다 와이파이를 끄는 것이다. 밤에는 와이파이가 확실히 꺼져 있는지 확인하고, 낮에는 책상이나 소파처럼 사람들이 앉거나 서 있는 곳에서 먼 곳에 둔다.

라우터를 계속 사용하되, 무선 주파수 차단 천이나 철망 상자로 라우터를 덮는 방법도 있다. 하지만 이런 제품은 집 안의 무선 주파수를 제거하지 않고 그저 줄일 뿐이라 추천하지는 않는다.

휴대용 무선 기기를 계속 사용하겠다고 고집 피우는 가족이 있다면 최소한 라우터를 침실에서 멀리 떨어진 곳이나 사람들이 오래 머물지 않는 곳에 두는 방법을 선택하자.

개인용 컴퓨터의 경우 적절히 접지할 수 있는 세 다리 플러그가 달린 교류 전원 코드를 접지 콘센트에 연결했는지 확인한다. 노트북을 사용할 때 전자기장을 막으려면 이 점이 매우 중요하다. 만약 컴퓨터 전원 코드가 세 다리 플러그가 아니라면 USB 포트에 연결할 수 있는 것을 산다.('유용한 도구와 제품'을 보라.)

맥북은 변압기에 있는 전원 어댑터를 빼내 던져 버려라.(전원 코드에 있는 하얀 상자다.) 전원 어댑터는 날개 두 개가 달린 부품으로 변압기를 콘센트나 멀티탭에 연결해 주지만, 이 어댑터는 접지되지 않는다.

대신 구형 맥북에 딸려 오는 다리가 세 개 달린 플러그가 있는 접지 교류 전원 코드에 변압기를 연결한다. 신형 맥북은 접지 교류 전원 코드가 제공되지 않는다. 하지만 구형 전원 코드는 애플 온라인이나 다른 소매상에서 살 수 있다. 더 확실하게 차단하고 싶다면 차폐된 교류 전원 코드를 사서 컴퓨터, 모니터, 프린터에 설치한다.

• 휴대전화를 통제하라

휴대전화는 통화하지 않을 때도 무선 주파수 방사선을 발산한다. 계속 자신의 위치 정보를 갱신하고, 가까운 휴대전화 기지국과 교신하면서 업데이트하고, 다운로드하고, 이메일과 문자 메시지를 주고받기 때문이다. 통화하지 않을 때는 휴대전화를 비행기 모드로 바꾸어서 지속적인 방사선 발산을 막아야 한다.

휴대전화를 몸에 지니고 다닐 때도 비행기 모드에 둔다. 이것은 두 번째로 중요한 전략이자 우리가 선택할 수 있는 가장 중요한 단계다. 무선 주파수를 강하게 발산하는 휴대전화를 몸에 직접 닿는 곳에 두는 것은 화를 자초하는 행동이다.

비행기 모드를 선택하는 것뿐만 아니라 와이파이도, 블루투스도, 근거리무선통신(NFC)도 꺼야 한다. 아이폰과 안드로이드폰 모두 화면을 아래로 끌어내려서 바꿀 수 있다. 이렇게 하면 휴대전화 화면에 비행기 모드, 와이파이, 블루투스 아이콘이 나타나고, 손가락 몇 번만 움직여서 이것들을 모두 끌 수 있다.(더 쉽게 조작하려면 편집화면에서 화면 구성을 바꿔 서로 가까이 끌어다 놓는다.)

와이파이 신호가 약할 때는 휴대전화를 사용하지 않는다. 휴대전화 기지국과 연결하려고 휴대전화가 열심히 작동할 때는 더 많은 방사선을 발산하기 때문이다. 실제로 2019년 논문은 와이파이 연결이 잘 안 될 때 휴대전화는 1만 배나 더 많은 전자기장 방사선을 발산한다고 발표했다.[1] 안테나 막대가 꽉 차는 장소에서 전화하고, 가능하다면 스피커폰을 사용해 전화가 몸에서 멀리 떨어지게 하자.

'하모나이저'를 조심하라

시중에는 '하모나이저'가 매우 다양하게 나와 있다. 휴대전화나 노트북의 폴리카보네이트 디스크를 완전히 가리도록 붙이는 스티커 형태도 있다. 판매자들은 이 스티커가 음의 값을 가진 전기장을 발산해서 휴대전화에서 나오는 방사선을 상쇄하거나 '조화롭게 만들어' 휴대전화를 사용하기 '안전하게' 만든다고 주장한다.

나는 휴대전화에 뭔가를 붙이고는 그것이 자신을 '보호한다'고 믿는 사람을 수백 명이나 만났다. 나도 이런 장치들을 수없이 많이 시험해 봤지만 실제로 방사선 노출이 줄어드는 효과는 발견할 수 없었다. 내 말을 믿지 못하겠다면 무선 주파수 측정기로 직접 방사선을 측정해 보라. 측정 결과가 생물학적 안전 권장수치인 $1mG$를 넘는다면, 그것이 바로 증거다.

기억하자. 전자기장은 칼슘 채널을 활성화해서 과산화아질산 산화 스트레스를 일으키며 핵과 미토콘드리아 DNA, 세포막, 미토콘드리아, 줄기세포, 단백질을 손상한다. 이 과정을 막는 유일한 방법은 전자기장을 피하거나 제대로 차폐하는 것이지, 하모나이저를 사용하는 것이 아니다.

휴대전화가 휴대전화 기지국에 잘 연결되더라도 자동차나 버스, 기차에서 휴대전화를 사용하는 일 역시 피해야 한다. 나도 이 일이 매우 힘들다는 사실을 안다. 하지만 이럴 때는 이동하는 중이므로 휴대전화가 휴대전화 기지국과 연결된 상태를 유지하려면 더 열심히 일해야 하고, 그 결과 더 많은 방사선을 발산하게 된다.

게다가 가외의 방사선은 모두 교통수단 안쪽 표면에 반사되면서 방사선을 더 강화한다. 그러므로 차 안에 있을 때는 휴대전화를 비행기 모드로 해 두는 편이 낫다. 차 안에서 휴대전화로 음악이나 팟캐스트를 듣는다면 출발하기 전에 콘텐츠를 내려받아서 네트워크에 연결하지 않아도 음악 등을 즐길 수 있도록 준비한다.

비행기 모드로 바꾸거나 전원을 끄지 않았다면 휴대전화를 침실에 두고 잠들지 않는다. 가능하다면 휴대전화는 패러데이 가방에 넣는 편이 현명하다.(여기에 대해서는 이 장의 뒷부분에서 더 자세히 설명하기로 한다.) 지나치게 보일 수도 있지만 휴대전화에 자신도 모르게 스파이웨어가 심어져서 비행기 모드로 바꾸어도 휴대전화가 계속 켜져 있을 가능성이 있다.

이런 스파이웨어는 찾기 힘들기 때문에 패러데이 가방을 이용하는 것이 간단한 해결책이다. 그러면 부가적으로 보호받을 수 있고 휴대전화를 비행기 모드로 바꾸는 것을 자주 잊어버리더라도 안전해진다.

불행하게도 많은 사람이 휴대전화를 베개 밑에 넣고 잔다. 이러면 머리와 휴대전화 사이의 거리가 불과 수 센티미터라 밤새 간헐적으로 무선 신호가 뇌로 전송된다. 이것은 뇌 건강을 위해 할 수 있는 최악의 행동이며, 사실상 신경 퇴행에 이르는 처방이자 뇌 암 위험을 높이는 행동이다.

많은 사람이 휴대전화를 알람으로 사용한다. 이 역시 좋은 방법이 아니다. 휴대전화를 알람으로 사용하려면 최소한 휴대전화를 비행기 모드로 바꾸고 패러데이 가방에 넣는 예방 조치를 해야 한다. 더 나은 방법은 빛을 내지 않고 소리 나는 시계를 알람으로 사용하는 것이다. 그러면 멜라토닌도, 수면도 방해받지 않을 것이다. 이런 시계는 온라인 상점에서 얼마든지 살 수 있다.

휴대전화를 무선 충전기로 충전하지 마라. 특히 무선 충전기를 침대 가까이 두지 말아야 한다. 무선 충전기도 집 안의 전자기장을 증가시키기 때문이다. 대신 표준 플러그인 충전기를 사용하고 침대에서 멀리 떨어진 곳에 둔다. 무선 충전기는 전원 플러그에 끼워 쓰는 동글보다 에너지 효율도 매우 낮은데, 당신이 무선 충전기를 사용하든 안 하든 계속 전력을 사용한다.(따라서 전자기장도 계속 발산한다.)

휴대전화를 사용하면서 전자기장에서 자신을 보호하려면 내가 사용하는 단순한 비법을 따라 하면 된다. 나는 집에서는 데스크톱에 유선 이더넷을 연결하고 휴대전화는 비행기 모드로 두어 무선 주파수를 발산하지 않게 한다.

누군가 내 휴대전화로 전화하면 음성사서함으로 연결된다. 나는 음성사서함을 유메일(Youmail)이라는 서비스로 연결해 놓았는데, 유메일은 내게 온 음성메시지를 첨부파일로 붙여 이메일을 보내 준다. 가장 좋은 점은 유메일 서비스가 무료이고, 텔레마케팅 전화를 차단하고 신고하는 데 이용할 수 있다는 것이다.

아이폰과 아이패드를 비행기 모드로 사용하면서 인터넷에도 접속하려면 이더넷 어댑터 전원 코드를 이용하면 된다.('유용한 도구와 제품'에서 무선 주파수가 차단되는 제품을 고른다.) 그리고 접지된 차폐 이더넷 케이블과 이더넷 접지 어댑터 키트를 사용한다.

이 방법은 기기에서 무선 주파수 전자기장이 나오지 않으면서도 인터넷과 다른 앱을 와이파이를 이용할 때와 똑같이 사용할 수 있게 해 준다. 또한 접지된 차폐 이더넷 케이블을 사용하므로 전기장에 영향받지 않는다. 전화를 걸거나 받지 못하겠지만 집에 있을 때는 유선전화로 대신하면 된다. 불행하게도 이 해결책은 대부분의 안드로이드 휴대전화와 태블릿에는 적용할 수 없으며, 오직 아이폰과 아이패드에만 적용된다.

• 자녀와 휴대전화

자녀가 태블릿이나 휴대전화로 게임을 하고 싶어 하면 기기를 비행기 모드로 바꾼다. 무엇보다 자녀의 이동통신 기기 사용 시간을 일주일에 2시간 이하로 엄격하게 제한한다. 자녀에게 휴대전화, 특히 스마트폰을 사 주는 시기를 최대한 늦춰야 한다. '중학교 2학년까지 기다리기 (waituntil8th.org)'라는 전국 규모의 캠페인이 있는데, 부모와 자녀가 최소 중학교 2학년까지는 스마트폰을 갖지 않기로 서약하는 운동이다.

이 캠페인의 주요 목적은 "아이는 조금이라도 더 아이답게 놓아 두자."다. 자녀의 평생에서 휴대전화 방사선에 노출되는 기간을 단 몇 년이라도 줄이는 것은 신체와 정신 정신 건강면에서 아주 중요하다.

일단 자녀에게 휴대전화를 주면 전화할 때를 제외하고 항상 안전하게 비행기 모드로 사용하도록 가르쳐야 한다. 전화할 때도 스피커폰으로 통화하면서 휴대전화와 몸의 거리를 최소 60cm 떨어뜨리도록 교육해야 한다.

• 흔히 사용하는 실내 자기장 발생원을 줄인다

고자기장을 생성하는 전기난로나 헤어드라이어 같은 기기뿐만 아니라 내부 배선이나 접지 문제가 있을 때 자기장이 발생할 수 있다.

슬프게도 많은 가정에는 회로의 전선과 중성선에 흐르는 전류가 생성하는 자기장이 서로 상쇄되지 않는 배선 오류가 흔하다. 그러면 실내 전등이나 전자제품에 전기 부하가 걸릴 때 위험할 정도로 높은 교류 자기장을 생성한다.

또한 모터가 달린 제품이 작동할 때는 근처에서 멀어지는 편이 좋다. 냉장고가 있는 벽 뒤편에 침실이 있어서 침대가 놓인 집도 있고, 냉장고 뒤쪽 벽에 의자나 소파가 놓인 집도 있다. 그 소파에 앉은 사람이나 침대에서 자는 사람은 냉장고 모터가 돌아갈 때마다 높은 교류 자기장에 노출된다.

회로자동차단기와 집 외부의 전봇대나 계량기로 이어지는 굵은 전선은 양쪽으로 최대 150㎝씩 자기장이 발산되는 또 다른 점원이다. 태양광 변환 장치도 높은 교류 자기장을 생성한다.

가우스 측정기로 자기장을 측정해서 상대적으로 높은 자기장 생성원인 점원을 피해 의자, 책상, 소파, 침대를 놓도록 하자.

• 집 안의 불량전기를 줄여라

불량전기의 생성원은 송전선, 집 안의 전기 배선, 콤팩트 형광등, 조광 스위치, 수영장 펌프, 열펌프, 에어컨, 그리고 TV나 모니터, 컴퓨터 등 수많은 전자 기기의 전원 공급 장치, 태양 전지판 변환 장치 등이 있다. 이 모든 것은 해로운 전자기장 발산원이다.

불량전기는 집 안에서 한 회로에서 다른 회로로 건너뛸 수 있다. 송전선을 타고 이웃집에서 우리 집까지 흘러올 수도 있고 땅을 통해 흘러올 수도 있다.

이런 이유로 불량전기 노출을 줄이는 일은 단순하게 와이파이 스위치를 끄거나, 휴대전화를 비행기 모드로 돌리거나, 전자 기기의 배선을 바꾸는 일보다 더 까다롭다. 하지만 집 안의 불량전기 발생원을 확인하는 일은 전자기장 완화 노력에서 여전히 중요하다.

불량전기를 교정하는 가장 간단한 방법은 불량전기를 줄이도록 설계한 필터를 설치하는 것이다. 이 필터를 콘센트에 연결하면 필터의 특수한 전기회로가 연결된 회로의 불량전기 오염을 제거한다.

필터는 휴대할 수 있으며, 따라서 방에서 방으로 옮길 수 있다. 낮에 집에서 일한다면 책상 근처에 꽂았다가 밤에는 침실로 가져갈 수도 있다. 혹은 직장에 가져갔다가 밤에는 집으로 가져올 수도 있다.

트렌트대학교의 마그다 하바스 박사는 연구를 통해 불량전기 필터가 눈에 보이지 않는 재앙을 교정하고 증상을 개선할 수 있다는 것을 발견했다. 2003년에 하바스는 전자파 과민증이 있으며 건강과 주의력 집중 문제가 있는 학생이 있는 학교에서 실험했다.

하바스 박사는 교실에 스테처 필터를 설치했다.[2] 교사들은 필터가 설치된 사실을 몰랐다. 내 홈페이지에서 하바스 박사와 인터뷰했을 때, 박사는 이렇게 회상했다.

> 나는 콘센트에 뭔가를 끼운다고 해서 모두 행복하고 건강해질 것이라 생각하지 않았다. … 마침내 데이터를 분석했을 때, 나는 결과를 보고 완전히 충격받았다.
>
> 필터가 장치된 상태에서 약 44%의 교사들의 행동이 개선되었다. 학생들의 행동 또한 개선되었다. 학교에서 개선된 증상은 대부분 주의력결핍 과잉행동장애와 연관된 것이었다.

물론 필터를 여러 개 살 수도 있지만 하나당 4만 원가량 하는 필터를 집 안 모든 방에 설치하기에는 비용이 부담될 수 있다. 대부분의 집에는 필터가 20개 정도 필요할 테고, 큰 집은 어쩌면 40개 내지 80개까지 필요할 수도 있다.

이상적으로는 침실(여기가 가장 중요하다.), 컴퓨터가 있는 방, 회로자동 차단기 가까이에 있는 방에 필터 두세 개를 설치해야 한다. 반드시 불량전기 측정기를 사용해서 필터를 적절한 곳에 설치해야 한다. 어떤 회로에는 필터가 전혀 필요 없을 수 있고, 어떤 회로에는 필터가 여러 개 필요할 수도 있다. 이를 알려면 불량전기 측정기로 측정하는 수밖에 없다. 집에서 생성되는 불량전기를 줄이는 대안이 있다면 회로자동차단기 상자에 집 전체 필터를 설치하는 것이다. 집 전체 필터를 설치하면 모든 회로를 돌아다니는 불량전기가 다른 회로로 스며들기 전에 제거될 것이다.

또 전압이 전류와 일치하므로 집 안의 전선을 흐르는 전류(암페어)가 줄어든다. 이를 위상 보정이라고 하는데, 이를 통해 자기장도 줄일 수 있다. 전선을 통과하는 전압이 줄어들면 전압 노출도 줄어들고, 불량전기도 완화하며, 전자 기기가 열을 발산하지 않고 더 부드럽게, 더 에너지 효율적으로 작동하게 돕는다.

집 전체 필터는 외부에서 집 안으로 들어오는 불량전기를 걸러내는 데는 도움이 되지만, 집 안에서 냉장고 같은 교환 방식 전원 공급 장치나 모터가 생성하는 불량전기는 거의 걸러내지 못한다.

그렇기 때문에 애초에 불량전기를 만드는 전구와 전자 기기 사용을 최소화하도록 주의를 기울여야 한다. 또 플러그인 마이크로서지 측정기 결과를 확인해서 집 안 전체 콘센트에 각각 필터를 꽂아야 한다.

• 다른 전략들

→ 무선 기기를 모두 유선 기기로 대체한다. 다른 가족이 반대하면 적어도 밤에는 집 안의 모든 무선 기기를 끄도록 하자. 아무것도 안 하는 것

보다는 낫다.

유선 키보드, 마우스, 게임 조종기를 사용하고 혹시 기기에 비행기 모드가 있다면 반드시 활용한다. 무선 마우스와 키보드를 유선 기기로 바꾼 후에는 컴퓨터에 있는 블루투스를 끄도록 하자. 아니면 컴퓨터가 계속 무선 주파수를 발산할 것이다.

프린터는 USB 케이블이나 이더넷 케이블로 연결한 라우터를 통해 컴퓨터에 연결한다.(컴퓨터도 이더넷 케이블 연결의 일부라고 가정한다.) 그 후 프린터의 와이파이를 끈다.

→ 무선전화기는 사용하지 않도록 주의한다. 무선전화는 항상, 심지어 전화를 사용하지 않을 때도 본체에서 전자기장을 상당량 발산한다. 집에 무선전화기가 있다면 없애야 할 물건 목록 맨 위에 올려야 한다. 수화기가 꼬불꼬불한 전선으로 본체와 연결된 옛날식 유선전화를 선택하면 엄청난 양의 전자기장 노출을 예방한다.

→ 집에 있는 모든 형광등과 형광 설비를 제거한다. 그 이유는 이런 형광기기가 보통 62kHz 범위의 불량전기를 생산하기 때문이다. 또 형광등 속에는 독성이 있는 수은이 들어 있으므로 실수로 형광등 깨뜨리면 독성 수은에 노출된다. LED 전구와 형광등 빛은 깜빡거리므로 우리 몸을 손상할 수 있다. 깜빡거리는 불빛이 부과하는 위험은 발작을 비롯한 불안감이나 두통 같은 보편적인 신경 증상까지 다양하다.

발작은 발작 장애 진단을 받지 않았거나 병력이 없는 사람에게도 촉발될 수 있다.[3] 또 이들은 디지털 광원이어서 청색광을 대량으로 발산하는데, 청색광을 밤에 받으면 멜라토닌 생산이 붕괴되고 수면 각성 주기가 무너진다.

LED 전등은 잘 사용하지 않는 곳에만 설치하는 것이 좋다. 누군가 깜빡 잊고 켜놓더라도 LED 전등은 건강한 백열등과 다르게 에너지를 많이 소비하지 않는다. 그러나 대부분 LED 전등은 청색광 문제가 있으므로 밤에 자주 사용하는 부엌, 화장실, 침실에서는 구식 백열전구를 사용하는 편이 좋다.

사용하는 전구는 껐을 때와 켰을 때 모두 플러그인 마이크로서지 측정기로 불량전기를 측정한다. 만약 전구가 꺼졌을 때의 기준값보다 켜졌을 때 불량전기 수치가 높아진다면 그 전구는 사용하지 않는다. 불량전기를 만드는 교환 방식 전원 공급 장치가 없는 120V짜리 '선간 전압' LED 전구를 사도록 한다.

그러나 휴대전화로 끄고 켤 수 있거나 전구색을 바꿀 수 있는 '스마트' LED 전구는 피해야 한다. 이런 전구는 와이파이 라우터나 휴대전화와 비슷한 무선 주파수 신호를 발산한다.

→ 사물 인터넷의 물결에서 빠져나와야 한다. 계속 와이파이 신호를 찾아 연결하는 스마트 기기, 온도조절기, 디지털 보조/스마트 스피커도 사지 않는다. 특히 스마트 TV[4]와 알렉사,[5] 구글홈[6] 같은 디지털 보조/스마트 스피커는 우리의 사생활을 침해하며 계속 우리의 대화를 엿듣고 있다.

사실 최신 스마트 TV의 또 다른 문제는 와이파이를 끌 수 없다는 데 있다. 즉 라우터의 와이파이가 활성화되지 않았어도 스마트 TV가 정기적으로 집 안에 와이파이를 뿌린다.

컴퓨터 모니터는 이런 문제가 없으므로 TV 대신 대형 고화질 컴퓨터 모니터를 사용하는 것도 좋다. 보통은 컴퓨터 모니터가 TV보다 깜빡거림도 적다. TV를 컴퓨터 모니터로 대체할 때의 또 다른 장점은 밤에 TV를 볼 때 이리스(https://iristech.co/) 같은 소프트웨어를 사용해서 청색광을 걸러낼 수 있다는 점이다.

소니사의 스마트 TV는 와이파이를 비활성화할 수 있다. 와이파이를 끄고 모든 스마트 TV 뒤쪽에 있는 이더넷 잭에 이더넷 케이블을 연결하면 된다. 소니 외 다른 브랜드의 스마트 TV는 전원을 멀티탭에 꽂은 뒤 TV를 보지 않을 때는 멀티탭의 전원을 꺼 둔다. 그러면 방 안의 와이파이가 꺼진다.(아니면 밤에 가까운 위층 침실에 와이파이를 발산할 수도 있다.) 소니사 외의 다른 브랜드 스마트 TV는 켜놓고 무선 주파수 측정기로 $10\mu W/m$ 이하(혹은 $0.01W/m^2$ 이하)로 떨어지는 지점까지 가능한 한 멀찍이 떨어져 앉는다.

→ 아직도 전자레인지를 사용한다면 스팀 컨벡션 오븐으로 바꾸도록 한다. 스팀 컨벡션 오븐도 음식을 빠르게, 그리고 더 안전하게 데워 준다. 전자레인지는 집에서 발생하는 가장 거대한 무선 주파수 전자기장 오염원이다. 작동하는 동안은 부엌 수십 센티미터까지 엄청난 자기장도 발산한다.

전자레인지가 작동할 때는 $30m$ 바깥으로 피해야 한다. 즉 집에서 없애는 편이 가장 좋다. 그래도 집 안에서는 누적되는 휴대전화와 무선 라우터가 가장 큰 전자기장 발생원이라는 점을 기억해야 한다.

→ 접지 이더넷 케이블을 로쿠(Roku)나 애플 TV 장치에 연결하면 몇 분 걸리기는 하지만 로쿠에 있는 와이파이는 자동으로 꺼진다. 그런 뒤 무선 연결을 해제하기 위해 로쿠 제품 중 스마트폰으로 조종할 수 있는 별도의 전송기인 적외선 리모컨을 사야 한다. 무선 연결은 그저 이더넷 케

이블을 연결한다고 해서 저절로 꺼지지 않는다.

애플 TV는 이더넷 케이블을 연결해도 와이파이가 꺼지지 않지만, 시그널 테이머라는 전자기장 차단 주머니를 씌우면 TV를 볼 때 전자기장을 줄일 수 있다. 그리고 전원을 멀티탭에 연결한 뒤 TV를 보지 않을 때는 멀티탭 전원을 끈다. 그러면 애플 TV 기기의 와이파이를 끌 수 있다.

→ 금속 테 안경은 쓰지 않는다. 과학자들은 특별한 상황에서 안경의 금속 테가 전자기장을 약 20데시벨(dB)까지 높일 수 있다는 사실을 발견했다. 금속 안경테가 없을 때보다 무려 10배나 높은 수치다.[7] 안경테는 플라스틱이 가장 안전하다.

→ 불량전기를 만들어 내는 조광 스위치를 표준 스위치로 바꾼다. 빛의 밝기를 조절하고 싶다면 빛의 강도를 조절할 수 있는 백열전구를 산다.

→ 보안 시스템은 와이파이 라우터를 이용하지 않는 시스템인지 확인해야 한다. 감지기는 될 수 있는 한 많이 연결하면 좋다. 무선 감지기가 몇 개쯤 있어도 그 정도는 괜찮다. 보통 이런 무선 감지기는 연속적인 무선 신호를 발산하기는 하지만 하루 몇 초에 지나지 않는다.

→ 베이비 모니터는 버린다. 잔혹한 아이러니지만 대부분 베이비 모니터는 무선 주파수 방사선의 주요 발생원이다.[8] 아기 침대를 여러분의 침실에 놓고 베이비 모니터를 없애는 것이 베이비 모니터가 발산하는 방사선을 피하는 가장 좋은 방법이다. 베이비 모니터가 꼭 필요하다면 아기 침대와 부모 침대, 부엌 조리대에서 되도록 멀리 설치한다.

수천 년 동안 많은 부모가 자녀를 베이비 모니터 없이 키웠다는 사실을 잊지 말자. 여러분도 베이비 모니터 없이 자녀를 키울 수 있다.

→ 집에 스마트 다용도 계량기를 되도록 설치하지 않는다. 기업에 계량

기 옵트아웃 프로그램이 없다면 스마트 전기, 수도, 가스 계량기에 스마트 계량기 가드를 씌운다. 스마트 계량기 가드는 'smartmetercovers.com'이나 'smartmeterguard.com'에서 살 수 있다.

→ 스마트 온도 조절기나 스마트 냉장고 같은 기기는 사지 않는다.

→ 전자기장 전문 전기 기사나 배관공, 전자기장 전문가를 불러서 자기장을 일시적으로 급증시킬 수 있는 배선 문제를 해결한다. 가전제품 중에서 자기장 발생원인 냉장고 모터나 회로 자동 차단기는 유럽에서 주문한 특수 재료로 차폐할 수 있지만 설치는 전문가에게 의뢰해야 한다.

→ 바닥에 설치하는 전기 난방 시스템은 피해야 한다. 전자기장을 중화하는 제품이 아니라면 강력한 전기장과 자기장을 허리 높이까지 발산한다. 다른 난방 시스템을 고려하는 편이 더 낫다.

→ 불필요한 전자기장은 침실에 들이지 않는다. 알람시계는 벽 콘센트에 꽂는 타입이 아니라 배터리로 움직이는 것을 사용하고 전기 이불은 사용하지 않는다. 콘센트에 연결하는 전선이 있는 침대라면 거대한 전기장 속에서 잠자는 셈이므로 몸을 회복하는 숙면을 하지 못한다.

병원 침대 같은 전동 침대는 매트리스 바로 아래에 변압기가 있어서 밤새도록 몸속까지 강한 자기장을 발산한다. 이는 극히 해로울 가능성이 있다. 전선은 멀티탭에 꽂고 잠잘 때는 반드시 멀티탭 스위치를 끄도록 한다. 그러면 전기장과 자기장을 모두 없앨 수 있다.

잠잘 때는 침실의 모든 전기 제품을 꺼두는 것이 가장 이상적이다. 몹시 어려운 일 같지만, 전자기장 킬 스위치를 'emfkillswitch.com'에서 사서 설치하면 버튼 하나로 쉽게 침실 전원을 모두 끌 수 있다.

→ 충전기와 전자 기기를 사용하지 않을 때는 콘센트에서 플러그를 빼

고, 밤에는 침대에서 먼 곳에 둔다. 밤에는 보조 배터리를 이용해서 휴대 전화와 기기를 충전한다.

→ 자주 쓰지 않는 전자 기기는 접지 멀티탭에 꽂아 두고 기기를 사용하지 않을 때는 전원을 끈다. 'ElectraHealth.com'에서는 전자기장이 차폐되는 멀티탭도 구할 수 있다. 수동 플러그인 스위치나 스위치가 달린 큐브 형태의 미니 탭은 온라인 상점이나 지역 철물점에서 살 수 있다.

• 침실을 전자기장 피난처로 바꾸어라

밤에는 수없이 많은 회복과 재생 과정이 몸에서 일어난다. 만약 전자기장 노출과 2차 산화 스트레스가 심각하게 많으면 회복과 재생 프로그램을 최적으로 활성화할 수 없어서 낮 동안 집 밖에서는 통제할 수 없었던 전자기장 노출에서 회복하기가 거의 불가능할 것이다. 따라서 잠을 자는 침실을 전자기장이 없는 공간으로 만드는 것이 무엇보다 중요하다.

침실의 전등을 끄고 모든 전자 기기 플러그를 뽑아도 여전히 엄청난 양의 교류 전압이 존재한다. 벽 속에 내장된 회로의 전선에서 나오는 것이다. 전압에서 나오는 전기장은 벽과 바닥, 플러그가 꽂힌 침대 근처 전선을 통해 거실과 침실 공간으로 180~243cm까지 뻗어 나온다. 전기장은 공기 중에서 앞뒤로 거칠게 밀려다니며 우리 몸의 모든 세포에 있는 전하를 띤 이온과 아원자인 양성자 및 전자와 공명해서 생물학적 대재앙을 일으킬 준비를 하고 있다. 이런 사실은 체내 전위 측정기로 쉽게 확인할 수 있다.

이 전기장은 벽 속에 내장된 전선에만 머무르지 않는다. 양과 음의 양방향 극성을 초당 60번 번갈아 거치며 전선 밖으로, 또 전도성 물질로 확산한다. 전기장은 침대의 금속 틀을 통해 매트리스 속 스프링을 타고 올라가 결국 매트리스 위에 누워 있는 우리 몸까지 도달한다. 이것이 내가 금속이 없는 침대(금속 나사도 없어야 한다.)와 스프링이 없는 매트리스에서 잠자는 이유 중 하나다.

전기공학자들은 전자가 회로 밖으로 흘러나와 공기 중에 떠돌지 않는다고 명확하게 밝혔다. 전선에서 내뿜어지는 것은 눈에 보이지 않는 전기장이며, 이 전기장이 여러분 근처 공기 중의, 몸속의, 금속 물체의 전자를 거칠게 뒤흔들어 문제를 일으킨다.

벽 근처에 있는 물건 중 겉보기에는 도체가 아닌 것도 에너지를 받아 교류 전기장을 발산할 수 있다. 20세기 전 사람들의 몸속 교류 체내 전위는 0이었다. 하지만 지금은 평균 체내 전위가 500~3,000㎷ 혹은 0.5~3V가량 측정된다. 노브 및 튜브 배선을 설치한 1920년대와 1930년대 집에서는 평균 체내 전위가 1만 2,000㎷에 이를 수도 있다.

밤에 전기에 둘러싸여 있고 체내 전위가 3,000㎷까지 치솟으면 무슨 일이 일어날까? 이 에너지가 근육 미세수축을 일으켜서 무기질 저장량을 줄이고 코르티솔 분비량을 늘려 밤에 잠잘 때 멜라토닌 농도를 낮춘다. 전기장은 근본적으로 밤의 숙면을 강탈한다. 매 90분간의 수면 주기마다 숙면 시간이 모자랄 것이고, 따라서 아침에 피곤한 상태로 일어나게 된다.

숙면은 비렘수면 마지막 단계에 일어난다. 숙면은 '서파 수면(SWS)'이나 '델타 수면'이라고도 한다. 회복과 재생이 일어나는 이 단계의 수면에서는 근육이 이완되면서 심장 박동과 호흡이 가장 느려진다. 숙면이 불충분하면 건강에 문제가 많아진다.

잠자는 침실의 벽, 천장, 그리고 가능하다면 바닥까지 차폐 페인트를 칠하고 전기 기술자가 페인트를 칠한 표면을 적절하게 접지하면 침실의 교류 전기장을 줄일 수 있다.

침실이 적절하게 차폐되었다면 밤에 잠들기 전에 전기를 끌 필요가 없다. 그러나 침실이 차폐되지 않았다면 밤에는 전기를 모두 끄는 편이 전기장 노출을 줄이는 데 도움이 된다.

침실이 적절하게 차폐되지 않았다면, 전자기장 킬 스위치를 회로 자동 차단기 옆에 설치해서 원격 스위치로 밤에 잠자는 동안 침실 전체 전기를 끊을 것을 강력하게 권한다. 낡은 퓨즈 상자로 집 전체의 전원을 끄는 일은 위험할 수도 있기 때문이다.

침실마다 어떤 회로를 끌 것인지 결정할 때는 반드시 전자기장 전문가의 도움을 받도록 한다. 각각의 침대에 180~243cm까지 투과하는 전기장을 내뿜는 회로는 꺼 두어야 한다. 그 밖의 다른 회로는 밤에 켜 두어도 괜찮다.

전등 수리하는 곳에 의뢰해서 전등 전선을 차폐 전선으로 교체하거나, 전선 위로 플라스틱 전도성 튜브를 끼운 뒤 악어 클립이 달린 접지 연결선으로 접지시킨다.

플라스틱 튜브를 사용한다면 전등을 되도록 멀리 두어야 한다. 전등 속에 있는 전선은 차폐가 되지 않았을 테고 전등의 금속은 이 전기장을 증폭시킬 것이기 때문이다. 따라서 전문가에게 맡겨서 전등 전체를 차폐 전선으로 교체하는 편이 훨씬 낫다.

차폐할 수 없거나 차폐하지 않은 전선은 가능한 한 멀리 떨어뜨려서 전기장을 최소화한다. 체내 전위 측정기를 사용해서 플러그가 꽂힌 다양한 기기들과 전등이 체내 전위에 어떤 영향을 미치는지 확인하면 도움이 될 것이다. 직접 검사해 보거나 전문가의 검사를 받으면 어떤 기기가 문제인지 쉽게 알 수 있다.

문제가 있는 기기를 발견하면, 전기 기사에게 가요성 금속피 케이블로 새 전용 회로를 깔아 달라고 할 수 있다. 이렇게 하면 이 기기를 잠잘 때 침실에 두어도 전기장 수준을 높이지 않는다.

피할 수 없는 전자기장과의 거리를 벌려라

전자기장과 거리를 두면 둘수록 좋다. 전자기장 강도는 뉴턴의 역제곱 법칙을 따른다. 즉 힘의 강도는 공급원에 따라 다르지만 그 힘으로부터의 거리의 제곱에 반비례한다.

따라서 전자기장에서 30cm 떨어지면 전자기장 발생원에 접촉했을 때 노출될 방사선의 4분의 1에서 8분의 1에만 노출된다. 만약 60cm 떨어지면 전자기장의 강도는 16분의 1로 낮아진다.

자기장은 거리가 멀어질수록 더 빨리 줄어든다. 공급원에 따라서는 30~60cm 정도만 떨어져도 거의 90%가 줄어든다.

따라서 방사선 발산 기기를 피할 수 없다면 기기와 멀리 떨어질 방법을 찾아야 한다. 이 작은 한 발자국이 방사선 노출을 크게 줄일 수 있다. 발생원과 거리를 두는 방법은 다음과 같다.

• 개인 공간에 있을 때 휴대전화를 받는다면

휴대전화를 최소한 90cm 떨어진 곳에 두고 스피커폰으로 통화한다. 개인적인 통화를 해야 한다면 에어 튜브 이어폰을 사용하는 것이 가장 좋다. 에어 튜브 이어폰은 휴대전화 소리를 속이 빈 플라스틱 튜브로 전달한다. 금속 전선으로 된 이어폰이 우리 귀에 전자기장을 전달하는 것과 달리 에어 튜브 이어폰은 전자기장이 소리를 따라 전달되는 것을 막아준다.

에어팟이나 비슷한 종류의 블루투스 이어폰은 사용하지 않는다. 블루투스 이어폰을 사용하는 사람 대부분은 여전히 휴대전화를 몸 가까이에 둔다. 그러나 휴대전화를 9m나 떨어뜨려 놓아도, 그래서 휴대전화에서 나오는 방사선 노출을 제한해도, 블루투스 신호가 이 모든 노력을 허사로 되돌릴 수 있다. 블루투스 장치는 심각한 전자기장 신호를 생성해서 이를 뇌로 직접 전달한다.

• 와이파이 라우터를 없앨 수 없다면

최소한 라우터를 거실과 침실에서 최대한 먼 곳으로 옮겨야 한다. 시그널 테이머나 웨이브 케이지, 혹은 라우터 가드를 사용해서 신호를 더 줄이도록 한다.

• 익스텐션 코드

익스텐션 코드는 책상, 소파, 침대처럼 오랜 시간을 보내는 장소에서 멀리 떨어뜨려 둔다. 차폐 전선이 아닌 보통 익스텐션 코드는 전기장을 발산한다. 데스크톱 컴퓨터, 모니터, 몇몇 프린터처럼 교환 방식 전원 공급 장치가 없어도 교류 전선을 꽂을 수 있는 옵션이 있는 장치들은 전기장 노출을 낮추는 데 도움이 될 차폐된 교류 전원 코드를 산다.

· 비행기 모드가 아니라면

휴대전화를 몸에 지니고 있지 마라. 휴대전화를 가지고 있어야만 하고 휴대전화를 켜 두어야만 할 상황이 있을 수 있지만, 몸 가까이에 두지 않는 편이 가장 좋다.

휴대전화는 핸드백이나 가방에 넣고 가능한 한 빨리 비행기 모드로 돌리는 편이 좋다. 꼭 몸에 지니고 다녀야 한다면, 혹은 핸드백이나 가방에 넣어야만 한다면 패러데이 가방을 이용한다. 패러데이 가방은 무선 주파수 장을 크게 줄일 수 있다.

· 침실 관리

전자기장 전문가를 불러 침실의 전기장 수준을 검사하고 밤에 어느 회로를 차단해야 하는지 알려달라고 한다. 이것이 힘들다면 벽과 바닥을 접지 차폐 페인트로 칠한다. 침대와 책상을 벽에서 30cm 떨어뜨리는 것은 벽 속의 전선에서 나오는 전기장을 아주 조금밖에 줄이지 못한다.

침대에서 180~240cm도 떨어지지 않은 벽에 꽂힌 차폐되지 않는 교류 전원 코드가 발산하는 전기장을 제거하려면 수동 혹은 원격 플러그인 스위치를 사용하는 것이 현명한 방법이다. 아니면 앞서 설명한 대로 침실의 모든 전선을 바꾸고 침대 옆 전등도 차폐 전선으로 교체할 수도 있다.

• 무선 기기를 몸에서 떨어뜨리는 훈련하기

무선 기기를 몸에서 가능한 한 멀리 떨어뜨리도록 훈련한다. 노트북을 사용해야 한다면 무릎 말고 탁자 위에 올려놓아라. 꼭 무릎 위에 올려놓아야 한다면 커다란 베개를 노트북과 무릎 사이에 놓는다.

노트북의 와이파이와 블루투스를 끄고 배터리 대신 접지선이 있는 전원 코드를 사용한다. 인터넷은 접지 이더넷 케이블을 이더넷 접지 어댑터 키트에 연결해서 쓴다.

우선순위 3

전자기장의 외부 발생원을 줄여라

앞서 소개한 전자기장 발생원을 교정하는 것이 가장 우선이기는 하지만, 집 외부의 발생원을 줄이는 것 역시 중요하다. 집 안의 모든 무선 기기의 전원을 꺼도 집 근처 휴대전화 기지국에서 나오는 전자기장 때문에 여전히 높은 전자기장 수치를 보일 수 있다.

집 외부에서 들어오는 전자기장 방사선의 대부분은 휴대전화 기지국, 방송국, 이웃집 와이파이, 송전선, 스마트 계량기에서 나온다. 이런 방사선은 우리들을 24시간, 일주일 내내 폭격하고, 멈출 수도 없다. 이 문제는 4G, 5G 스몰셀 기지국이 거주 지역의 주택 외부에 들어서면 악화할 것이고, 특히 대도시에서 더 심각해질 것이다.

전자기장이 온갖 곳에 만연해도 외부 전자기장에서 자신을 지킬 방법은 아직 많다.

• 5G에 관한 몇 가지 설명

이 책의 서두에 5G, 즉 5세대 통신 기술의 위험에 대해 길게 설명했다. 또한 스몰셀 기지국 몇 개는 항상 4G LTE 송신기가 켜져 있어서 가까운 우리들의 집에 지속적인 무선 주파수를 높은 강도로 발산한다고도 했다. 4G 신호는 휴대전화의 위치를 추적하고 기기 위치를 확인한다. 그러면 5G 안테나는 5G 기기가 요구할 때 4G로 파악한 위치로 데이터를 빠른 속도로 전송할 것이다.

5G 빔포밍 신호는 4G 신호처럼 항상 켜져 있지 않고 수요가 있을 때만 형성된다. 120도로 늘 폭이 넓게 켜져 있는 4G 신호보다 5G 신호의 폭은 매우 좁다. 약 15도밖에 안 된다. 주로 사용자의 휴대전화가 연결을 요구할 때만 스몰셀 기지국이 5G 신호를 보내며, 그와 함께 훨씬 약하지만 자주 내보내는 기준 신호가 나온다.

모든 4G 휴대전화는 기본적으로 와이파이를 더 선호하도록 프로그램되었다. 그러나 방문자, 거주자, 행인이 5G가 가능한 휴대전화로 외부 스몰셀 5G 안테나와 연결을 시작하면, 상대적으로 좁고 집중된 빔 형태의 신호가 우리들의 집 안으로 들어온다.

즉 집으로 들어오는 5G 신호를 막고 싶은 사람은 2019년에 시장에 나오기 시작한 5G 연결이 가능한 휴대전화, 스마트 스피커, 라우터, 그 외 다른 기기를 사용하지 않으면 부분적으로 보호받을 수 있다는 뜻이다.

• 송전선에서 발산되는 전자기장에서 스스로를 보호하라

집 위로 지나가는 송전선이나 집 옆, 혹은 집 아래 지하에 묻힌 송전선에서 나오는 자기장은 집 안으로 침투할 수 있다.

자기장은 전선을 따라 흐르는 전류의 함수이며 시간에 따라 변동한다.(반면 전기장은 선간 전압의 함수이며 항상 일정하다.)

따라서 외부 송전선에서 나오는 자기장은 보통 고전류가 흐를 때만 요인으로 작용한다.

모든 송전선이 고자기장을 만들지는 않는다. 그냥 봐서는 알 수 없다. 항상 가우스 측정기로 측정해야 하고, 측정기는 3축 모델이 더 낫다.

머리 위로 지나가는 모든 전선은 절연 처리가 되지 않았으므로 자기장을 발산한다. 따라서 바람에 서로 부딪혀 단전되는 일을 방지하기 위해 분리해야 한다. 두 전선의 거리가 멀수록 자기장은 더 클 것이다.

방 안의 자기장 수치가 높아졌는데 방 안에서는 어디서든 변하지 않고 집 앞이나 뒤로 걸어갈 때만 자기장이 높아진다면, 창밖을 내다보고 송전선이 있는지 확인한다. 만약 송전선이 보이지는 않는데 자기장 수치가 계속 증가한다면, 지하에 묻힌 송전선을 발견했을 가능성이 높다. 자기장은 더운 계절에 더 멀리 확장된다는 점을 기억하라. 가우스 측정기로 항상 낮, 저녁, 밤에 여러 번 측정해야 한다.

자기장은 전압이 아니라 전류에서 생긴다. 즉 이웃집 배전선은 전압이 훨씬 낮더라도 고전압 전선보다 더 높은 자기장을 발산할 수 있다.

때때로 여전히 땅속에 묻힌 송전선에서 집으로 올라오는 심각한 고자기장에 시달릴 수 있다. 이는 다른 누군가의 집에 있는 중성선이 끊어졌기 때문일 수도 있고, 다용도 전력선에 문제가 생겼기 때문일 수도 있다. 다용도 전력선이 문제인 경우에는 기업이 이를 인지하면 고칠 수 있다.

하지만 전력 회사가 변압기를 땅에 접지시켜 전류를 대지로 흘려 버리면서 대량의 불량전기가 생성되기 때문에 일어날 수도 있다. 정확한 방법으로 처리하려면 비용이 더 들기 때문에 전력 회사에서 바꾸려 들지 않는다. 북아메리카를 제외한 거의 모든 대륙에서 이렇게 한다.

이웃의 배전선은 보통 문제가 되지 않는다. 전류 부하가 상대적으로 균형을 이루는 한, 자기장은 대개 6~9m를 넘어서지 못하기 때문이다. 덧붙여서 자기장이 우리 몸에 위험할 때는 우리가 자기장 안에 있을 때뿐이다. 보통 자기장은 발생원에서 수센티미터 내지 수십 센티미터밖에 뻗어 나가지 못한다.

집이나 아파트 한구석에 자기장이 있다고 해서 위험하다는 뜻은 아니다. 자기장이 우리 몸에 생물학적으로 영향을 미칠 때는 우리가 있는 장소에서 측정되는 자기장 강도가 권고량인 1mG를 넘어섰을 때뿐이다.

불량전기를 줄이는 일은 집 밖에서 시작한다

당신의 집으로 흘러드는 불량전기를 줄이려면 전기 기사를 고용해서 집 전체 필터를 회로 자동 차단기 옆에 설치한다. 그리고 2구 콘센트 두 개에 필터 4개, 즉 전선마다 필터를 하나씩 설치한다.

• 집을 사거나 임차하기 전에 전자기장을 측정하라

여기까지 읽으면 자기장 강도가 $1mG$를 넘는 집에서는 살고 싶지 않을 것이다. 이것이 이사하기 전에 이사할 집의 전기장과 자기장을 미리 측정해야 하는 중요한 이유다.(자기 소유의 측정기가 필요한 또 한 가지 이유이기도 하다.)

아파트는 집으로 들어오는 전선과 회로 자동 차단기만 통제할 수 있으므로 특히 문제가 될 수 있다. 벽과 바닥을 통해 이웃의 회로 자동 차단기로 들어가는 공급 케이블에 걸리는 전류 부하가 종종 불균형을 이룰 수도 있고, 아파트 전체의 접지 시스템을 따라 흐르는 전류가 집을 지나갈 수도 있다.

무엇보다 주의해야 할 것은 천장에서, 더 최악인 경우 아랫집의 천장이자 집의 바닥에서 전기 복사열이 나오는 상황이다. 천장에 전기 난방 시스템이 있는 집은 사거나 임차하지 마라. 혹시 지금 그런 집에서 산다면, 그리고 집이 건물 1층이 아니라면 이사를 진지하게 고려해야 한다.

천장에 설치한 난방을 켜면 천장에서 침대나 의자까지 내려오는 자기장은 $5{\sim}10mG$에 달할 수 있고, 서 있다면 머리에 닿는 자기장 강도는 더 높다.

만약 아랫집이 천장 난방을 켜면 발이나 침대에서 측정되는 자기장 값은 $25mG$ 이상일 수 있다. 이 수치는 너무 높아서 건강에 문제를 일으킬 것이 틀림없다. 자기장은 피로감, 불면증, 우울증, 암까지 일으킬 수 있다. 또 면역계와 활력을 강하게 억제한다.

이 같은 복사열 난방 시스템은 벽에 설치한 온도 조절기가 꺼져 있어도 건강에 해로운 강력한 교류 전기장을 생성한다.

외부에서 들어오는 자기장, 혹은 천장 전기 복사열은 교정할 수 없다. 반면 배선 문제나 금속 접지 경로에 흐르는 전류, 접원 같은 집 안 내부의 발생원은 대부분 교정할 수 있다.

송전선 근처에 살아서 자기장이 집 안에 침투한다면 보통 권고사항은 이사하라는 것이다. 불행하게도 외부 전선에서 들어오는 자기장에는 차폐 수단의 효율성이 증명되지 않았다. 이는 새집을 살 때 큰 걸림돌이 될 수 있다. 외부 발생원에서 자기장이 1~2mG보다 많이 흘러들어 온다면 현재 집에서 대부분 이사하겠다고 답했다.

자기장 강도는 모두가 집에 머무르면서 많은 기기를 작동시키는 저녁에 가장 높다는 사실을 기억해야 한다. 자기장은 밤에 가장 낮게 나오는데 사람들이 잠들면 모든 기기가 꺼져 있기 때문이다. 여름에는 에어컨을 사용하느라 전력 소비가 가장 높다. 어쨌든 가능하다면 집을 사기 전에 다양한 시간대에 자기장을 측정해 보아야 한다.

우선순위 4

교정할 수 없는 전자기장에서 집을 차폐하라

'차폐'라는 말은 전자기장 발생원을 감싸서 우리에게 닿는 방사선을 막거나 최소한으로 줄인다는 뜻이다. 차폐는 절대로 전자기장 노출을 낮추는 첫 단계가 아니다. 전자기장 노출을 제한하기 위해 할 수 있는 모든 수단을 다 사용한 뒤에 선택하는 단계다.

모든 전자기장을 차폐할 수는 없다. 한 가지 차폐 방법이 모든 유형의 전자기장을 막지도 못한다. 최상의 결과를 얻으려면 전자기장 전문가의 도움을 받아야 한다. 건강에 실제로 미치는 영향을 확인하려면 침실을 차폐하는 것이 가장 중요하다.

집에서 와이파이를 끄고 모든 무선 기기를 제거해도 침실을 차폐하기 전까지는 심계항진, 불면증, 이명, 야경증, 식은땀 등의 증상이 없어지지 않는다. 이는 휴대전화 기지국, 스마트 계량기, 라디오 방송 송신탑이 발산하는 파형이 우리 몸과 같은 전도체 표면에 달라붙도록 설계되었고, 특히 우리 몸의 생리 작용을 손상하기 때문이다.

황금률은 무선 주파수 측정기를 사서 차폐하기 전후의 값을 측정해 효율성을 확인하는 것이다. 측정하지 않은 채 무턱대고 차폐를 시작하면 돈을 낭비할 수 있을 뿐만 아니라 상황이 더 악화할 수도 있다. 예를 들어 침대 캐노피를 사용할 때 접지되지 않는 차폐 천으로 만든 캐노피는 무선 주파수를 막지만, 근처 벽 속의 회로에서 나오는 교류 전기장을 증폭하기도 한다.

이것이 내가 실버 전자기장 차폐 슬리핑 텐트를 개발한 이유다. 나는 여행을 자주 하므로 여행지에서도 확실하게 차폐된 공간에서 잠을 자고 싶었다. 그래서 접지되는 무선 주파수 차폐 원단으로 가볍고 쉽게 접을 수 있는 텐트를 만들었다.

텐트에는 지퍼를 달아서 양쪽 입구로 쉽게 드나들 수 있게 했고, 적절한 접지 콘센트에 연결하면 텐트를 접지할 수 있도록 만들었다. 사실상 나를 위한 접지된 패러데이 새장을 만드는 것이나 다름없다.

이런 식으로 무선 주파수 수준이 매우 높은 대부분 호텔에서도 전자기장을 차폐할 수 있다. 그뿐만 아니라 특히 금속 스프링이 들어 있는 호텔 매트리스에서 잘 때 보통 몸으로 흘러드는 전기장을 접지해서 내보낼 수 있다.

침실을 교정할 수 없다면 이 텐트를 사용해서 간단하고 경제적으로 전자기장을 차폐할 수 있다. 가족 한 사람당 텐트 하나가 필요하다는 점을 명심하도록 한다.

내 생각으로는 전자기장 전문가의 도움을 받아 적절하게 차폐하는 것이 최고의 조언인 것 같다. 전문가는 침실에 존재하는 여러 종류의 전자기장에 대해 알아야 하고, 차폐용 재료를 올바른 방법으로 사용할 줄도 알아야 한다. 문제는 모든 전자기장 전문가가 차폐 과정을 완벽하게 알지는 못한다는 데 있다. 그러므로 고용하려는 전문가에게 이런 기술을 알고 있는지 확인한다. 차폐는 생각보다 습득하기 복잡한 기술이다.

당신과 당신의 집을 전자기장에서 차폐하는 데 도움이 될 다른 방법을 아래에 소개한다.

• 전자기장 차폐 페인트

전자기장 차폐 페인트는 침실에 들어오는 무선 주파수를 막는 매우 효율적인 차폐 해결책이다. 하지만 천장, 벽, 바닥, 문, 창틀을 모두 칠해야 한다. 창문은 차폐용 원단과 필름, 금속 철망 등으로 덮는다.

일반적으로 차폐 페인트 쪽이 전자기장 차폐 캐노피에서 자는 것보다 비용도 덜 들고 훨씬 낫다. 캐노피는 매일 밤 들어갔다 나와야 하고, 먼

지가 쌓이기 쉬우며, 은 입자가 잘 떨어지기 때문에 세탁할 수 없다.

차폐 페인트가 효과가 없다면, 그 이유는 대개 사람들이 잘못 적용했기 때문이다. 이들은 접지의 위험을 이해하지 못하고 차폐 페인트를 일반 페인트와 똑같이 취급한다. 유튜브에 '지오비탈 차폐 페인트'를 검색해 보면 차폐 페인트를 어떻게 칠해야 하는지 상세하게 설명한 여러 영상을 찾을 수 있다. 이 영상에는 다른 브랜드 페인트와 금속성 접지 테이프에도 적용할 수 있도록 포괄적인 설명을 담고 있다. 차폐 페인트와 차폐 원단은 전기장과 무선 방사선만 막아 줄 수 있다는 점을 기억하자. 자기장은 차폐할 수 없다. 차폐 페인트를 칠하기 전에 침실의 자기장을 먼저 확인해야 한다는 점을 기억하라. 차폐 페인트는 자기장을 막을 수 없다.

• 스몰셀 신호를 방어할 수 있는 제품들

스몰셀 안테나 속에는 항상 작동하는 4G LTE 송신기가 있어서 우리들의 집에 무선 주파수를 계속 뿌린다. 또한 5G 안테나는 빔 형태의 데이터 신호를 보내지만, 신호가 요구될 때만 상대적으로 좁은 광선 형태로 내보낸다.(더 약한 기준 신호도 계속 함께 나온다.)

전자기장 전문가와 공학자들은 와이실드 페인트와 무선 주파수 차폐 페인트, 두꺼운 건축용 알루미늄 포일이 무선 주파수 600MHz부터 5G에 사용될 GHz 단위의 밀리미터파 주파수 대역까지 효과적으로 막을 수 있다고 이야기한다.

차폐 텐트를 사용할 수도 있지만 현재 대부분의 차폐 원단은 약 12GHz 이상의 주파수를 막기에는 효율성이 낮다.

창문에는 투명한 창문용 필름과 표준 알루미늄 혹은 강철 금속 방충망을 함께 설치하고, 커튼 뒤에 무선 주파수 차폐 원단을 덧붙여서 4G와 5G 주파수를 차폐한다.

무선 주파수 측정기로 차폐 전후에 최소한 4G LTE 주파수가 줄어드는지 확인해 본다.(20㎓ 이상의 주파수를 측정하는 5G 무선 주파수 측정기는 아직 개발 중이다.)

• 패러데이 가방

패러데이 가방은 그 크기가 다양해서 휴대전화, 노트북, 태블릿 등을 넣을 수 있다. 보통은 해커들이 기기에 원격 접속하는 것을 막는 데 이용하지만, 패러데이 가방은 해커를 막는 것만큼이나 전자기장을 막는 데도 효과적이다. 물론 패러데이 가방에 넣었을 때는 기기를 사용할 수 없다. 하지만 휴대전화는 대기 상태나 전원이 꺼져 있을 때도 전자기장을 발산하므로 휴대전화를 많이 사용하지 않을 때는 패러데이 가방에 넣어두는 편이 좋다.

많은 인터넷 상점에서 패러데이 가방을 판매한다. 어떤 것을 사도 좋지만, 패러데이 가방이 효과적으로 전자기장을 차단하는지 무선 주파수 측정기로 반드시 확인하는 것이 중요하다.

가격은 1~2만 원 정도로 비싸지 않고, 휴대전화에서 나오는 신호를 제거하는 데 매우 효과적이다. 나는 휴대전화를 비행기 모드로 돌려놓는 것을 잊어 버린 순간 나를 보호하기 위해 패러데이 가방을 항상 사용한다. 하지만 휴대전화가 비행기 모드로 설정되었거나 전원이 꺼지지 않았다면, 패러데이 가방에 넣어도 몸에 닿은 휴대전화로부터 보호받지 못한다는 사실을 잊지 마라.

• 전자기장 차폐 원단

전자기장을 차폐하는 원단으로 만든 모자, 티셔츠, 속옷, 후드, 심지어 부르카까지 살 수 있다.

• 스마트 계량기 가드

스마트 계량기 가드는 스마트 전기, 가스, 수도 계량기 위에 덮어씌우는 단순한 형태의 차폐물로 직접 설치하기도 쉽다. 계량기의 앞과 옆에서 나오는 방사선을 99% 막아 준다.[9] 그래도 신호는 계속 보낼 수 있다.(이 전송기들이 얼마나 강력한지 알 수 있다.)

계량기 뒤쪽도 차폐해야 한다. 이때는 금속판을 계량기 바로 뒤나 계량기가 붙은 벽 안쪽에 설치한다. 벽에 닿는 스마트 계량기 뒷부분은 금속이어서 그 자체로도 어느 정도 무선 주파수를 차폐할 수 있다.

우선 순위를 기억하라

이 장에서 설명한 것들이 너무 많아서 읽으면서 조금 질렸을지도 모르겠다. 전자기장 교정 전략을 실천할 때는 이 장의 시작 부분에서 강조한 우선 순위를 따르는 것을 잊지 않도록 한다. 그러면 가장 중요한 것들을 먼저 해결하면서 교정을 순조롭게 진행하는 데 도움이 될 것이다.

일단 되도록 많은 무선 기기를 유선 기기로 대체하고, 휴대전화를 사용하는 방식을 바꾸고, 침실을 가능한 한 전자기장이 적은 장소로 바꾸는 등 우선 순위에 소개한 방법 몇 가지로 시작하라. 그로 인해 훨씬 더 활기차고 기운 넘치는 변화를 느끼면 실천하기도 점점 더 쉬워질 것이다.

8장

지금부터
나아갈 길

이 책에서 소개한 전자기장에 관한 사실을 읽고,
21세기의 급격한 기술 발달이 이전 세대는 마주하지 않았던
건강 문제를 만들어 냈다는 점을 이해했기를 바란다.
아이러니하게도 바로 이 문제가, 그리고 여기에 따르는 건강보험
비용이 우리에게 희망의 빛을 비춰 준다. 우리 지구가 전자기장에
잠겨 들게 한 바로 그 경제 세력이 전자기장을 줄이는 일에서도
큰 역할을 하리라는 희망이 생기기 때문이다.

보험회사가 출동한다?

강력한 전자기장으로 지구를 뒤덮으려는 행군은 멈추지 않지만, 어쩌면 보험회사들이 이 행군을 탈선시키거나 최소한 늦출 수 있을지도 모른다. 나는 그렇게 되기를 바란다. 정부나 정부 규제 기관이 우리를 전자기장의 위험에서 보호할 것 같지는 않기 때문이다.

보험회사는 이윤을 내는 사업을 한다. 따라서 이동통신 제품이 사람들의 건강에 아무런 위협을 가하지 않는다는 업계의 잘못된 주장을 눈감은 채 받아들이지 않는다. 지난 몇 년간 민영보험회사들은 휴대전화 제조업체와 무선통신 서비스업자들의 생산물 배상책임보험에서 건강 관련 보험 청구를 거절하기 시작했다.

2018년 《네이션》에 실린 「탐사 보도: 거대 무선통신업계는 어떻게 우리에게 휴대전화가 안전하다고 믿게 했는가」라는 제목의 기사는 다음과 같이 보도했다.

무선통신에 호의적인 이 모든 연구에도 흔들리지 않은 핵심 관련자 하나가 있다. 바로 보험 산업계였다. 취재 중에 우리는 휴대전화 방사선을 다루는 생산물 배상 책임 보험을 판매하는 보험사가 한 곳도 없다는 사실을 발견했다.

"왜 그런 상품을 판매하겠습니까?"라고 대답한 한 경영자는 무선통신 회사를 상대로 피해 금액 총 2조 768억 9,000만 원을 청구한 24건 이상의 소송을 알려 주고는 웃었다.[1]

이는 새로운 일도 아니다. 런던로이즈 보험자협회는 1999년부터 건강상의 피해에 관한 고객의 보상금 청구에 대한 휴대전화 제조업체의 보험 보장을 거절해 왔다.[2]

런던로이즈는 전자기장 연구의 발전을 주시하고 있다. 전자기장을 석면에 비유하기는 했지만, 2010년 백서는 전략의 변화를 정당화하기에는 전자기장과 암 사이의 연관성이 아직 확실하게 성립되지 않았다고 결론내렸다.[3]

2015년, 보험사는 다음과 같이 발표하면서 일반 보험 면책 목록에 전자기장 방사선을 소리 없이 포함했다.

우리는 a)고객을 대신해서 어떤 청구도 지급하지 않는다. b)비용이나 지출을 지불하지 않는다. c)고객이 부담한 어떤 손실, 피해, 법정 비용, 요금이나 비용도 배상하지 않는다. d)직접적이든 간접적이든 전자기장, 전자기 방사선, 전자기, 라디오파, 전파 잡음으로 생기거나 일어나는… 어떤 청구에 의해서도 의료 비용을 지불하지 않는다.[4]

런던로이즈는 보험업계에서 유명한 주요 사업자이자 상당한 위험을 감수하는 보험사로 여겨지므로 이 같은 입장 채택은 보험업계의 표준 관례로 자리 잡았다. 이제는 무선통신업계가 스스로 투자자에게 보험에 들 수 없다는 사실을 분명하게 경고할 정도다.

그 증거로 미국의 '가장 큰 통신 기반 시설 제공자'라고 홈페이지에서 밝힌 크라운캐슬사는 2016년 연례 보고서의 12쪽과 13쪽에 다음과 같은 문구를 넣었다.

> **만약 무선 기반 장치인 무선 이어폰이나 무선 기기에서 나오는 무선 주파수가 건강에 해를 미친다는 점이 증명되면, 미래에 발생할 수도 있는 청구는 업계 운영이나 비용, 수익에 부정적인 영향을 미칠 수 있다.⋯ 이 문제에 관해 우리는 현재 어떤 중대한 보험도 유지하지 않는다.[5]**

이동통신 회사들이 엄청난 벌금을 물고 그 결과 주가가 곤두박질치는 미래를 상상하는 일은 어렵지 않다. 3장에서 설명했던 바와 같이 이미 담배회사에도 일어난 일이다.

보험사가 전자기장의 확산을 저지할 수 있는 또 다른 가능성이 있는데, 바로 건강보험에 지불하는 비용 때문이다. 전자기장은 만성 건강 질환과 염증 반응에 영향을 미치므로 건강보험 비용이 커지는 상황에서 전자기장으로 축적된 효과는 상당한 지분을 차지할 것이다.

그러면 보험 비용이 소비자와 고용주가 원하는 가격을 넘어 계속 오르게 될 것이라는 추정은 합리적이다. 따라서 보험사는 무엇인가를 내놓아야 할 것이다. 오랜 시간이 지난 후, 나는 그들이 내놓을 그 무언가가 '전자기장 제한'이기를 바란다.

그때까지는 자신과 가족을 보호하는 일이 우리들에게 달렸다. 우리가 모두 지지자이자 활동가가 되어 세상에 퍼지는 전자기장 발산 제품과 사회 기반 시설에 관해 더 나은 입법 정책을 세워야 한다.

지금이 나와 가족의 건강뿐만 아니라, 미래 세대에 미칠 영향력까지 생각하고, 이런 위협을 축소하기 위해 할 수 있는 모든 일을 해야 할 때다.

전자기장 노출은 비유기농 식품이나 가공식품 섭취, 정적인 생활 습관, 수면 부족처럼 모두가 잘 아는 건강을 해치는 일과 똑같이 취급되어야 한다. 전자기장은 가능하면 항상 피해야 한다. 이 책이 당신에게 계속 커지기만 하는 문제가 미치는 해악을 예방할 기본 도구와 자원을 제공하고, 다른 사람을 교육할 굳건한 증거를 제시했기를 바란다.

다음은 앞으로 우리가 염두에 두어야 할 일반적인 전략이다.

사전 예방 원칙을 지지하라

사전 예방 원칙을 시행하려면, 정부와 다른 규제 기관이 사람이나 자연에 해를 미칠 가능성이 충분한 환경적 결정에 관해 재량권을 행사하도록 허용하는 광범위한 정책이 필요하다. 특히 과학적 합의가 이루어지지 않고 인간이 지닌 지식이 불완전할 때 그렇다.

특히 5G와 위성 인터넷처럼 점차 늘어나는 전자기장 노출을 고려할 때, 이 정책을 시행하는 데 필요한 동료 검토가 이루어진 연구는 아주 많다. 물론 전자기장 노출로 일어나는 생물학적 손상을 명확하게 입증한 논문들이다.

사전 예방 원칙은 즉각적인 조처를 하는 비용과 조처하지 않을 때의 잠재적 비용을 비교 평가해야 한다고 조언한다. 만약 조처하지 않을 때의 잠재적 비용이 되돌릴 수 없는 결과라면 즉각 조처해서 조처하지 않았을 때의 잠재적 효과를 예방해야 한다. 다시 말하면, 유감스러운 상황보다는 안전한 편이 낫다.

사전 예방 원칙은 유엔총회가 세계자연헌장을 채택한 1982년에 처음으로 지지받았다. 그 후 몬트리올 의정서가 체결되었으며 리우 선언, 교토 의정서를 거쳐 파리 협정으로 이어졌다. 현재는 방치되고 있지만, 세계 지도자들은 이 협정들이 전 지구적 차원에서 채택됐다는 사실을 상기해야 한다.

현재의 안전 기준은 무시하라

연방통신위원회가 '안전하다'고 선언한 현재의 무선 주파수 노출 기준은 단기간에 일으키는 열 효과에만 근거를 두고 있다는 점을 기억해야 한다. 이제 우리들은 비이온화 방사선 노출로 장기간 이어지는 비열 효과가 일어난다는 사실을 알고 있다. 따라서 안전 지침이 진실로 우리들을 안전하게 지켜 주리라고 신뢰할 수 없다.

여기에는 다른 방법이 없다. 현재 안전하다고 여기는 노출 기준을 100배, 1,000배로 더 낮추는 것이 우리 인간이라는 종, 그리고 지구에 필수적이다.

'스마트' 기술의 적용을 반대하라

정말 스마트 TV, 스마트 계량기, 식물 급수기, 건강 추적기가 필요한가? 아니면 그냥 있으니까 사용하는가? 가전제품 기업은 소비자가 없으면 존재할 수 없다. 방사선 노출과 데이터마이닝을 어디까지 허용하고 거부할지 당신의 목소리를 내고 돈을 써서 메시지를 전하라.

공익 기업에 아날로그 계량기를 요구하고, 당신의 요구가 저항에 부딪힐 때 뚝심 있게 버텨라. 학부모-교사 지역단체에 참가해서 와이파이가 어린이에게 얼마나 위험한지 설명하라.

전선을 다시 사용하라

집에서 다시 유선전화를 사용하고, 블루투스 대신 유선 이어폰을 사용하며, 이더넷 케이블로 컴퓨터, 프린터, TV, 그 외 기기를 인터넷에 연결하면 노출 대부분을 줄일 수 있다.

지역사회에 5G 대신 광케이블을 추진하라

더 빠른 인터넷 연결로 혜택을 누린다는 점에 대해서 의견 충돌이나 논란은 없다. 주요 쟁점은 이런 연결이 어떻게 실현되는가에 있다. 유선 연결을 더 많이 추진하도록 지역사회에 압력을 가해야 한다. 통신 기술 전문가이자 국립과학법률 공공정책연구소 선임연구원인 티머시 쇼컬 박사가 2018년에 발표한 156쪽에 달하는 보고서를 보면 다음과 같은 내용이 있다.

유선 기반 시설은 다른 수많은 서비스와 비교할 때 선천적으로 미래에도 사용할 수 있고, 신뢰도가 더 높으며, 더 지속 가능하고, 에너지 효율이 더 높고, 더 필수적인 기술이다. 무선 네트워크와 서비스는 선천적으로 더 복잡하고, 비용도 많이 들며, 더 불안정하고, 더 한정적이다.[6]

전투에 뛰어들어라

유엔을 향한 국제 전자기장 과학자 호소문의 관계자인 엘리자베스 리비 켈리는 다음과 같이 말했다.

생명체에 대한 배려 없이 신기술을 추구하는 강력한 경제 세력에 대항해 사람과 지구를 보호하는 것을 최우선으로 하는 해결책을 반드시 찾아야 한다. 정치적 의지만 있다면 혁신과 공공의 안전을 함께 추구할 수 있다.

정치적 의지를 구축하려면 전투에 뛰어들어야 한다. 정부는 많은 안전 지침을 만들어야 하고, 그러기 위해서는 무선 기술의 위험성을 인지하고 무선통신 기업들에 더 강력한 규제를 원하는 유권자들의 목소리를 아는 정치인을 선출해야 한다.

가장 중요한 전략 중의 하나는 학교에 목소리를 전하는 것일 수도 있다. 어린이가 전자기장 노출에 가장 민감한 집단이라는 점을 떠올려 보라. 함께 연대해서 무선 라우터를 이더넷 유선 연결로 바꾸도록 학교에 확신을 주어야 한다.

사회 변화를 일으키는 일은 따분하고, 지루하며, 때로는 힘들다. 그러나 계속 위험을 소리 높여 외치면, 그 순간에는 한 방울의 물처럼 하찮아 보이지만 시간이 흐르면서 현재의 법과 규범이라는 단단한 돌을 뚫는 힘이 될 것이다.

먼 길이 될 것은 확실하다. 때로는 이길 수 없는 싸움으로 느껴지기도 할 것이다. 그러나 인간은 과거에도 어둠의 세력에 맞서 싸웠으며 승리했다. 우리는 이길 수 있고, 이길 것이며, 다시 한 번 승리할 것이다. 지금이 인간이라는 집단에 주어진, 역사의 옳은 편에 설 기회다. 지금 목소리를 높이고 행동하지 않는다면 기록할 역사가 없어질지도 모른다.

해야 할 일 목록의 마무리

이 책의 목적은 전자기장에 대한 거짓말을 폭로하고 전자기장이 우리 몸에 실제로 미치는 위협을 알리는 것만은 아니다. 나는 당신이 행동하도록 영감을 주려 이 책을 집필했다. 위험이 존재한다는 사실을 깨닫는 것으로는 충분하지 않다. 사회에 만연한 전자기장 노출로부터 자신과 사랑하는 사람들을 보호하려면 행동해야만 한다.

따라서 여기 해야 할 일 목록에서 내 강력한 권고사항 중 몇 가지를 특히 강조하려 한다.

전자기장 노출을 줄이기 위해 해야 할 일 목록

□ **측정기를 산다**
전자기장은 보이지 않는 위험이다. 볼 수도, 들을 수도, 느낄 수도 없지만, 전자기장은 엄청난 손상을 입힐 수 있다. 측정기는 눈에 보이는 증거를 제시해서 당신이 헤엄치고 있는 주파수의 바다를 이해하는 데 도움을 준다. 시중에 훌륭한 측정기가 많이 나와 있고, '유용한 도구와 제품'에서도 상세하게 다루었다. 무선 주파수 측정기와 자기장 측정기를 살 것을 권한다.

□ 집에서 와이파이를 제거한다

밤에 와이파이를 꺼 두는 것은 훌륭한 첫걸음이지만, 그저 물에 발가락을 담그는 수준일 뿐이다. 5G의 도입으로 공공장소에 나갔을 때 받는 어마어마한 노출을 회복할 전자기장 피난처를 집에 만드는 일은 중요하다. 와이파이 라우터는 휴대전화 기지국을 집에 설치하는 것과 같다. 무엇보다 와이파이를 켜 둔 채로 전자기장 피난처를 만드는 일은 불가능하다. 이더넷 케이블을 설치하고 이더넷 어댑터를 컴퓨터에 장착해야 한다.

□ 침실에는 전자기장을 최소화한다

건강해지는 데 전념하기로 했다면, 수면이 절대적으로 필요하다는 사실을 모르지 않을 것이다. 7장에서 설명했듯이 침실을 교정하는 일은 중요하다. 내가 설명한 특별한 전략을 적용해서 침실을 치유하고 회복할 수 있는 피난처로 만들어라.

□ 전선을 다시 사용한다

전자기장 노출 대부분은 집에서 유선전화를 다시 사용하면 줄일 수 있다. 또 블루투스 대신 유선 헤드폰을 사용하고, 컴퓨터, 프린터, TV, 그 외 다른 기기를 인터넷에 연결할 때는 이더넷 케이블로 연결한다.

□ **휴대전화를 통제한다**

가장 중요한 단계 중 하나다. 가능할 때는 언제나 휴대전화를 비행기 모드로 돌려놓아라. 이상적으로는 되도록 인터넷 전화나 전통적인 유선전화를 사용하고, 무선 휴대전화는 쓰지 않는 것이 좋다.

□ **몸이 회복하도록 돕는다**

고맙게도 우리 몸은 전자기장으로 인한 손상을 회복할 수 있는 능력이 있다. 마그네슘을 섭취하는 일을 잊지 않도록 한다. 거의 모든 사람에게 이 중요한 무기질이 결핍되어 있다. 마그네슘의 기능 중 하나는 전자기장이 자극한 칼슘 채널을 막는 것이다.

NAD+를 최적의 농도로 유지하는 것은 DNA 복구의 열쇠이며, 나이 들수록 NAD+ 농도가 급격하게 낮아지기 때문에 이는 정말 중요하다. 몇 가지 배경 지식과 기본 권고사항을 설명했지만, 현재 진행되는 연구가 엄청나게 많아서 지금으로서는 확실한 권고안을 추천하기가 어렵다. 그러므로 상대적으로 저렴하고 효율적으로 NAD+를 대체할 수 있는 타개책을 제공하려 했다.

NAD+ 농도를 최적화하고 전자기장으로 촉발된 생리적 손상을 회복하는 가장 좋은 방법은 다음과 같다.

- □ 매일 6~8시간, 혹은 그보다 짧은 시간만 음식을 먹는 시간 제한 식이요법을 실천한다.
- □ 매일 운동하고, 혈류 제한 트레이닝을 진지하게 고려한다.
- □ 수소 분자를 영양보충제로 섭취한다.
- □ 매일 나이아신 25㎎을 반드시 섭취하고, 마그네슘 원소의 최소 영양 권장량인 400㎎을 채우도록 마그네슘 보충제도 규칙적으로 먹는다.

오래 끌지 마라

40년 넘게 '건강'은 내 전문 분야였고, 기술 또한 내게 또 하나의 중요한 분야였다. 나는 인터넷 얼리 어답터이자 열광적인 사용자였다. 나는 고등학교에서 처음으로 프로그래밍 수업을 들었다. 1968년이었고, 포트란과 코볼을 배웠다.

1970년대에는 온라인에 접속했다. 1990년대 중반 월드 와이드 웹이 소개되기 훨씬 전이었다. 웹이 출범하고 몇 년 뒤, 구글이 생기기도 전에 나는 내 웹사이트 'mercola.com'을 운영하기 시작했고, 2003년 이후 자연 건강 사이트로는 가장 많은 방문자를 기록했다.

공중보건 전문가들과 언론이 전자기장에 약하게 노출되면 위험은 아주 적거나 없다고 주장할 때, 나도 쉽게 현실에 안주했다.

매일 발행하는 온라인 뉴스레터에 정기적으로 전자기장의 심각성을 주제로 글을 쓰기는 했지만, 그리고 전자기장이라는 주제와 관련된 많은 전문가와 인터뷰를 했지만, 개인적으로 전자기장이 거의 위협이 되지 않는다고 믿었다. 건강한 생활습관을 유지하고 건강한 식단과 운동, 영양보충제 프로그램을 따르면 누구든 전자기장과 관련된 위험에서 보호받으리라고 믿었다.

맙소사, 그걸 착각하지 않았더라면. 진지하고 객관적인, 그리고 상세한 분석 끝에 나는 전자기장 노출을 해결하고 전자기장으로 생긴 손상을 치료하는 데 노력하지 않으면 21세기에 최적의 건강을 유지하는 것이 불가능하다는 사실을 깨달았다.

현재 나는 어딘가로 이동할 때 아니면 휴대전화를 거의 사용하지 않는다. 집에는 와이파이가 없고 인터넷은 이더넷 케이블로 연결한다.

침실에는 전자기장 차폐 페인트를 칠해서 무선 주파수를 차폐했고, 밤에는 전기장 강도를 낮추려 방에 있는 모든 전기를 끊는다. 집 전체와 회로 자동 차단기에 불량전기를 차단하는 필터를 설치했고, 태양 전지판 변환 장치마다 축전기를 설치했다.

다시 말하면, 나는 이제 전자기장에 대해 진지하게 생각한다. 나는 당신을 도우려고 이 책을 집필했다. 이제 여러분에게는 더 큰 피해를 예방할 수 있는 기본 도구와 자원, 그리고 다른 사람에게 가르쳐 줄 수 있는 굳건한 증거가 있다.

이 책을 읽으면서 알았겠지만, 전자기장이 우리 몸에 미치는 영향에 관한 연구는 억압받고 있다. 이 책이 지구를 이 해로운 주파수에서 보호하려면 행동해야 한다는 결론으로 이끌기를 진심으로 기원한다. 당신의 눈이 열리고 행동을 취할 영감을 받았기를 진심으로 바란다.

전자기장을 막는 데
유용한 도구와 제품

어쿠스티콤 2 Acousticom 2

이 기기는 무선 주파수만 측정하고, 크기는 카드만 해서 들고 다니기 쉽다. 나는 여행할 때 가지고 다닌다. 이 측정기는 실제 측정 결과를 디지털 화면으로 보여 주지 않는다. 그저 LED 불빛이 깜빡거리는 위치가 달라질 뿐이다. 하지만 무선 주파수 디버킹 전략을 실천하는 데는 아주 적절하다.

어쿠스티콤 2는 사용하기 쉽고 민감도도 매우 높다. 200㎒에서 8㎓ 사이의 무선 주파수가 나오는 발생원을 찾으면 소리가 나는데, 발생원에 가까워지면 소리가 점점 커진다. 무선 주파수 노출 정도와 발생원 위치를 직관적으로 찾고 이해하도록 도와준다.

어쿠스티콤 2는 불빛이 단계에 따라 변하면서 무선 주파수 강도를 나타내며, 최고값은 V/m로 표시한다. 최고값 측정치를 눈여겨보도록 한다.(평균값을 보는 것이 아니다.)

가격 : 21만 원 이하

세이프 앤 사운드 프로 Safe and Sound Pro

무선 주파수만 측정해서 어쿠스티콤 2와 견줄 만한 모델인데, 이 기기가 더 넓은 주파수 대역, 즉 200㎒에서 12㎓를 측정할 수 있다. 또 5.8㎓ 범위에 있는 와이파이와 무선전화기를 측정할 때는 어쿠스티콤 2보다 더 민감하다.(와이파이는 2.4㎓와 5.8㎓ 양쪽 주파수를 모두 사용한다.) 세이프 앤 사운드 프로는 스마트 전기 계량기에서 나오는 빠른 무선 주파수인 마이크로 펄스도 측정할 수 있다. 무선 주파수 최고값을 ㎼/㎡ 단위로 표시하며, 전력 밀도는 최대 200만㎼/㎡까지 측정한다. 무선 전자기장이 감지되면 스피커에서 소리가 나고, 소리 조절 스위치와 헤드폰 잭이 있다.

가격 : 43만 원 이하

세이프 앤 사운드 클래식 Safe and Sound Classic

무선 주파수만 측정하며 어쿠스티콤 2와 견줄 만하지만, 5.8㎓ 신호를 측정할 때 민감도가 더 높다. 클래식 모델은 무선 주파수 민감도, 주파수 대역 범위, 소리 조절 등이 더 값비싼 세이프 앤 사운드 프로와 같다.

차이점이라면 클래식 모델은 가격을 낮추기 위해 숫자 표시판을 없애고 LED 불빛만 일렬로 배열했다. 각각의 LED 설정값은 ㎼/㎡ 단위이며, 각 단계의 정확한 최고값은 사용 안내서를 참고해야 한다.

가격 : 21만 원 이하

코넷 ED88T 플러스 Cornet ED88T Plus

이 기기도 무선 주파수를 측정하지만 복합 기기이므로 전기장과 자기장도 측정할 수 있다. 사용 안내서가 매우 부실하지만 다행히도 적절한 사용법을 알려 주는 훌륭한 유튜브 영상이 많다.

무선 주파수 모드의 기능은 훌륭하며 어쿠스티콤 2보다 약간 더 넓은 주파수 범위, 즉 200㎒보다 낮은 100㎒ 대역까지 측정한다.

어쿠스티콤 2와의 차이점이 있다면 코넷은 0.0147V/m 혹은 0.005µW/m까지 측정할 수 있다는 것이다. 매우 낮고 정확한 측정값이지만 이보다 더 낮은 값은 측정할 수 없다. 어쿠스티콤 2는 0.01V/m까지 읽을 수 있다.

주의할 점은 이 측정기가 꽤 많은 정보를 보여 준다는 것이다. 예를 들어, 주파수 표시 기능(100㎒부터 2.7㎓)은 특정 영역에서 측정되는 가장 강한 무선 주파수 발생원의 주파수를 알려 준다. 간편하고 사용하기 쉬운 기기를 원한다면 이 측정기가 맞지 않을 테지만 두루 사용하고 싶다면 실망하지 않을 것이다. USB 소켓이 있어서 데이터 자동 기록도 가능하다.

어쿠스티콤 2처럼 코넷도 소리 기능이 있어서 무선 주파수 신호의 강도를 식별할 뿐만 아니라 그 신호를 발산하는 기기도 알 수 있다.

헤드폰을 이용하면 소리를 듣기가 편하다.(www.slt.co/Education/EMFSounds. aspx에 들어가서 영상 클립을 보면 다양한 마이크로파에서 나오는 소리를 들을 수 있다.)

가격: 21만 원 이하

일렉트로스모그 인디케이터 ESI-24 Electrosmog Indicator ESI-24

이 측정기는 3축 가우스 측정기가 있어서 3차원을 측정한다. 또 어쿠스티콤2 보다 무선 주파수 설정 시 소리가 좀 더 크고 민감도도 높다.

기본 설정은 자기장, 전기장, 무선 주파수를 동시에 측정하므로 다양한 주파수 사이의 차이점을 바로 알 수 있다. 무선 주파수는 민감도를 더 높게 설정할 수도 있다.

이 측정기는 실제 측정값을 나타내는 디지털 화면이 없다. LED 불빛만 단계에 맞춰 깜빡거리지만 전자기장 디버깅 전략에는 최적이다.

자기장을 측정할 때는 nT 값을 100으로 나누어서 nT 단위를 mG로 바꾼다.(1mG 는 100nT다.) 그 뒤 안전 기준값과 비교한다.

가격: 32만 원

트리필드 TF2 측정기 | Trifield TF2 Meter

구식 모델인 트리필드 측정기는 자기장 측정기로는 훌륭했기에 인기 있었지만 무선 주파수와 전기장 측정에서는 그다지 훌륭하다고 할 수 없었다. 새 모델인 트리필드 TF2 측정기에서는 이런 부분이 모두 업데이트되었다.

이 측정기로는 자기장 비가중치 설정만 사용하는 것이 좋다. 집의 이상적인 자기장 값은 낮에는 0.5mG(50nT) 이하고, 침실은 0.3mG(30nT) 이하다.

신형 모델인 트리필드 TF2는 무선 주파수 측정 기능이 코넷과 어쿠스티콤 2와 비교할 만하지만, 많은 전자기장 전문가는 신형 트리필드 TF2의 무선 주파수와 전기장 측정 기능이 뒤처진다고 평가했다.

이는 전기장 설정을 정확하게 하려면 측정기를 사용하는 사람의 몸이 반드시 접지되어야 하기 때문이다. 전기장을 측정하는 모든 훌륭한 측정기는 진짜 전기장 수치의 실제 측정값을 얻으려면 기기 자체가 접지되어야 한다.

무선 주파수를 측정할 때는 TF2 왼쪽 상단에 나타나는 최고값을 눈여겨보면 된다. 이 숫자는 이전 3초 동안 기기가 측정한 가장 높은 무선 주파수 측정값이다. 무선 주파수를 측정할 때는 기기 안에 있는 무선 주파수 안테나를 손으로 가리지 않도록 기기 아래쪽을 잡는다.

트리필드 TF2의 자기장 모드는 코넷과 민감도가 비슷하지만, 코넷보다는 3축으로 자기장을 측정하는 트리필드가 낫다.(코넷은 제대로 측정하려면 기기를 회전시켜야 한다.)

즉 TF2로 자기장을 측정하면 어떤 방향으로 들고 서 있어도 측정 지역에서는 같은 값을 얻을 수 있다. 그러나 코넷 ED88T 같은 1축 가우스 측정기로 가장 높은 측정값을 구하려면 X, Y, Z축의 세 방향으로 각각 측정해야 한다. 그렇지 않으면 진짜 자기장 값을 놓칠 수도 있다.(1축 가우스 측정기도 일단 사용하는 감을 잡으면 3축 가우스 측정기만큼 유용하게 쓸 수 있다.)

가격: 21만 원 이하

ENV RD-10

ENV RD-10은 세 가지 모드가 있어서 세 종류의 전자기장을 측정할 수 있다. 즉 세 가지 측정기를 한 기기에 넣어 놓은 셈이다. 가격 대비 민감도가 높으며 더 비싼 어쿠스티콤2, 코넷 ED88T 플러스, 트리필드 TF2와 비교해도 뒤떨어지지 않는다.

ENV RD-10은 윈도와 안드로이드에 연결해 데이터 자동 기록을 할 수 있다. 즉 휴대전화에 비행기 모드로 연결하거나 컴퓨터에 연결하면 LED 불빛을 해석하지 않고도 실제 측정값을 볼 수 있다. 한 손에 들어오는 작은 크기다. 아주 작아서 지갑에 넣을 수 있을 정도다. 시중에 나온 어떤 측정기보다도 훨씬 작다.

단점은 전자기장 모드 선택 스위치가 사용하기 불편하다는 것이다. 자기장 설정을 할 때는 다른 설정과 혼동하지 않도록 특별히 주의해야 한다.

크기는 진짜 측정기라는 생각이 들지 않을 정도로 작다. 하지만 탐지기로 쓸 수 있고 USB 케이블로 휴대전화나 컴퓨터에 연결하면 정확한 측정값을 볼 수 있어서 효과적으로 전자기장 측정기로 변신한다.

가격: 21만 원 이하

알파랩스 UHS2 3축 가우스 측정기 Alpha Labs UHS2 3-Axis Gaussmeter

자기장을 아주 정확한 3축 가우스 측정기로 측정하고 싶다면 이 기기를 사면 된다. 13Hz부터 75,000Hz(75㎑) 범위의 자기장을 측정할 수 있으며 여기에는 많은 불량전기 주파수가 포함된다.(불량전기는 전기장과 자기장을 구성 요소로 하는 60Hz 이상의 조화 주파수로 정의되며, 이 주파수는 북아메리카의 교류 전기 주파수라는 점을 잊지 않도록 한다.)

가격: 32만 원보다 조금 비싸다.

불량전기 측정기

많은 사람이 불량전기 측정을 간과하는 경향이 있다. 불량전기라는 전자기장을 측정하려면 별도의 측정기가 필요하다는 점이 이유 중의 하나일 것이다. 그러나 불량전기를 간과해서는 안 된다. 다른 전자기장 노출보다 덜 해로운 것도 아니고 누군가에게는 질병의 주요 원인일 수 있다.

다행스럽게도 측정은 어렵지 않다. 마틴 그레이엄 박사와 데이브 스테처는 초기에 불량전기를 연구하면서 스테처라이저 마이크로서지 측정기(Stetzerizer® Microsurge Meter)를 고안했다. 이 측정기를 벽 콘센트에 꽂기만 하면 불량전기 수치가 그레이엄-스테처(GS) 단위로 나타난다.

제조업체의 설명에 따르면, 마이크로서지 측정 결과는 이상적으로는 50GS 이하여야 한다. 50GS 이상이면 높은 수치를 나타내게 만드는 기기들을 없애고 노출을 줄여 주는 필터를 설치해야 한다. 그린웨이브(Greenwave)사도 스테처라이저 측정기의 대안으로 인기 있는 측정기를 만든다. 그린웨이브 측정기를 스테처라이저 측정기보다 선호하는 사람도 있고, 그 반대 경우도 있다. 이 부분은 개인적인 성향으로 보인다.

가격: 스테처와 그린웨이브 마이크로서지 측정기는 각각 약 11만 원 정도다.

※5G 신호의 밀리미터파 무선 주파수 측정에 관한 메모

진짜 5G 기기가 이용하는 20㎓ 이상의 주파수 대역은 이 목록에 있는 무선 주파수 측정기로는 측정할 수 없다. 그런 측정기는 아직 만들어지지 않았다. 스펙트럼 분석기 중에는 20㎓ 이상을 측정할 수 있는 기기도 있다. 하지만 스펙트럼 분석기는 매우 비싸고, 최고값보다는 평균값에 초점을 맞추며, 우리의 목적을 위해 사용하기에는 민감도가 떨어진다.

몇몇 회사와 공학자들이 20㎓ 이상 주파수를 탐지하는 측정기를 적당한 가격에 내놓기 위해 열심히 연구하고 있다.

스몰셀 안테나 중에는 4G 송신기가 달린 것도 있고, 5G 송신기가 달린 것도 있다는 점을 잊지 마라. 만약 운 나쁘게 여러분 근처에 설치된 스몰셀 안테나가 있다면 이 목록에 올라온 모든 무선 주파수 측정기는 4G 송신기가 달린 스몰셀 안테나에서 4G LTE 무선 주파수 신호를 적절하게 탐지할 것이다. 업데이트된 4G LTE 스몰셀 송신기에서 나오는 6㎓ 이하의 새로운 5G 신호도 이 목록에 있

는 모든 무선 주파수 측정기에 탐지될 것이다. 이 측정기들 대부분은 8㎓ 이상
의 주파수 대역도 측정할 수 있기 때문이다.

※마지막 두 가지 팁

- 전자기장 측정기는 모두 다르다. 예를 들어 앞에서 설명한 대부분 측정기는
1축 측정기이므로, 가장 높은 값을 얻으려면 여러 방향으로 향하게 해서 측
정해야 한다. 그러므로 제조업체가 만든 사용 안내서를 읽고 사용법을 숙지
해야 한다.
- 전자기장 측정기를 사용할 때는 체계적으로 움직여야 한다. 정확한 장소와
측정값을 기록할 노트를 준비해서 기록해 두는 것이 좋다. 그러면 몇 주, 혹
은 몇 달 후에 후속 측정을 할 때 그 측정값을 확인하고 다시 참고할 수 있다.

무선 주파수와 자기장 환산표

여기서 추천한 측정기 목록에서 볼 수 있듯이, 기기는 매우 다양하며 각각 특
정 단위 하나로 측정값을 보여 준다. 303~304쪽 환산표를 보고 측정기가 표
시하는 측정값 단위를 여러분이 알아볼 수 있는 단위로 바꾼다.

불량전기 필터

때로 불량전기 필터를 설치한 뒤 몸이 편치 않다고 느끼는 사람도 있다. 이런 일을 겪지 않으려면 필터를 설치하기 전에 7장에서 설명한 대로 전기 배선을 점검하는 것이 중요하다.

배선에 문제가 있다면, 필터가 불량전기 생성은 낮추지만 비정상적으로 높은 자기장을 집 안이나 아파트에 발산한다. 다행스럽게도 전기 배선 문제는 고칠 수 있다. 배선 오류를 해결하면 자기장이 증가할 걱정 없이 필터를 사용할 수 있다.(필터 주변 30~60㎝ 범위에 자체적인 자기장이 생성되므로 침대나 소파 바로 옆에 필터를 설치하지 않는다.)

이 필터는 전기 품질을 바꾼다. 따라서 필터를 설치한 뒤, 필터가 '전자기장을 걸러 낼' 때까지 2주 정도 기다렸다가 필터의 효율성을 판단한다.

가격 : 각각 2만 7,000원~3만 8,000원

집 전체 불량전기 필터

집 전체의 불량전기를 줄이는 기술도 있다. 내가 추천하는 것은 슈퍼파워 퍼펙트 박스다.

전기기사가 회로 차단 상자 옆에 설치해야 한다. 그래도 불량전기 필터가 필요하지만 필요한 필터 수는 훨씬 줄어들 것이다.

가격 : 163만 원(shieldedhealing.com)

차폐 전원 코드와 멀티탭

전자 기기에는 차폐된 전원 코드를 사용하고, 전자 기기를 차폐된 멀티탭에 연결해서 벽 콘센트에 연결한다.

가격 : 익스텐션과 기기용 전선은 7,000원~1만 6,000원, 멀티탭은 8만~9만 원
(Electrahealth.com)

노트북용 접지 전원 코드

노트북을 확실하게 접지하려면 접지 전원 코드를 사서 USB 포트에 꽂는다.

가격 : 9,000원(LessEMG.com)

차폐 전선

뮤코드(MμCord™)로 전등 배선을 교체한다. 특히 침실에 있는 전등을 고쳐야 한
다.(자격증이 있는 전기기사에게 맡기기를 권한다.)

가격 : 전선 30㎝당 2,000원(LessEMF.com)

이더넷 접지 어댑터 키트

이더넷 케이블을 접지하려면(그래서 불량전기 생성을 막으려면), 이더넷 접지 어댑
터 키트가 필요하다.

가격 : 3만 원(Electrahealth.com)

이더넷-USB 접지 어댑터

컴퓨터에 이더넷 케이블을 연결할 어댑터가 필요하다면 어댑터도 접지해야 한
다. 애플사의 선더볼트-이더넷 어댑터는 접지가 된다. 최신형 맥북은 USB-C-이
더넷 어댑터가 접지된다.(아마존베이직스 USB 3.1 타입-C 투 3 포트 USB 허브도 접지
된다.)

가격 : 약 2만 원

와이파이 없는 유선 라우터, 혹은 와이파이를 끌 수 있는 제품

트렌드넷 4 포트 브로드밴드 라우터는 와이파이가 없다. 넷기어 N750(모델 WND4300), N900(모델 WNDR4500), 혹은 AC1200(모델 R6230)은 와이파이 스 위치가 달린 라우터다.

유선 모뎀

아리스 서프보드는 케이블회사에서 승인한 유선 모뎀으로 유선 라우터나 와이 파이 스위치가 달린 라우터와 함께 사용할 수 있다.

가격 : 5만 4,000원~17만 원

무선 주파수 차폐용 철망 상자(라우터 덮개용)

시그널 테이머나 웨이브 케이지는 모두 LessEMF.com에서 살 수 있다. 라우터 가드는 스마트 미터 가드에서 사면 된다.

가격 : 시그널 테이머는 3만 8,000원, 웨이브 케이지는 1만 4,000원~2만 7,000원, 라우터 가드는 크기에 따라 6만 8,000원~9만 원

플리커 프리 모니터

아수스사의 플리커 프리 모니터는 아이케어 기술이 채택되었다.

가격 : 약 13만 6,000원 (크기와 상점에 따라 달라진다.)

스마트 전기, 가스, 수도 계량기 덮개

스마트 계량기가 발산하는 무선 주파수를 차폐하는 철망 덮개 는 smartmetercovers.com이나 smartmeterguard.com에서 산다. smartmeterguard.com에서는 스마트 가스나 수도 계량기를 덮는 무선 주파수

차폐용 천 덮개도 판매한다.

가격 : 6만 5,000원~17만 원 (크기에 따라 다르다.)

수동 플러그인 스위치

스위치가 달린 수동 플러그인 스위치도 사용할 수 있다. 큐브 탭이라고 부르며, 온라인 상점이나 지역 철물점에서 구매 가능하다.

가격 : 5,000원~1만 원

전자기장 차폐 의류

의복으로 우리 몸을 전자기장에서 보호한다. 모자부터 티셔츠, 장갑, 부르카까지 모든 것이 LessEMF.com에 있다.

가격 : 제품에 따라 다양하다.

차폐 페인트

내가 찾은 것 중 가장 좋은 것은 와이쉴드(YShield) 페인트로 'LessEMF.com'에서 팔고 있다.

가격 : 113g짜리 한 통에 3만 원

태양 전지판 변환 장치용 불량전기 필터

태양광 집열판 시스템에 설치하는 태양광 변환 장치 중에서 SMA 서니보이는 불량전기를 최소화하도록 설계되었다. 하지만 이런 필터도 불량전기를 만들어 낸다.

축전기/필터는 세이저전자에서 살 수 있다. 5㎾ 변환 장치(가장 일반적인 크기) 부품 번호는 50FC10이다. 불행하게도 세이저전자는 B2B 기업이라 일반 소비자에게는 문턱이 상당히 높다.

세이저전자에서 필터를 사서 전기기사를 고용한 뒤 태양광 변환 장치에 설치하는 과정은 까다로울 것이다. 하지만 내가 아는 한 이것이 유일한 방법이다. 변환 장치가 5kW가 아니라면 기술직원에게 5kW 부품의 부품 번호를 알려 주고 여러분에게 맞는 부품을 추천받아야 한다.

가격 : 세이저 축전기/필터 16만 원 이하.

베이비 모니터

일반적인 무선 비디오 베이비 모니터 대신 유선으로 연결할 수 있는 카메라와 마이크를 사용한다. 리모트 뷰잉(원격 보기) 기능이 있는 D-링크 HD 와이파이 카메라는 온라인에서 구할 수 있다. 카메라의 와이파이는 끄고 이더넷 케이블을 연결한다. 무선 주파수 측정기로 와이파이가 꺼졌는지 확인한다.

무선 주파수가 적게 나오는 신형 무선 베이비 모니터를 찾는다면 스마트노바 베이비 모니터를 산다. 일반 베이비 모니터보다 방사선이 97% 적게 나온다.(신모델이 개발 중이다.)

무선 주파수가 적게 발산되는 다른 제품 몇 가지도 젠틀너서리 홈페이지에 올라와 있으니 http://www.gentlenursery.com/natural-baby-regitry-guide/low-emission-baby-monitors/를 확인하도록 한다. 유럽에서는 누크베이비폰이 사용할 만하다.

복사열 바닥재

더 안전한 복사열 바닥재는 슬루터사의 디트라-히트 E-HK, 웜존사의 컴포트타일, 써모소프트사의 써모타일이 있다. 이 제품들은 설계 방식 때문에 자기장과 전기장이 매우 적게 발산된다.

조광 스위치

루트론사와 다른 고급품 제조업체들은 더 깨끗한 조광 스위치를 만든다. 또 루트론사, 크레스트론사, 콘트롤4사의 중앙 조명 제어시스템은 깨끗하고 값비싼 조광 스위치 모듈을 사용한다.

홈시어터 스피커에서 나는 전자 잡음을 제거하려 만들었지만, 플러그 뽑는 것을 잊었을 때 전기회로와 플라스틱 교류 전원 코드에서 불량전기를 제거하는 데도 도움이 된다.

적외선 사우나

가격이 저렴하고 좋은 사우나는 근적외선 사우나이며, 이 중에서도 가장 좋은 것은 사우나스페이스사(saunaspace.com) 제품이다. 접지와 차폐, 그리고 특수한 전(全) 스펙트럼 근적외선 전구를 사용해서 전자기장을 완벽하게 제거했다.

교육 사이트

임신을 계획한 여성 babysafeproject.org

5G 관련 지지 단체

미국

모든 5G 기술을 금지하라

petitions.moveon.org/sign/ban-all-5g-technology

지구와 우주에서 5G 중단을 위한 국제 청원 운동

www.5gspaceappeal.org

위험한 5G 스몰셀 설치를 중단하라

stop5g.whynotnews.eu/?page_id=580

글, 이메일, 전화로 행동하라

www.parentsforsafetechnology.org/stop-5g-spectrum-frontiers.html

전자파 과민증으로 스몰셀과 와이파이를 회피하고자 할 때

미국장애인법에 따라서 신청하는 법

www.electrosmogprevention.org/ada-accommodations-for-rf-exposures/
ada-for-es-to-avoid-small-cells-and-wifi

keepyourpower.org

www.5gcrisis.com (주변의 5G 단체 찾기)

샬럿시 의회를 설득해 5G를 중단하라

www.change.org/p/charlotte-area- residents-urging-city-council-to-halt-
5g-in-charlotte

아일랜드

무선 기술과 5G에 관한 골웨이 시민의식

www.facebook.com/events/2190209274396632

5G 중단을 위한 더블린시 회의

www.facebook.com/events/673336026446726

영국

탑스햄 5G 인식 이벤트

www.facebook.com/events/444897969609210

5G를 중단하라

www.facebook.com/events/601831420318009

5G 세계 2019 저항 운동

www.facebook.com/events/341771203144683

5G 중단 시위

docs.google.com/document/d/1wLFv3wlWDtc9kW81dOAa7
j9ejqCQVfOOH2xtXv5zNvA/edit?fbclid=IwAR28cEvFLeJngAcdyqmJCbkt2

gdUAJgh2YYeagjBBWHc1K5TPJ5UtuBHjcA

콘월과 실리제도의 5G 실험을 중단하라

you.38degrees.org.uk/petitions/ stop-the-trial-of-5g-on-the-isles-of-scilly-and-cornwall

호주

호주 5G 출시

www.communityrun.org/petitions/ 5g-roll-out-in-australia

호주의 5G 송신탑 위치

tottnews.com/2019/05/16/5g-tower-locations-australia/?fbclid= IwAR2G3f
iL1oVthsltKMVcc1vM8kGU7e_rLpJu4TxM5yXV6xjByUmhmmOata8

5G 없는 블루마운틴

www.no5gbluemountains.org/what-you-can-do.html

뉴질랜드

테리 타카우 진정서

www.parliament.nz/en/pb/petitions/ document/PET_87686/petition-of-terri-takau-stop-5g

자기장 환산표

가우스(G)	밀리가우스(mG)	마이크로가우스(μG)	테슬라(T)	밀리테슬라(μT)	마이크로테슬라(μT)	나노테슬라(nT)
0.000,000,01	0.000,01	0.01	0.000,000,000,001	0.000,000,001	0.000,001	0.001
0.000,0001	0.000,1	0.1	0.000,000,000,01	0.000,000,01	0.000,01	0.01
0.000,001	0.001	1	0.000,000,000,1	0.000,000,1	0.000,1	0.1
0.000,01	0.01	10	0.000,000,001	0.000,001	0.001	1
0.000,1	0.1	100	0.000,000,01	0.000,01	0.01	10
0.001	1	1,000	0.000,000,1	0.000,1	0.1	100
0.01	10	10,000	0.000,001	0.001	1	1,000
0.1	100	100,000	0.000,01	0.01	10	10,000
1	1,000	1,000,000	0.000,1	0.1	100	100,000
10	10,000	10,000,000	0.001	1	1,000	1,000,000
100	100,000	100,000,000	0.01	10	10,000	10,000,000

무선 주파수 'RF' 전력 밀도를 미터 단위당 전압 밀도로 바꾸는 환산표

mW/m	V/m	W/m²	mW/m²	μW/m²	W/cm²	mW/cm²	μW/cm²
0.001,94	0.000,001.94	0.000,000,000,000.01	0.000,000,000.01	0.000,000.01	0.000,000,000,000,000.001	0.000,000,000,000.001	0.000,000,000.001
0.006,14	0.000,006,14	0.000,000,000,000.1	0.000,000,000.1	0.000,000.1	0.000,000,000,000,000.01	0.000,000,000,000.01	0.000,000,000.01
0.019,4	0.000,019,4	0.000,000,000.001	0.000,000.001	0.000.001	0.000,000,000,000,000.1	0.000,000,000,000.1	0.000,000,000.1
0.0614	0.000,061,4	0.000,000,000.01	0.000,000.01	0.000.01	0.000,000,000,000.001	0.000,000,000.001	0.000,000.001
0.194	0.000,194	0.000,000,000.1	0.000,000.1	0.000.1	0.000,000,000,000.01	0.000,000,000.01	0.000,000.01
0.614	0.000,614	0.000,000.001	0.000.001	0.001	0.000,000,000,000.1	0.000,000,000.1	0.000,000.1
1.94	0.001,94	0.000,000.01	0.000.01	0.01	0.000,000,000.001	0.000,000.001	0.000.001
6.14	0.006,14	0.000,000.1	0.000.1	0.1	0.000,000,000.01	0.000,000.01	0.000.01
19.4	0.019,4	0.000.001	0.001	1	0.000,000,000.1	0.000,000.1	0.000.1
61.4	0.061,4	0.000.01	0.01	10	0.000,000.001	0.000.001	0.001
194	0.194	0.000.1	0.1	100	0.000,000.01	0.000.01	0.01
614	0.614	0.001	1	1,000	0.000,000.1	0.000.1	0.1
1,942	1.94	0.01	10	10,000	0.000.001	0.001	1
6,140	6.14	0.1	100	100,000	0.000.01	0.01	10
19,416	19.4	1	1,000	1,000,000	0.000.1	0.1	100
61,400	61.4	10	10,000	10,000,000	0.001	1	1,000
194,164	194	100	100,000	100,000,000	0.01	10	10,000
614,003	614	1,000	1,000,000	1,000,000,000	0.1	100	100,000
1,941,648	1942	10,000	10,000,000	10,000,000,000	1	1,000	1,000,000
6,140,032	6140	100,000	100,000,000	100,000,000,000	10	10,000	10,000,000

※ 주 : V/m와 mV/m는 어림했다.

부록 A

과량의 과산화아질산이 일으키는 손상

- 손상된 DNA를 PARP가 복구할 때 세포 내 NAD+ 저장량이 감소한다. 일단 과산화아질산이 가한 세포 내 손상 수준이 복구 가능성을 넘어서면, 세포는 세포 종말의 두 가지 주요 경로인 괴사나 세포자살을 통해 결국 죽는다.[1]

- 항산화제, 특히 글루타티온 저장량이 줄어든다.[2]

- 만성 염증이라는 자기 강화적 악순환의 고리가 생성된다.[3]

- 막, 리포솜, 지질단백질의 지질 과산화가 촉발된다. 고도불포화지방산에서 수소 원자가 빠져나가면서 지질 라디칼이 생성되어 프리라디칼 반응이 증폭되고 막 지질이 분해되면서 심혈관계 질환의 위험이 커진다.[4]

- 산화질소 과잉 생산과 연관되어 암을 일으키는 DNA 돌연변이를 유도하는 대표 종이다.[5]

- 산화 스트레스로 인한 미토콘드리아 단백질 손상을 악화시킨다.[6]

- 단백질 구조와 기능을 변형한다.[7]

- 미토콘드리아 전자 전달계의 구성 요소 대부분을 억제해서 ATP가 줄어든다.[8]

- 초과산화물불균등화 효소를 억제해서 국지적으로 생성된 초과산화물의 분해를 막는다. 이는 다시 과산화아질산 형성을 촉진한다.[9]

- 미엘린 지질의 과산화 반응을 촉발해서 수초 탈락으로 이어진다. 이는 신경계의 염증성 질환에서 중요한 역할을 한다.[10]

- 프로스타글란딘 I_2 합성 효소(프로스타시클린 생성 효소라고도 한다.)를 억제해서 내피 세포 기능 장애를 일으킨다. 또 산화질소 합성 효소의 중앙에 있는 아연티올레트를 산화시켜 효소가 비활성화되면서 내피 세포의 산화질소 생성을 제한한다.[11]

- 단백질의 타이로신 나이트로화 반응을 일으킨다. 이 반응은 심혈관계 질환과 신경퇴행성 질환에서 일관되게 관찰된다.[12]

- 세포 내 NAD가 PARP에 의존적으로 감소한다. 이는 내피 세포의 NADPH 저장량을 줄어들게 해서 산화질소 형성도 억제할 수 있다. NADPH는 산화질소 합성 효소의 중요한 보조인자다.[13]

- 나이 들수록 산화환원-민감성 전사인자인 NFκB가 활성화된다. NFκB는 광범위한 유전자 전사를 유도하며, 여기에는 TNF-α, IL-6, IL-1β 등의 사이토카인처럼 염증 반응에 관련된 유전자가 포함된다.[14]

- 테트라하이드라바이오프테린(BH4)을 산화시켜 감소시킨다. 그러면 부분적으로 산화질소 합성 효소(eNOS, nNOS, iNOS)들의 짝풀림이 일어나고, 짝풀림 된 효소들은 산화질소 대신 초과산화물을 생성한다.[15]

- 미토콘드리아 내막에 있는 카디오리핀의 과산화 반응을 일으킨다. 이는 전자 전달계의 몇몇 효소 활성을 낮추어 ATP 합성을 저해한다.[16]

- 망간-초과산화물불균등화효소 활성을 억누르고, 미토콘드리아를 신경 퇴행에 더 취약하게 만든다.[17]

부록 B

전자기장의 해로운 영향력을 증명한 연구

• 세포 DNA 손상: 세포 DNA에 외가닥, 혹은 쌍가닥 DNA 절단이 일어나고 DNA 염기가 산화되면서 염색체 변화와 그 외 다른 돌연변이가 일어난다.

1. Glaser ZR, PhD. "Naval Medical Research Institute Research Report." Bibliography of Reported Biological Phenomena ("Effects") and Clinical Manifestations Attributed to Microwave and Radio-Frequency Radiation. Report No. 2, revised. (June 1971). https://apps.dtic.mil/dtic/tr/fulltext/u2/750271.pdf. Accessed September 9, 2017.

2. Goldsmith JR. "Epidemiologic Evidence Relevant to Radar (Microwave) Effects." *Environmental Health Perspectives*. Vol. 105, supplement 6. (December 1997): 1579-1587. doi: 10.1289/ehp.97105s61579.

3. Yakymenko IL, Sidorik EP, Tsybulin AS. "Metabolic Changes in Cells Under Electromagnetic Radiation of Mobile Communication Systems." [Article in Russian] *Ukrainskii Biokhimicheskii Zhurnal* (1999). Vol. 83, no. 2. (March-April 2011): 20-28.

4. Aitken RJ, De Iuliis GN. "Origins and Consequences of DNA Damage in Male Germ Cells." *Reproductive BioMedicine Online*. Vol. 14, no. 6. (June 2007): 727-733. doi: 10.1016/S1472-6483(10)60676-1.

5. Hardell L, Sage C. "Biological Effects from Electromagnetic Field Exposure and Public Exposure Standards." *Biomedicine & Pharmacotherapy*. Vol. 62, no. 2. (February 2008): 104-109. doi: 10.1016/j.biopha.2007.12.004.

6. Hazout A, Menezo Y, Madelenat P, Yazbeck C, Selva J, Cohen-Bacrie P. "Causes and Clinical Implications of Sperm DNA Damages." [Article in French] *Gynécologie Obstétrique & Fertilité*. Vol. 36, no. 11. (November 2008): 1109- 1117.doi: 10.1016/j.gyobfe.2008.07.017.

7. Phillips JL, Singh NP, Lai H. "Electromagnetic Fields and DNA Damage." *Pathophysiology*. Vol. 16, no. 2-3. (August 2009): 79-88. doi: 10.1016/j.pathophys.2008.11.005.

8. Ruediger HW. "Genotoxic Effects of Radiofrequency Electromagnetic Fields." *Pathophysiology*. Vol. 16, no. 2-3. (August 2009): 89-102. doi: 10.1016/j.pathophys.2008.11.004.

9. Makker K, Varghese A, Desai NR, Mouradi R, Agarwal A. "Cell Phones: Modern Man's Nemesis?" *Reproductive BioMedicine Online*. Vol. 18, no 1. (January 2009): 148-157. doi: 10.1016/S1472-6483(10)60437-3.

10. Yakymenko I, Sidorik E. "Risks of Carcinogenesis from Electromagnetic Radiation and Mobile Telephony Devices." *Experimental Oncology*. Vol. 32, no. 2. (June 2010): 54-60.

11. Yakymenko IL, Sidorik EP, Tsybulin AS. "Metabolic Changes in Cells Under Electromagnetic Radiation of Mobile Communication Systems." [Article in Russian] *Ukrainskii Biokhimicheskii Zhurnal* (1999). Vol. 83, no. 2. (March-April 2011): 20-28.

12. Gye MC, Park CJ. "Effect of Electromagnetic Field Exposure on the Reproductive System." *Clinical and Experimental Reproductive Medicine*. Vol. 39, no. 1. (March 2012): 1-9. doi: 10.5653/cerm.2012.39.1.1.

13. Pall ML. "Electromagnetic Fields Act via Activation of Voltage-Gated Calcium Channels to Produce Beneficial or Adverse Effects." *Journal of Cellular and Molecular Medicine*. Vol. 17, no. 8. (August 2013): 958-965. doi: 10.1111/jcmm.12088.

14. Pall ML. "Scientific Evidence Contradicts Findings and Assumptions of Canadian Safety Panel 6: Microwaves Act Through Voltage-Gated Calcium Channel Activation to Induce Biological Impacts at Non-Thermal Levels, Supporting a Paradigm Shift for Microwave/Lower Frequency Electromagnetic Field Action." *Reviews on Environmental Health*. Vol. 30, no. 2. (May 2015): 99-116. doi: 10.1515/reveh-2015-0001.

15. Hensinger P, Wilke E. "Mobilfunk-Studienergebnisse bestätigen Risiken Studienrecherche 2016-4 veröffentlicht." *Umwelt Medizin Gesellshaft*. Vol. 29, no. 3. (2016).

16. Houston BJ, Nixon B, King BV, De Iuliis GN, Aitken RJ. "The Effects of Radiofrequency Electromagnetic Radiation on Sperm Function." *Reproduction*. Vol. 152, no. 6. (December 2016): R263-R276. doi: 10.1530/REP-16-0126.

17. Batista Napotnik T, Reberšek M, Vernier PT, Mali B, Miklavčič D. "Effects of High Voltage Nanosecond Electric Pulses on Eukaryotic Cells (In Vitro): A Systematic Review." *Bioelectrochemistry*. Vol. 110. (August 2016): 1-12. doi: 10.1016/j.bioelechem.2016.02.011.

18. Asghari A, Khaki AA, Rajabzadeh A, Khaki A. "A Review on Electromagnetic Fields (EMFs) and the Reproductive System." *Electronic Physician*. Vol. 8, no. 7. (July 2016): 2655-2662. doi: 10.19082/2655.

19. Pall ML. "Chapter 7: How Cancer Can Be Caused by Microwave Frequency Electromagnetic Field (EMF) Exposures: EMF Activation of Voltage-Gated Calcium Channels (VGCCs) Can Cause Cancer Including Tumor Promotion, Tissue Invasion

and Metastasis via 15 Mechanisms." In Markov M (Ed). *Mobile Communications and Public Health* (pp 163-184). New York, CRC Press, 2018.

20. Pall ML. "Wi-Fi Is an Important Threat to Human Health." *Environmental Research*. Vol. 164. (July 2018): 405-416. doi: 10.1016/j.envres.2018.01.035.

21. Wilke I. "Biological and Pathological Effects of 2.45 GHz Radiation on Cells, Fertility, Brain and Behavior." *Umwelt Medizin Gesellschaft*. Vol. 31, supplement 1. (2018): 1-32.

• 남성의 생식 능력이 낮아지며, 정소의 조직 재구성에 따른 변화, 정자 수와 정자의 질 감소가 포함된다. 여성의 생식 능력도 감소해서 난소 조직 재구성, 난모 세포(여포) 손실이 일어난다. 또 에스트로겐이나 프로게스테론, 테스토스테론 등 성 호르몬 농도의 감소, 자연 유산 증가, 성욕의 감소가 일어난다.

1. Glaser ZR, PhD. "Naval Medical Research Institute Research Report." *Bibliography of Reported Biological Phenomena ("Effects") and Clinical Manifestations Attributed to Microwave and Radio-Frequency Radiation. Report No. 2, revised*. (June 1971). https://apps.dtic.mil/dtic/tr/fulltext/u2/750271.pdf. Accessed September 9, 2017.

2. Tolgskaya MS, Gordon ZV. *Pathological Effects of Radio Waves*, translated by B Haigh. New York/London, Consultants Bureau, 1973, 146 pages. doi: 10.1007/978-1-4684-8419-9.

3. Goldsmith JR. "Epidemiologic Evidence Relevant to Radar (Microwave) Effects." *Environmental Health Perspectives*. Vol. 105, supplement 6. (December 1997): 1579-1587. doi: 10.1289/ehp.97105s61579.

4. Aitken RJ, De Iuliis GN. "Origins and Consequences of DNA Damage in Male Germ Cells." *Reproductive BioMedicine Online*. Vol. 14, no. 6. (June 2007): 727-733. doi: 10.1016/S1472-6483(10)60676-1.

5. Hazout A, Menezo Y, Madelenat P, Yazbeck C, Selva J, Cohen-Bacrie P. "Causes and Clinical Implications of Sperm DNA Damages." [Article in French] *Gynécologie Obstétrique & Fertilité*. Vol. 36, no. 11. (November 2008): 1109- 1117.doi: 10.1016/j.gyobfe.2008.07.017.

6. Makker K, Varghese A, Desai NR, Mouradi R, Agarwal A. "Cell Phones: Modern Man's Nemesis?" *Reproductive BioMedicine Online*. Vol. 18, no 1. (January 2009): 148-157. doi: 10.1016/S1472-6483(10)60437-3.

7. Kang N, Shang XJ, Huang YF. "Impact of Cell Phone Radiation on Male Reproduction." [Article in Chinese] *Zhonghua Nan Ke Xue*. Vol. 16, no. 11. (November 2010): 1027-1030.

8. Gye MC, Park CJ. "Effect of Electromagnetic Field Exposure on the Reproductive System." *Clinical and Experimental Reproductive Medicine*. Vol. 39, no. 1. (March 2012): 1-9. doi: 10.5653/cerm.2012.39.1.1.

9. La Vignera S, Condorelli RA, Vicari E, D'Agata R, Calogero AE. "Effects of the Exposure to Mobile Phones on Male Reproduction: A Review of the Literature." *Journal of Andrology*. Vol. 33, no. 3. (May-June 2012): 350-356. doi: 10.2164/jandrol.111.014373.

10. Carpenter DO. "Human Disease Resulting from Exposure to Electromagnetic Fields." *Reviews on Environmental Health*. Vol. 28, no. 4. (2013): 159-172. doi: 10.1515/reveh-2013-0016.

11. Nazıroğlu M, Yüksel M, Köse SA, Özkaya MO. "Recent Reports of Wi-Fi and Mobile Phone-Induced Radiation on Oxidative Stress and Reproductive Signaling Pathways in Females and Males." *The Journal of Membrane Biology*. Vol. 246, no. 12. (December 2013): 869-875. doi: 10.1007/s00232-013-9597-9.

12. Adams JA, Galloway TS, Mondal D, Esteves SC, Mathews F. "Effect of Mobile Telephones on Sperm Quality: A Systematic Review and Meta-Analysis." *Environment International*. Vol. 70. (September 2014): 106-112. doi: 10.1016/j.envint.2014.04.015.

13. Liu K, Li Y, Zhang G, Liu J, Cao J, Ao L, Zhang S. "Association Between Mobile Phone Use and Semen Quality: A Systematic Review and Meta-Analysis." *Andrology*. Vol 2, no. 4. (July 2014): 491-501. doi: 10.1111/j.2047-2927.2014.00205.x.

14. K Sri N. "Mobile Phone Radiation: Physiological & Pathophysiological Considerations. *Indian Journal of Physiology and Pharmacology*. Vol. 59, no. 2. (April 2015): 125-135.

15. Hensinger P, Wilke E. "Mobilfunk-Studienergebnisse bestätigen Risiken Studienrecherche 2016-4 veröffentlicht." *Umwelt Medizin Gesellshaft*. Vol. 29, no. 3. (2016).

16. Houston BJ, Nixon B, King BV, De Iuliis GN, Aitken RJ. "The Effects of Radiofrequency Electromagnetic Radiation on Sperm Function." *Reproduction*. Vol. 152, no. 6. (December 2016): R263-R276. doi: 10.1530/REP-16-0126.

17. Pall ML. "Wi-Fi Is an Important Threat to Human Health." *Environmental Research*. Vol. 164. (July 2018): 405-416. doi: 10.1016/j.envres.2018.01.035.

18. Wilke I. "Biological and Pathological Effects of 2.45 GHz Radiation on Cells, Fertility, Brain and Behavior." *Umwelt Medizin Gesellschaft*. Vol. 31, supplement 1. (2018): 1-32.

• 신경학적/신경 정신과적 효과

1. Marha K. "ATD Report 66-92." *Biological Effects of High-Frequency Electromagnetic Fields (Translation)*. ATD Work Assignment. No. 78, task 11. (July 13, 1966). http://www.dtic.mil/docs/citations/AD0642029. Accessed March 12, 2018.

2. Glaser ZR, PhD. "Naval Medical Research Institute Research Report." *Bibliography of Reported Biological Phenomena ("Effects") and Clinical Manifestations Attributed to Microwave and Radio-Frequency Radiation. Report No. 2, revised*. (June 1971). https://apps.dtic.mil/dtic/tr/fulltext/u2/750271.pdf. Accessed September 9, 2017.

3. Tolgskaya MS, Gordon ZV. *Pathological Effects of Radio Waves*, translated by B Haigh. New York/London, Consultants Bureau, 1973, 146 pages. doi: 10.1007/978-1-4684-8419-9.

4. Bise W. "Low Power Radio-Frequency and Microwave Effects on Human Electroencephalogram and Behavior." *Physiological Chemistry and Physics*. Vol. 10, no. 5. (1978): 387-398.

5. Raines, JK. "National Aeronautics and Space Administration Report." *Electromagnetic Field Interactions with the Human Body: Observed Effects and Theories*. (April 1981): 116 pages.

6. Frey AH. "Electromagnetic Field Interactions with Biological Systems." *The FASEB Journal*. Vol. 7, no. 2. (February 1, 1993): 272-281. doi: 10.1096/fasebj.7.2.8440406.

7. Lai H. "Neurological Effects of Radiofrequency Electromagnetic Radiation." In JC Lin (Ed). *Advances in Electromagnetic Fields in Living Systems, Vol*. 1 (pp 27-88). New York, Plenum Press, 1994.

8. Grigor'ev IuG. "Role of Modulation in Biological Effects of Electromagnetic Radiation." [Article in Russian] *Radiatsionnaia Biologiia Radioecologiia*. Vol. 36, no. 5. (September-October 1996): 659-670.

9. Lai, H. "Mobile Phone and Health Symposium Workshop Paper." *Neurological Effects of Radiofrequency Electromagnetic Radiation*. (1998). http://www.mapcruzin.com/radiofrequency/henry_lai2.htm.

10. Aitken RJ, De Iuliis GN. "Origins and Consequences of DNA Damage in Male Germ Cells." *Reproductive BioMedicine Online*. Vol. 14, no. 6. (June 2007): 727-733. doi: 10.1016/S1472-6483(10)60676-1.

11. Hardell L, Sage C. "Biological Effects from Electromagnetic Field Exposure and Public Exposure Standards." *Biomedicine & Pharmacotherapy*. Vol. 62, no. 2. (February 2008): 104-109. doi: 10.1016/j.biopha.2007.12.004.

12. Makker K, Varghese A, Desai NR, Mouradi R, Agarwal A. "Cell Phones: Modern Man's Nemesis?" *Reproductive BioMedicine Online*. Vol. 18, no 1. (January 2009): 148-157. doi: 10.1016/S1472-6483(10)60437-3.

13. Khurana VG, Hardell L, Everaert J, Bortkiewicz A, Carlberg M, Ahonen M. "Epidemiological Evidence for a Health Risk from Mobile Phone Base Stations." *International Journal of Occupational and Environmental Health*. Vol. 16, no. 3. (July-September 2010): 263-267. doi: 10.1179/107735210799160192.

14. Levitt BB, Lai H. "Biological Effects from Exposure to Electromagnetic Radiation Emitted by Cell Tower Base Stations and Other Antenna Arrays." *Environmental Reviews*. Vol. 18, no. 1. (2010): 369-395. doi.org/10.1139/A10-018.

15. Carpenter DO. "Human Disease Resulting from Exposure to Electromagnetic Fields." *Reviews on Environmental Health*. Vol. 28, no. 4. (2013): 159-172. doi: 10.1515/reveh-2013-0016.

16. Politański P, Bortkiewicz A, Zmyślony M. "Effects of Radio- and Microwaves Emitted by Wireless Communication Devices on the Functions of the Nervous System Selected Elements." [Article in Polish] *Medycyna Pracy*. Vol. 67, no. 3. (2016): 411-421. doi: 10.13075/mp.5893.00343.

17. Hensinger P, Wilke E. "Mobilfunk-Studienergebnisse bestätigen Risiken Studienrecherche 2016-4 veröffentlicht." *Umwelt Medizin Gesellschaft*. Vol. 29, no. 3. (2016).

18. Pall ML. "Microwave Frequency Electromagnetic Fields (EMFs) Produce Widespread Neuropsychiatric Effects Including Depression." *Journal of Chemical Neuroanatomy*. Vol. 75, part B. (September 2016): 43-51. doi:10.1016/j.jchemneu.2015.08.001.

19. Hecht, K. "Brochure 6: Brochure Series of the Competence Initiative for the Protection of Humanity, the Environment and Democracy." *Health Implications of Long-Term Exposures to Electrosmog*. (2016). http://kompetenzinitiative.net/KIT/wp-content/uploads/2016/07/KI_Brochure-6_K_Hecht_web.pdf. Accessed February 11, 2018.

20. Sangün Ö, Dündar B, Çömlekçi S, Büyükgebiz A. "The Effects of Electromagnetic Field on the Endocrine System in Children and Adolescents." *Pediatric Endocrinology Reviews*. Vol. 13, no. 2. (December 2015): 531-545.

21. Belyaev I, Dean A, Eger H, Hubmann G, Jandrisovits R, Kern M, Kundi M, Moshammer H, Lercher P, Müller K, Oberfeld G, Ohnsorge P, Pelzmann P, Scheingraber C, Thill R. "EUROPAEM EMF Guideline 2016 for the Prevention, Diagnosis and Treatment of EMF-Related Health Problems and Illnesses." *Reviews on Environmental Health*. Vol. 31, no. 3. (September 2016): 363-397. doi: 10.1515/reveh-2016-0011.

22. Zhang J, Sumich A, Wang GY. "Acute Effects of Radiofrequency Electromagnetic Field Emitted by Mobile Phone on Brain Function." *Bioelectromagnetics*. Vol. 38, no 5. (July 2017): 329-338. doi: 10.1002/bem.22052.

23. Lai H. "Chapter 8: A Summary of Recent Literature (2007–2017) on Neurological Effects of Radio Frequency Radiation." In Markov M (Ed). *Mobile Communications and Public Health* (pp 185-220). New York, CRC Press, 2018.

24. Pall ML. "Wi-Fi Is an Important Threat to Human Health." *Environmental Research*. Vol. 164. (July 2018): 405-416. doi: 10.1016/j.envres.2018.01.035.

25. Wilke I. "Biological and Pathological Effects of 2.45 GHz Radiation on Cells, Fertility, Brain and Behavior." *Umwelt Medizin Gesellschaft*. Vol. 31, supplement 1. (2018): 1-32.

• 세포 자살/세포의 죽음(신경퇴행성 질환 발생에서 중요한 과정이며, 불임에서도 중요하다.)

1. Glaser ZR, PhD. "Naval Medical Research Institute Research Report." Bibliography of Reported Biological Phenomena ("Effects") and Clinical Manifestations Attributed to Microwave and Radio-Frequency Radiation. Report No. 2, revised. (June 1971). https://apps.dtic.mil/dtic/tr/fulltext/u2/750271.pdf. Accessed September 9, 2017.

2. Tolgskaya MS, Gordon ZV. Pathological Effects of Radio Waves, translated by B Haigh. New York/London, Consultants Bureau, 1973, 146 pages. doi: 10.1007/978-1-4684-8419-9.

3. Raines, JK. "National Aeronautics and Space Administration Report." *Electromagnetic Field Interactions with the Human Body: Observed Effects and Theories*. (April 1981): 116 pages.

4. Hardell L, Sage C. "Biological Effects from Electromagnetic Field Exposure and Public Exposure Standards." *Biomedicine & Pharmacotherapy*. Vol. 62, no. 2. (February 2008): 104-109. doi: 10.1016/j.biopha.2007.12.004.

5. Makker K, Varghese A, Desai NR, Mouradi R, Agarwal A. "Cell Phones: Modern Man's Nemesis?" *Reproductive BioMedicine Online*. Vol. 18, no 1. (January 2009): 148-157. doi: 10.1016/S1472-6483(10)60437-3.

6. Levitt BB, Lai H. "Biological Effects from Exposure to Electromagnetic Radiation Emitted by Cell Tower Base Stations and Other Antenna Arrays." *Environmental Reviews*. Vol. 18, no. 1. (2010): 369-395. doi.org/10.1139/A10-018.

7. Yakymenko I, Sidorik E. "Risks of Carcinogenesis from Electromagnetic Radiation and Mobile Telephony Devices." *Experimental Oncology*. Vol. 32, no. 2. (June 2010): 54-60.

8. Yakymenko IL, Sidorik EP, Tsybulin AS. "Metabolic Changes in Cells Under Electromagnetic Radiation of Mobile Communication Systems." [Article in Russian] *Ukrainskii Biokhimicheskii Zhurnal* (1999). Vol 83, no. 2. (March-April 2011): 20-28.

9. Pall ML. "Electromagnetic Fields Act via Activation of Voltage-Gated Calcium Channels to Produce Beneficial or Adverse Effects." *Journal of Cellular and Molecular Medicine*. Vol. 17, no. 8. (August 2013): 958-965. doi: 10.1111/jcmm.12088.

10. Pall ML. "Microwave Frequency Electromagnetic Fields (EMFs) Produce Widespread Neuropsychiatric Effects Including Depression." *Journal of Chemical Neuroanatomy*. Vol. 75, part B. (September 2016): 43-51. doi:10.1016/j.jchemneu.2015.08.001.

11. Batista Napotnik T, Reberšek M, Vernier PT, Mali B, Miklavčič D. "Effects of High Voltage Nanosecond Electric Pulses on Eukaryotic Cells (In Vitro): A Systematic Review." *Bioelectrochemistry*. Vol. 110. (August 2016): 1-12. doi: 10.1016/j.bioelechem.2016.02.011.

12. Asghari A, Khaki AA, Rajabzadeh A, Khaki A. "A Review on Electromagnetic Fields (EMFs) and the Reproductive System." *Electronic Physician*. Vol. 8, no. 7. (July 2016): 2655-2662. doi: 10.19082/2655.

13. Pall ML. "Wi-Fi Is an Important Threat to Human Health." *Environmental Research*. Vol. 164. (July 2018): 405-416. doi: 10.1016/j.envres.2018.01.035.

• 산화 스트레스/프리라디칼 손상(거의 모든 만성 질환에 연관되는 중요한 기전이자 세포 DNA 손상의 직접적인 원인이다.)

1. Raines, JK. "National Aeronautics and Space Administration Report." *Electromagnetic Field Interactions with the Human Body: Observed Effects and Theories*. (April 1981): 116 pages.

2. Hardell L, Sage C. "Biological Effects from Electromagnetic Field Exposure and Public Exposure Standards." *Biomedicine & Pharmacotherapy*. Vol. 62, no. 2. (February 2008): 104-109. doi: 10.1016/j.biopha.2007.12.004.

3. Hazout A, Menezo Y, Madelenat P, Yazbeck C, Selva J, Cohen-Bacrie P. "Causes and Clinical Implications of Sperm DNA Damages." [Article in French] *Gynécologie Obstétrique & Fertilité*. Vol. 36, no. 11. (November 2008): 1109- 1117. doi: 10.1016/j.gyobfe.2008.07.017.

4. Makker K, Varghese A, Desai NR, Mouradi R, Agarwal A. "Cell Phones: Modern Man's Nemesis?" *Reproductive BioMedicine Online*. Vol. 18, no 1. (January 2009): 148-157. doi: 10.1016/S1472-6483(10)60437-3.

5. Desai NR, Kesari KK, Agarwal A. "Pathophysiology of Cell Phone Radiation:

Oxidative Stress and Carcinogenesis with Focus on Male Reproductive System." *Reproductive Biology and Endocrinology*. Vol. 7. (October 22, 2009): 114. doi: 10.1186/1477-7827-7-114.

6. Yakymenko I, Sidorik E. "Risks of Carcinogenesis from Electromagnetic Radiation and Mobile Telephony Devices." *Experimental Oncology*. Vol. 32, no. 2. (June 2010): 54-60.

7. Yakymenko IL, Sidorik EP, Tsybulin AS. "Metabolic Changes in Cells Under Electromagnetic Radiation of Mobile Communication Systems." [Article in Russian] *Ukrainskii Biokhimicheskii Zhurnal* (1999). Vol 83, no. 2. (March-April 2011): 20-28.

8. Consales C, Merla C, Marino C, Benassi B. "Electromagnetic Fields, Oxidative Stress, and Neurodegeneration." *International Journal of Cell Biology*. Vol. 2012. (2012): 683897. doi: 10.1155/2012/683897.

9. La Vignera S, Condorelli RA, Vicari E, D'Agata R, Calogero AE. "Effects of the Exposure to Mobile Phones on Male Reproduction: A Review of the Literature." *Journal of Andrology*. Vol. 33, no. 3. (May-June 2012): 350-356. doi: 10.2164/jandrol.111.014373.

10. Pall ML. "Electromagnetic Fields Act via Activation of Voltage-Gated Calcium Channels to Produce Beneficial or Adverse Effects." *Journal of Cellular and Molecular Medicine*. Vol. 17, no. 8. (August 2013): 958-965. doi: 10.1111/jcmm.12088.

11. Nazıroğlu M, Yüksel M, Köse SA, Özkaya MO. "Recent Reports of Wi-Fi and Mobile Phone-Induced Radiation on Oxidative Stress and Reproductive Signaling Pathways in Females and Males." *The Journal of Membrane Biology*. Vol. 246, no. 12. (December 2013): 869-875. doi: 10.1007/s00232-013-9597-9.

12. Pall ML. "Scientific Evidence Contradicts Findings and Assumptions of Canadian Safety Panel 6: Microwaves Act Through Voltage-Gated Calcium Channel Activation to Induce Biological Impacts at Non-Thermal Levels, Supporting a Paradigm Shift for Microwave/Lower Frequency Electromagnetic Field Action." *Reviews on Environmental Health*. Vol. 30, no. 2. (May 2015): 99-116. doi: 10.1515/reveh-2015-0001.

13. Yakymenko I, Tsybulin O, Sidorik E, Henshel D, Kyrylenko O, Kysylenko S. "Oxidative Mechanisms of Biological Activity of Low-Intensity Radiofrequency Radiation." *Electromagnetic Biology and Medicine*. Vol. 35, no. 2. (2016): 186-202. doi: 10.3109/15368378.2015.1043557.

14. Hensinger P, Wilke E. "Mobilfunk-Studienergebnisse bestätigen Risiken Studienrecherche 2016-4 veröffentlicht." *Umwelt Medizin Gesellshaft*. Vol. 29, no. 3. (2016).

15. Houston BJ, Nixon B, King BV, De Iuliis GN, Aitken RJ. "The Effects of

Radiofrequency Electromagnetic Radiation on Sperm Function." *Reproduction*. Vol. 152, no. 6. (December 2016): R263-R276. doi: 10.1530/REP-16-0126.

16. Dasdag S, Akdag MZ. "The Link Between Radiofrequencies Emitted from Wireless Technologies and Oxidative Stress." *Journal of Chemical Neuroanatomy*. Vol. 75, part B. (September 2016): 85-93. doi: 10.1016/j.jchemneu.2015.09.001.

17. Wang H, Zhang X. "Magnetic Fields and Reactive Oxygen Species." *International Journal of Molecular Sciences*. Vol. 18, no. 10. (October 2017): 2175.doi: 10.3390/ijms18102175.

18. Pall ML. "Wi-Fi Is an Important Threat to Human Health." *Environmental Research*. Vol. 164. (July 2018): 405-416. doi: 10.1016/j.envres.2018.01.035.

19. Wilke I. "Biological and Pathological Effects of 2.45 GHz Radiation on Cells, Fertility, Brain and Behavior." *Umwelt Medizin Gesellschaft*. Vol. 31, supplement 1. (2018): 1-32.

• 내분비/호르몬 효과

1. Glaser ZR, PhD. "Naval Medical Research Institute Research Report." Bibliography of Reported Biological Phenomena ("Effects") and Clinical Manifestations Attributed to Microwave and Radio-Frequency Radiation. Report No. 2, revised. (June 1971). https://apps.dtic.mil/dtic/tr/fulltext/u2/750271.pdf. Accessed September 9, 2017.

2. Tolgskaya MS, Gordon ZV. *Pathological Effects of Radio Waves*, translated by B Haigh. New York/London, Consultants Bureau, 1973, 146 pages. doi: 10.1007/978-1-4684-8419-9.

3. Raines, JK. "National Aeronautics and Space Administration Report." *Electromagnetic Field Interactions with the Human Body: Observed Effects and Theories*. (April 1981): 116 pages.

4. Hardell L, Sage C. "Biological Effects from Electromagnetic Field Exposure and Public Exposure Standards." *Biomedicine & Pharmacotherapy*. Vol. 62, no. 2. (February 2008): 104-109. doi: 10.1016/j.biopha.2007.12.004.

5. Makker K, Varghese A, Desai NR, Mouradi R, Agarwal A. "Cell Phones: Modern Man's Nemesis?" *Reproductive BioMedicine Online*. Vol. 18, no 1. (January 2009): 148-157. doi: 10.1016/S1472-6483(10)60437-3.

6. Gye MC, Park CJ. "Effect of Electromagnetic Field Exposure on the Reproductive System." *Clinical and Experimental Reproductive Medicine*. Vol. 39, no. 1. (March 2012): 1-9. doi: 10.5653/cerm.2012.39.1.1.

7. Pall ML. "Scientific Evidence Contradicts Findings and Assumptions of Canadian Safety Panel 6: Microwaves Act Through Voltage-Gated Calcium Channel Activation to Induce Biological Impacts at Non-Thermal Levels, Supporting a Paradigm Shift for Microwave/Lower Frequency Electromagnetic Field Action." *Reviews on Environmental Health*. Vol. 30, no. 2. (May 2015): 99-116. doi: 10.1515/reveh-2015-0001.

8. Sangün Ö, Dündar B, Çömlekçi S, Büyükgebiz A. "The Effects of Electromagnetic Field on the Endocrine System in Children and Adolescents." *Pediatric Endocrinology Reviews*. Vol. 13, no. 2. (December 2015): 531-545.

9. Hecht, K. "Brochure 6: Brochure Series of the Competence Initiative for the Protection of Humanity, the Environment and Democracy." *Health Implications of Long-Term Exposures to Electrosmog*. (2016). http://kompetenzinitiative.net/KIT/wp-content/uploads/2016/07/KI_Brochure -6_K_Hecht_web.pdf. Accessed February 11, 2018.

10. Asghari A, Khaki AA, Rajabzadeh A, Khaki A. "A Review on Electromagnetic Fields (EMFs) and the Reproductive System." *Electronic Physician*. Vol. 8, no. 7. (July 2016): 2655-2662. doi: 10.19082/2655.

11. Pall ML. "Wi-Fi Is an Important Threat to Human Health." *Environmental Research*. Vol. 164. (July 2018): 405-416. doi: 10.1016/j.envres.2018.01.035.

12. Wilke I. "Biological and Pathological Effects of 2.45 GHz Radiation on Cells, Fertility, Brain and Behavior." *Umwelt Medizin Gesellschaft*. Vol. 31, supplement 1. (2018): 1-32.

• 세포 내 칼슘 증가: 세포 속 칼슘은 매우 낮은 농도로 유지된다.(보통 2×10^{-9}M) 짧은 순간 농도가 높아지는 예외가 있는데, 이는 조절 반응을 일으키기 위해서다. 세포 내 칼슘 농도가 높게 유지되면 많은 병태 생리적(즉, 질병을 일으키는) 반응을 일으킨다.

1. Adey WR. "Cell Membranes: The Electromagnetic Environment and Cancer Promotion." *Neurochemical Research*. Vol. 13, no. 7. (July 1988): 671-677. doi: 10.1007/bf00973286.

2. Walleczek, J. "Electromagnetic Field Effects on Cells of the Immune System: The Role of Calcium Signaling." *The FASEB Journal*. Vol. 6, no. 13. (October 1992): 3177-3185. doi: 10.1096/fasebj.6.13.1397839.

3. Adey, WR. "Biological Effects of Electromagnetic Fields." *Journal of Cellular Biochemistry*. Vol. 51, no. 4. (April 1993): 410-416.

4. Frey AH. "Electromagnetic Field Interactions with Biological Systems." *The FASEB Journal*. Vol. 7, no. 2. (February 1, 1993): 272-281. doi: 10.1096/

fasebj.7.2.8440406.

5. Funk RHW, Monsees T, Özkucur N. "Electromagnetic Effects—From Cell Biology to Medicine." *Progress in Histochemistry and Cytochemistry.* Vol. 43, no. 4. (2009): 177-264. doi: 10.1016/j.proghi.2008.07.001.

6. Yakymenko IL, Sidorik EP, Tsybulin AS. "Metabolic Changes in Cells Under Electromagnetic Radiation of Mobile Communication Systems." [Article in Russian] *Ukrainskii Biokhimicheskii Zhurnal* (1999). Vol 83, no. 2. (March-April 2011): 20-28.

7. Gye MC, Park CJ. "Effect of Electromagnetic Field Exposure on the Reproductive System." *Clinical and Experimental Reproductive Medicine.* Vol. 39, no. 1. (March 2012): 1-9. doi: 10.5653/cerm.2012.39.1.1.

8. Pall ML. "Electromagnetic Fields Act via Activation of Voltage-Gated Calcium Channels to Produce Beneficial or Adverse Effects." *Journal of Cellular and Molecular Medicine.* Vol. 17, no. 8. (August 2013): 958-965. doi: 10.1111/jcmm.12088.

9. Pall ML. "Electromagnetic Field Activation of Voltage-Gated Calcium Channels: Role in Therapeutic Effects." *Electromagnetic Biology and Medicine.* Vol. 33, no. 4. (December 2014): 251. doi: 10.3109/15368378.2014.906447.

10. Pall ML. "How to Approach the Challenge of Minimizing Non-Thermal Health Effects of Microwave Radiation from Electrical Devices." *International Journal of Innovative Research in Engineering & Management.* Vol. 2, no. 5. (September 2015): 71-76.

11. Pall ML. "Scientific Evidence Contradicts Findings and Assumptions of Canadian Safety Panel 6: Microwaves Act Through Voltage-Gated Calcium Channel Activation to Induce Biological Impacts at Non-Thermal Levels, Supporting a Paradigm Shift for Microwave/Lower Frequency Electromagnetic Field Action." *Reviews on Environmental Health.* Vol. 30, no. 2. (May 2015): 99-116. doi: 10.1515/reveh-2015-0001.

12. Pall ML. "Electromagnetic Fields Act Similarly in Plants as in Animals: Probable Activation of Calcium Channels via Their Voltage Sensor." *Current Chemical Biology.* Vol. 10, no. 1. (July 2016): 74-82. doi: 10.2174/22127968106661 60419160433.

13. Pall ML. "Microwave Frequency Electromagnetic Fields (EMFs) Produce Widespread Neuropsychiatric Effects Including Depression." *Journal of Chemical Neuroanatomy.* Vol. 75, part B. (September 2016): 43-51. doi:10.1016/j.jchemneu.2015.08.001.

14. Batista Napotnik T, Reberšek M, Vernier PT, Mali B, Miklavčič D. "Effects of High Voltage Nanosecond Electric Pulses on Eukaryotic Cells (In Vitro): A Systematic Review." *Bioelectrochemistry.* Vol. 110. (August 2016): 1-12. doi: 10.1016/

j.bioelechem.2016.02.011.

15. Asghari A, Khaki AA, Rajabzadeh A, Khaki A. "A Review on Electromagnetic Fields (EMFs) and the Reproductive System." *Electronic Physician*. Vol. 8, no. 7. (July 2016): 2655-2662. doi: 10.19082/2655.

• 펄스화된 전자기장은 비펄스화된 전자기장보다 대부분 생물 활성이 더 높다. 이 점은 매우 중요한데, 모든 무선통신 기기가 펄스화된 주파수로 통신하기 때문이다. 기기가 '스마트'할수록 펄스가 더 많아진다. 이는 펄스가 정보를 실어 나르기 때문이다. 분명한 것은 펄스화된 전자기장이 생물 효과를 나타내지 않는다면 펄스의 역할을 연구할 필요도 없다는 사실이다. 펄스화 관련 연구 자체가 우리에게 이 전자기장 효과가 크다는 사실을 말해 준다.

1. Osipov YuA. Labor Hygiene and the Effect of Radiofrequency Electromagnetic Fields on Workers. Leningrad Meditsina Publishing House, 1965, 220 pages.

2. Pollack H, Healer J. "Review of Information on Hazards to Personnel from High-Frequency Electromagnetic Radiation. Institute for Defense Analyses; Research and Engineering Support Division." IDA/HQ 67-6211, Series B, May 1967.

3. Frey AH. "Differential Biologic Effects of Pulsed and Continuous Electromagnetic Fields and Mechanisms of Effect." *Annals of the New York Academy of Sciences*. Vol. 238. (1974): 273-279. doi: 10.1111/j.1749-6632.1974

.tb26796.x.

4. Creighton MO, Larsen LE, Stewart-DeHaan PJ, Jacobi JH, Sanwal M, Baskerville JC, Bassen HE, Brown DO, Trevithick JR. "In Vitro Studies of Microwave-Induced Cataract. II. Comparison of Damage Observed for Continuous Wave and Pulsed Microwaves." *Experimental Eye Research*. Vol. 45, no. 3. (1987): 357-373. doi: 10.1016/s0014-4835(87)80123-9.

5. Grigor'ev IuG. "Role of Modulation in Biological Effects of Electromagnetic Radiation." [Article in Russian] *Radiatsionnaia Biologiia Radioecologiia*. Vol. 36, no.5. (September-October 1996): 659-670.

6. Belyaev I. "Non-Thermal Biological Effects of Microwaves." *Microwave Review*. Vol. 11, no. 2. (November 2005): 13-29.

7. Belyaev I. "Non-Thermal Biological Effects of Microwaves: Current Knowledge, Further Perspective and Urgent Needs." *Electromagnetic Biology and Medicine*. Vol. 24, no. 3. (2005): 375-403. doi.org/10.1080/15368370500381844.

8. Markov MS. "Pulsed Electromagnetic Field Therapy: History, State of the Art and Future." *The Environmentalist*. Vol. 27, no. 4. (December 2007): 465-475. doi: 10.1007/s10669-007-9128-2.

9. Van Boxem K, Huntoon M, Van Zundert J, Patijn J, van Kleef M, Joosten EA. "Pulsed Radiofrequency: A Review of the Basic Science as Applied to the Pathophysiology of Radicular Pain: A Call for Clinical Translation." *Regional Anesthesia & Pain Medicine*. Vol. 39, no. 2. (March-April 2014): 149-159. doi: 10.1097/AAP.0000000000000063.

10. Belyaev, I. "Biophysical Mechanisms for Nonthermal Microwave Effects." In Markov M (Ed). *Electromagnetic Fields in Biology and Medicine* (pp 49-67). New York, CRC Press, 2015.

11. Pall ML. "Scientific Evidence Contradicts Findings and Assumptions of Canadian Safety Panel 6: Microwaves Act Through Voltage-Gated Calcium Channel Activation to Induce Biological Impacts at Non-Thermal Levels, Supporting a Paradigm Shift for Microwave/Lower Frequency Electromagnetic Field Action." *Reviews on Environmental Health*. Vol. 30, no. 2. (May 2015): 99-116. doi: 10.1515/reveh-2015-0001.

12. Panagopoulos DJ, Johansson O, Carlo GL. "Real Versus Simulated Mobile Phone Exposures in Experimental Studies." *BioMed Research International*. Vol. 2015, no. 4. (2015): 607053. doi: 10.1155/2015/607053.

13. Batista Napotnik T, Reberšek M, Vernier PT, Mali B, Miklavčič D. "Effects of High Voltage Nanosecond Electric Pulses on Eukaryotic Cells (In Vitro): A Systematic Review." *Bioelectrochemistry*. Vol. 110. (August 2016): 1-12. doi: 10.1016/j.bioelechem.2016.02.011.

• 전자기장 노출로 인한 암 발생

1. Dwyer MJ, Leeper DB. "DHEW Publication (NIOSH)." *A Current Literature Report on the Carcinogenic Properties of Ionizing and Nonionizing Radiation*. No. 78-134. (March 1978).

2. Marino AA, Morris DH. "Chronic Electromagnetic Stressors in the Environment. A Risk Factor in Human Cancer." *Journal of Environmental Science and Health. Part C: Environmental Carcinogenesis Reviews*. Vol. 3, no. 2. (1985): 189-219. doi. org/10.1080/10590508509373333.

3. Adey WR. "Cell Membranes: The Electromagnetic Environment and Cancer Promotion." *Neurochemical Research*. Vol. 13, no. 7. (July 1988): 671-677. doi: 10.1007/bf00973286.

4. Adey WR. "Joint Actions of Environmental Nonionizing Electromagnetic Fields and Chemical Pollution in Cancer Promotion." *Environmental Health Perspectives*. Vol. 86. (June 1990): 297-305. doi: 10.1289/ehp.9086297.

5. Frey AH. "Electromagnetic Field Interactions with Biological Systems." *The FASEB Journal*. Vol. 7, no. 2. (February 1, 1993): 272-281. doi: 10.1096/fasebj.7.2.8440406.

6. Goldsmith JR. "Epidemiological Evidence of Radiofrequency Radiation (Microwave) Effects on Health in Military, Broadcasting and Occupational Settings." *International Journal of Occupational and Environmental Health*. Vol. 1, no. 1. (January 1995): 47-57. doi: 10.1179/oeh.1995.1.1.47.

7. Goldsmith JR. "Epidemiologic Evidence Relevant to Radar (Microwave) Effects." *Environmental Health Perspectives*. Vol. 105, supplement 6. (December 1997): 1579-1587. doi: 10.1289/ehp.97105s61579.

8. Kundi M, Mild K, Hardell L, Mattsson M. "Mobile Telephones and Cancer— A Review of the Epidemiological Evidence." *Journal of Toxicology and Environmental Health, Part B*. Vol. 7, no. 5. (September-October 2004): 351-384. doi: 10.1080/10937400490486258.

9. Kundi M. "Mobile Phone Use and Cancer." *Occupational & Environmental Medicine*. Vol. 61, no. 6. (2004): 560-570. doi: 10.1136/oem.2003.007724.

10. Behari J, Paulraj R. "Biomarkers of Induced Electromagnetic Field and Cancer." *Indian Journal of Experimental Biology*. Vol. 45, no. 1. (January 2007): 77-85.

11. Hardell L, Carlberg M, Soderqvist F, Hansson Mild K. "Meta-Analysis of Long-Term Mobile Phone Use and the Association with Brain Tumors." *International Journal of Oncology*. Vol. 32, no. 5. (May 2008): 1097-1103.

12. Khurana VG, Teo C, Kundi M, Hardell L, Carlberg M. "Cell Phones and Brain Tumors: A Review Including the Long-Term Epidemiologic Data." *Surgical Neurology*. Vol. 72, no. 3. (September 2009): 205-214. doi: 10.1016/j.surneu.2009.01.019.

13. Desai NR, Kesari KK, Agarwal A. "Pathophysiology of Cell Phone Radiation: Oxidative Stress and Carcinogenesis with Focus on Male Reproductive System." *Reproductive Biology and Endocrinology*. Vol. 7. (October 22, 2009): 114. doi: 10.1186/1477-7827-7-114.

14. Davanipour Z, Sobel E. "Long-Term Exposure to Magnetic Fields and the Risks of Alzheimer's Disease and Breast Cancer: Further Biological Research." *Pathophysiology*. Vol. 16, no. 2-3. (August 2009): 149-156. doi: 10.1016/j.pathophys.2009.01.005.

15. Yakymenko I, Sidorik E. "Risks of Carcinogenesis from Electromagnetic Radiation and Mobile Telephony Devices." *Experimental Oncology*. Vol. 32, no. 2. (June 2010): 54-60.

16. Carpenter DO. "Electromagnetic Fields and Cancer: The Cost of Doing Nothing." *Reviews on Environmental Health*. Vol. 25, no. 1. (January-March 2010): 75-80.

17. Giuliani L, Soffriti M (Eds). "Non-Thermal Effects and Mechanisms of Interaction Between Electromagnetic Fields and Living Matter. An ICEMS Monograph." *European Journal of Oncology*. Vol. 5. National Institute for the Study and Control of Cancer and Environmental Diseases "Bernardino Ramazzini." Bologna, Italy. (2010).

18. Khurana VG, Hardell L, Everaert J, Bortkiewicz A, Carlberg M, Ahonen M. "Epidemiological Evidence for a Health Risk from Mobile Phone Base Stations." *International Journal of Occupational and Environmental Health*. Vol. 16, no. 3. (July-September 2010): 263-267. doi: 10.1179/107735210799160192.

19. Yakymenko I, Sidorik E, Kyrylenko S, Chekhun V. "Long-Term Exposure to Microwave Radiation Provokes Cancer Growth: Evidences from Radars and Mobile Communication Systems." *Experimental Oncology*. Vol. 33, no. 2. (June 2011): 62-70.

20. BioInitiative Working Group: Carpenter D, Sage C (Eds). "BioInitiative 2012: A Rationale for Biologically-Based Exposure Standards for Low-Intensity Electromagnetic Radiation." *The BioInitiative Report 2012*. https://bioinitiative.org/table-of-contents.

21. Ledoigt G, Belpomme D. "Cancer Induction Molecular Pathways and HFEMF Irradiation." *Advances in Biological Chemistry*. Vol. 3. (2013): 177-186. doi. org/10.4236/abc.2013.32023.

22. Hardell L, Carlberg M. "Using the Hill Viewpoints from 1965 for Evaluating Strengths of Evidence of the Risk for Brain Tumors Associated with Use of Mobile and Cordless Phones." *Reviews on Environmental Health*. Vol. 28, no. 2-3. (2013): 97-106. doi: 10.1515/reveh-2013-0006.

23. Hardell L, Carlberg M, Hansson Mild K. "Use of Mobile Phones and Cordless Phones Is Associated with Increased Risk for Glioma and Acoustic Neuroma." *Pathophysiology*. Vol. 20, no. 2. (2013): 85-110. doi: 10.1016/j.pathophys.2012.11.001.

24. Carpenter DO. "Human Disease Resulting from Exposure to Electromagnetic Fields." *Reviews on Environmental Health*. Vol. 28, no. 4. (2013): 159-172. doi: 10.1515/reveh-2013-0016.

25. Davis DL, Kesari S, Soskolne CL, Miller AB, Stein Y. "Swedish Review Strengthens Grounds for Concluding that Radiation from Cellular and Cordless Phones Is a Probable Human Carcinogen." *Pathophysiology*. Vol. 20, no. 2. (April 2013): 123-129. doi: 10.1016/j.pathophys.2013.03.001.

26. Morgan LL, Miller AB, Sasco A, Davis DL. "Mobile Phone Radiation Causes Brain Tumors and Should Be Classified as a Probable Human Carcinogen (2A)

(Review)." *International Journal of Oncology*. Vol. 46, no. 5. (May 2015): 1865-1871. doi: 10.3892/ijo.2015.2908.

27. Mahdavi M, Yekta R, Tackallou SH. "Positive Correlation Between ELF and RF Electromagnetic Fields on Cancer Risk." *Journal of Paramedical Sciences*. Vol. 6, no. 3. (2015). ISSN 2008-4978.

28. Carlberg M, Hardell L. "Evaluation of Mobile Phone and Cordless Phone Use and Glioma Risk Using the Bradford Hill Viewpoints from 1965 on Association or Causation." *BioMed Research International*. Vol. 2017. (2017): 9218486. doi: 10.1155/2017/9218486.

29. Bortkiewicz A, Gadzicka E, Szymczak W. "Mobile Phone Use and Risk for Intracranial Tumors and Salivary Gland Tumors—A Meta-Analysis." *International Journal of Occupational Medicine and Environmental Health*. Vol. 30, no. 1. (February 2017): 27-43. doi: 10.13075/ijomeh.1896.00802.

30. Bielsa-Fernández P, Rodríguez-Martín B. "Association Between Radiation from Mobile Phones and Tumour Risk in Adults." [Article in Spanish] *Gaceta Sanitaria*. Vol. 32, no. 1. (January-February 2018): 81-91. doi: 10.1016/j.gaceta.2016.10.014.

31. Alegría-Loyola MA, Galnares-Olalde JA, Mercado M. "Tumors of the Central Nervous System." [Article in Spanish] *Revista Medica del Instituto Mexicano del Seguro Social*. Vol. 55, no. 3. (2017): 330-340.

32. Prasad M, Kathuria P, Nair P, Kumar A, Prasad K. "Mobile Phone Use and Risk of Brain Tumours: A Systematic Review of Association Between Study Quality, Source of Funding, and Research Outcomes." *Neurological Sciences*. Vol. 38, no. 5. (May 2017): 797-810. doi: 10.1007/s10072-017- 2850-8.

33. Miller A. "References on Cell Phone Radiation and Cancer." (2017). https://ehtrust.org/references-cell-phone-radio-frequency-radiation-cancer. Accessed September 9, 2017.

34. Hardell L. "World Health Organization, Radiofrequency Radiation and Health—A Hard Nut to Crack (Review)." *International Journal of Oncology*. Vol. 51, no. 2. (August 2017): 405-413. doi: 10.3892/ijo.2017.4046.

35. Pall ML. "Chapter 7: How Cancer Can Be Caused by Microwave Frequency Electromagnetic Field (EMF) Exposures: EMF Activation of Voltage-Gated Calcium Channels (VGCCs) Can Cause Cancer Including Tumor Promotion, Tissue Invasion and Metastasis via 15 Mechanisms." In Markov M (Ed). *Mobile Communications and Public Health* (pp 163-184). New York, CRC Press, 2018.

감사의 글

이 책을 집필하는 데 꼬박 3년이 걸렸다. 복잡한 기술 정보를 분석하는 능력을 키워서 실제적인 지침으로 제시하기까지 많은 분이 도움을 주셨다.

가장 먼저 감사드리고 싶은 분은 1985년, 처음 진료를 시작한 이래 나와 함께 일해 온 누나 재닛이다. 재닛은 지금은 내 웹사이트 'mercola.com'의 주 편집자로 일하며 이 책을 편집하는 데 큰 도움이 되었다. 진심으로 감사를 전한다.

케이트 헨리는 전문작가로 내 초고를 더 설득력 있고 친근한 글로 다듬어 더 읽기 쉽게 해 주었다.

다양한 분야의 선도적인 과학자에게 각자의 전문 분야와 관련된 원고 논평을 부탁했다. 이분들의 사려 깊은 지적, 부연 설명, 조언에 감사함을 전한다.

- 브라이언 호이어는 전자기장 교정 전문가로 개인적으로 우리 집에 숨어 있는 전자기장 발생원을 제거해 주었다. 호이어는 7장에서 여러분의 집을 교정하는 데 필요한 귀중한 의견을 나누어 주었다. 지금은 자신과 비슷한 서비스를 제공할 수 있도록 다른 사람들을 가르치고 있다. 호이어의 웹사이트는 'shielded-healing.com'이다.

- 하버드의과대학교 신경학과 조교수인 마사 허버트는 보스턴시 매사추세츠종합병원의 소아신경과학자이자 신경과학자다. 하버드-MIT-매사추세츠종합병원의 마르티노스 생의학영상센터에서 트랜센드(TRANSCEND, 신경 발달 장애의 신경 과학적 평가와 치료 연구) 연구 프로그램 책임자로서 협력 연구를 한다.

- 스테퍼니 세네프 박사는 MIT 컴퓨터과학과 인공지능연구실의 책임연구 과학자다. 그는 글리포세이트가 사람에게 해를 입히는 분자 기전을 밝힌 획기적인 논문을 발표했다.

- 샤론 골드버그 박사는 내과 전문의이자 뉴멕시코의과대학교의 조교수다.

- 마그다 하바스 박사는 트랜트대학교 조교수다. 1990년대 이후 하바스 박사는 무선 주파수 방사선, 전자기장, 불량전기, 접지 전류 같은 전자기장 오염이 생물에 미치는 영향을 연구했다. 그 외에도 당뇨병, 다발성 경화증, 이명, 만성 피로, 섬유 근육통, 전자파 과민증도 연구한다. 또 학교 전력 품질과 연관된 새 건물 증후군에 대해서도 연구한다.

- 제임스 클레멘트는 수명 연장과 NAD+ 분야의 선도적인 임상 과학자 중 한 명이다. 초백세인 연구(www.supercentenarianstudy. com)를 운영하며 비영리 과학 연구 조직인 베터휴먼스(www. betterhumans.org)를 설립하기도 했다.

- 피터 설리번은 클리어라이트벤처사의 설립자이자 CEO다. 또한 환경 보건 연구 분야의 저명한 투자자이기도 하다. 실리콘밸리가 거점인 설리번은 전자기장 노출에서 회복되는 경험을 많이 했다.

- 니컬러스 피놀트는 「닉과 젠의 건강한 삶」이라는 뉴스레터를 통해 온라인 기사를 1,500편 이상 발표한 건강 저널리스트다. 2017년에 그는 상식과 유머를 결합해서 전자기장 오염과 전자기장 오염이 사람의 건강에 미치는 영향을 솔직하게 밝힌 독특한 저서 『전자파 환경성 질환과 예방법』을 출간했다.

- 오람 밀러는 건축생물학 분야의 권위자다. 그는 많은 집을 교정했고, 이 분야를 배우려는 사람들을 위해 활발하게 활동하는 교사다. 그는 매일 최전선에서 사람들이 전자기장 문제를 점검하도록 돕기 때문에 7장의 교정 전략 부분에 귀중한 통찰을 제공해 주었다.

- 알라스데어 필립스는 소아암 원인을 논의하는 국제회의를 조직하는 데 중요한 역할을 한 전기 공학자다. 그는 전자기장의 생물학적 효과에 관한 한 영국에서 권위 있는 전문가 중 한 명이다. 홈페이지는 'emfields-solutions.com'과 'powerwatch.org.uk'다.

- 로이드 버렐은 전자기장 분야 저술가이자 웹사이트 'www. electricsense.com'의 설립자다. 이 웹사이트는 전자기장 오염이라는 혼란스러운 주제를 자세히 이해하도록 돕고, 이에서 벗어나는 현실적인 방법을 알려 주었다. '유용한 도구와 제품'의 측정기 부분 집필에도 도움을 주었다.

- 아서 퍼스텐버그는 전자기장 안전성의 열정적인 지지자다. 그는 『우리 지구를 마이크로웨이브하다: 무선 혁명의 환경 영향』과 『보이지 않는 무지개』를 출간했다.

- 알렉스 터나바는 명석한 과학자다. 그의 연구는 수소 분자를 건강을 개선하는 실제 도구로 적용하는 데 이바지했다.

현재와 미래에 꼭 필요한 건강 지침서

이영훈(의사)

　나는 다른 사람들에 비해 전자기장에 예민하다고 생각하면서 살아왔다. 고속전철을 타면 두통이 생기고, 형광등 불빛 아래에서는 쉬이 피곤해지며, 휴대폰을 옆에 두고 자면 숙면을 취하기가 힘들다. 컴퓨터 앞에 장시간 앉아 있어도 마찬가지다. 그래서 쉬고 있을 때는 되도록 휴대폰과 멀리 떨어져 있으려고 하고, 스마트 워치 대신 태엽을 감는 수동시계를 차고 다니며, 전기차를 구매하는 것에 주저하고 있다. 그럼에도 불구하고 편의의 문제로 태블릿 PC와 스마트 펜슬로 개인 업무를 보고, 무선 이어폰으로 음악을 듣는다. 아무리 전자파와 멀어지려고 하여도 멀어지기가 불가능한 세상에서 살아가고 있기 때문이다.

　전자기장에 예민하다고 여기고는 있었지만, 2017년 샌디에이고에서 열린 학회(Low carb USA)에서 처음 머콜라 박사를 보았을 때는 그를 기인이라고 생각했다. 머콜라 박사는 전자기장의 위험성에 대한 강의를 하면서 무대 위에서 체조도 하고, 한국의 셀카봉을 길게 늘린 후 스피커 상태로 전화를 하는 퍼포먼스도 하였는데, 그 당시만 하더라도 괴짜 같은 행동을 보면서 전자기장에 대해 너무 공포심을 조장하는 건 아닌가 하고 웃고 넘겼던 기억이 있다.

그러나 이 책에 대해 감수 의뢰를 받고 원문과 번역 글을 비교해 꼼꼼하게 읽어 가면서, 그날 그의 행동이 기이한 퍼포먼스가 아님을 인지했다. 무엇보다 전자기장에 대해 과민하면서도 이제껏 대수롭지 않게 생각하고 살아온 것은 아닌가 스스로 돌아보게 되었다.

내가 겪고 있는 이런 증상을 전자기 과민증 증후군이라고 한다. 전자파 과민증은 WHO에서도 인정한 증상으로, 휴대폰의 전자기장은 그룹 2B 발암물질로 지정되어 있다. '전자파는 몸에 좋지 않다, 위험할 수 있다.'는 말은 수시로 들리지만, 우리는 이것을 절실하게 자각하지 못한다. 특히나 팬데믹을 2년째 겪고 있는 상황에서 우리는 변압기, 광케이블, 와이파이 신호로 가득 찬 집 안에서 너무나 자연스럽게 휴대폰과 태플릿 PC를 하루 종일 접하면서 지낸다. 게다가 테슬라를 필두로 아이오닉 5가 대히트를 치면서 전기차 수요도 급격히 늘고 있다. 정부 시책에 따라 전기차 버스의 비중도 늘어났다. 전철, 고속철에 이어 전기차까지 모든 이동의 행위는 전기의 지배하에 놓이고 있다. 이렇듯 일상의 순간순간이 시나브로 많은 전자기장에 둘러쌓이는 중이다.

이온화 방사선인 원자력 방사능의 무서움은 누구나 알고 있다. 그래서 조금의 우려 상황에도 충분히 현명하고 예민하게 대처한다. 하지만 비이온화 방사선인 전자기장에 대해서는 대수롭지 않게 생각한다. 그러나 5G로의 변화를 통한 무선통신의 발전은 지금보다 훨씬 더 많은 전자기장을 노출하면서 우리의 건강을 위협하고 있다.

휴대폰 전자기장은 안과적으로도 매우 중요한 사안이다. 휴대폰은 눈에서 상당히 가까운 거리에서 사용된다. 이에 따라 빛의 지속적인 자극에 의한 동공 근육과 외안근의 피로가 눈 건강을 해친다. 전자기장에 의한 세포의 에너지 저하, 멜라토닌 감소에 의한 눈의 피로 증가는 노안과 어린이 근시를 악화시키는 중요한 원인이 될 수 있다.

눈은 활성산소에 취약한 대표적인 장기다. 산화 스트레스로 발생하는 대표적인 질환이 백내장과 노인성 황반변성이다. 최근 들어 노안과 조기 백내장이 급증하고 있고, 이에 맞춰 안과업계는 노안 수술 보험 사기라는, 오직 대한민국에서 일어날 수밖에 없는 마케팅으로 특수를 누리고 있다. 코로나 팬데믹으로 전자기장에 취약한 어린이들이 원격 온라인 수업까지 받게 되면서 근시와 간헐적 사시가 폭발적으로 증가하고 있는 상황이다.

어린아이들이 지금처럼 전자기기에 길들여진 상황이 지속될 경우 30대에는 조기 황반변성 발병으로 고통받을지도 모른다. 비단 눈뿐만이 아니다. 전자기장에 의한 산화 스트레스와 멜라토닌 감소는 아이들의 뇌 건강을 비롯한 전반적인 성장에 모두 좋지 않은 영향을 끼친다. 그러므로 아이들의 미래를 위해 무엇보다 스마트기기를 되도록 늦게 접하도록 하는 것이 중요하다. 머콜라 박사가 휴대폰을 21세기의 담배라고 말하듯, 어린아이에게 휴대폰을 쥐여 주는 것은 담배를 피우게 하는 것과 같다고 생각해도 좋을 듯하다. 조금 지나친 감이 없진 않지만, 그만큼 휴대폰이 안겨 주는 위협에서 우리 아이들을 보호할 필요가 있다는 의미로 받아들이면 되겠다.

다가올 기후재앙을 막기 위해 화석 에너지에서 신재생 에너지로의 변화를 모색하고 있다. 현재 우리나라는 원전을 축소하고 태양열 에너지와 풍력 에너지 등 신재생 에너지의 비율을 늘려나가는 법안을 발의 중에 있다. 신축 건물의 경우 태양열을 통해 전기 사용을 자체적으로 해결할 수 있도록 하는 법안도 모색 중이다. 그러나 태양열 패널을 통해 발생하는 전자기장은 그 주변의 곤충과 새들, 초목에 생존의 위협을 주고 생태계를 파괴시킨다. 태양열 발전 건물 안의 사람들 역시 불량전기로 인해 건강에 위협을 받을 수 있다.

내연기관 자동차에서 전기자동차로 넘어가는 흐름 역시 (환경을 위한 최선의 방향일 수는 있겠으나) 전자기장의 노출을 피할 수 없다는 사실을 간과해서는 안 된다. 전자기장 하나를 보았을 때는 미미하다고 생각될지 모르나, 그렇게 모인 전자기장이 쌓이고 쌓여 우리는 이미 넘치는 전자기장에 휩싸인 채 살고 있는지도 모른다. 그러니 개인의 생활에서라도 전자기장의 영향을 줄일 수 있도록 하나씩 노력하는 것이 현명한 방법일 것이다. 바야흐로 건강한 몸을 위해 '스마트 단식'이 필요한 시기다.

머콜라 박사는 긴 시간 동안 전자기장이 우리에게 미치는 영향에 대해 연구하였다. 이 책은 많은 전문가의 자문과 자료들을 바탕으로 전자기장에 대한 기본적인 설명부터, 전자기장이 어떻게 건강에 위협을 주는지, 이것으로 인한 사회적 문제는 어떤 것이 있는지, 그리고 이를 해결할 수 있는 방법과 대안으로는 무엇이 있는지 꼼꼼하고 일목요연하게 정리하고 있다. 『5G의 역습』은 현재를 살아가는 우리들에게, 그리고 우리 시대를 물려줄 자녀 세대에게 좋은 건강 지침이 되리라고 확신한다.

주

서문

1. Kılıç AO, Sari E, Yucel H, Oğuz MM, Polat E, Acoglu EA, Senel S. "Exposure to and Use of Mobile Devices in Children Aged 1–60 Months." *European Journal of Pediatrics*. Vol. 178, no. 2. (2019): 221-227. doi: 10.1007/s00431-018-3284-x.

1장. 전자기장이란 무엇인가?

1. Lawrence T, editor; and Rosenberg S, editor. *Cancer: Principles and Practice of Oncology*. Lippincott Williams and Wilkins, Philadelphia, PA. 2008.

2. Reisz JA, Bansai N, Qian J, Zhao W, Furdui CM. "Effects of Ionizing Radiation on Biological Molecules—Mechanisms of Damage and Emerging Methods of Detection." *Antioxidants & Redox Signaling*. Vol. 21, no. 2. (July 10, 2014): 260–292. doi: 10.1089/ars.2013.5489.

3. United States Nuclear Regulatory Commission. "Doses in Our Daily Lives." October 2, 2017. https://www.nrc.gov/about-nrc/radiation/around-us/doses-daily-lives.html.

4. International Commission on Non-Ionizing Radiation Protection. "ICNIRP Guidelines for Limiting Exposure to Time-Varying Electric, Magnetic and Electromagnetic Fields (Up to 300 GHz)." *Health Physics*. Vol. 74, no. 4. (1998): 494–522. https://www.icnirp.org/cms/upload/publications/ICNIRPemfgdl.pdf.

5. Investigate Europe. "How Much Is Safe?" March 14, 2019. https://www.investigate-europe.eu/publications/how-much-is-safe/.

6. Pressman AS. *Electromagnetic Fields and Life*. Plenum Press, New York. 1977.

7. Dubrov AP. *The Geomagnetic Field and Life: Geomagnetobiology*. Plenum Press, NewYork. 1978.

8. Panagopoulos DJ, Johansson O, Carlo GL. "Real versus Simulated Mobile Phone Exposures in Experimental Studies." *BioMed Research International*. (2015): 607053. doi: 10.1155/2015/607053.

9. Frei M, Jauchem J, Heinmets F. "Physiological Effects of 2.8 GHz Radio-Frequency

Radiation: A Comparison of Pulsed and Continuous-Wave Radiation." *Journal of Microwave Power and Electromagnetic Energy.* Vol. 23, no. 2. (1988): 88. https://www.ncbi.nlm.nih.gov/pubmed/3193341.

10. Huber R, Treyer V, Borbély AA, Schuderer J, Gottselig JM, Landolt HP, Werth E, Berthold T, Kuster N, Buck A, Achermann P. "Electromagnetic Fields, Such as Those from Mobile Phones, Alter Regional Cerebral Blood Flow and Sleep and Waking EEG." *Journal of Sleep Research.* Vol. 11, no. 4. (2002): 289–295. https://www.ncbi.nlm.nih.gov/pubmed/12464096.

11. Campisi A, Gulino M, Acquaviva R, Bellia P, Raciti G, Grasso R, Musumeci F, Vanella A, Triglia A. "Reactive Oxygen Species Levels and DNA Fragmentation on Astrocytes in Primary Culture after Acute Exposure to Low Intensity Microwave Electromagnetic Field." *Neuroscience Letters.* Vol. 473, no. 1. (2010): 52–5. doi: 10.1016/j.neulet.2010.02.018.

12. Höytö A, Luukkonen J, Juutilainen J, Naarala J. "Proliferation, Oxidative Stress and Cell Death in Cells Exposed to 872 MHz Radiofrequency Radiation and Oxidants." *Radiation Research.* Vol. 170, no. 2. (2008): 235–243. doi: 10.1667/RR1322.1.

13. Goodman EM, Greenebaum B, Marron MT. "Effects of Electromagnetic Fields on Molecules and Cells." *International Review of Cytology.* Vol. 158. (1995): 279–338. https://www.ncbi.nlm.nih.gov/pubmed/7721540.

14. Panagopoulos DJ, Karabarbounis A, Lioliousis C. "ELF Alternating Magnetic Field Decreases Reproduction by DNA Damage Induction." *Cell Biochemistry and Biophysics.* Vol. 67, no. 2. (2013): 703–716. doi: 10.1007/s12013-013-9560-5.

15. Franzellitti S, Valbonesi P, Ciancaglini N, Biondi C, Contin A, Bersani F, Fabbri E, "Transient DNA Damage Induced by High-Frequency Electromagnetic Fields (GSM 1.8 GHz) in the Human Trophoblast HTR-8/SVneo Cell Line Evaluated with the Alkaline Comet Assay." *Mutation Research.* Vol. 683, no. 1-2. (2010): 35–42. doi: 10.1016/j.mrfmmm.2009.10.004.

16. Zhao L, Liu X, Wang C, Yan K, Lin X, Li S, Bao H, LiuX. "Magnetic Fields Exposure and Childhood Leukemia Risk: A Meta-Analysis Based on 11,699 Cases and 13,194 Controls." *Leukemia Research.* Vol.38, no. 3. (2014): 269-274. doi: 10.1016/j.leukres.2013.12.008.

17. Wertheimer N, Leeper E. "Electrical Wiring Configurations and Childhood Cancer." *American Journal of Epidemiology.* Vol. 109, no. 3. (March 1979): 273–284. doi: 10.1093/oxfordjournals.aje.a112681.

18. Wartenberg D. "Residential Magnetic Fields and Childhood Leukemia: a Meta-Analysis." *American Journal of Public Health.* Vol. 88, no. 12. (1998): 1787–1794. doi:10.2105/ajph.88.12.1787.

19. Li D-K, Odouli R, Wi S, Janevic T, Golditch I, Bracken TD, Senior R, Rankin R, Iriye R. "A Population-Based Prospective Cohort Study of Personal Exposure to Magnetic Fields During Pregnancy and the Risk of Miscarriage." *Epidemiology*. Vol. 13, no. 1. (January 2002): 9–20.

20. Lee GM, Neutra RR, Hristova L, Yost M, Hiatt RA. "A Nested Case-Control Study of Residential and Personal Magnetic Field Measures and Miscarriages." *Epidemiology*. Vol. 13, no. 1. (January 2002): 21–31

21. "Dirty Electricity—Stealth Trigger of Disease Epidemics and Lowered Life Expectancy," Mercola.com, May 28, 2017.

22. United Nations Department of Economic and Social Affairs. "High-Level Political Forum Goals in Focus. Goal 7: Ensure Access to Affordable, Reliable, Sustainable and Modern Energy for All." Accessed July 23, 2019. https://unstats.un.org/sdgs/report/2018/goal-07/.

23. International Energy Agency. "Sustainable Development Goal 7: Ensure Access to Affordable, Reliable, Sustainable and Modern Energy for All." Accessed July 23, 2019. https://www.iea.org/sdg/electricity/.

24. The International Energy Agency. "World Energy Outlook 2017." 2017. https://www.iea.org/weo2017/.

25. Anonymous, "Is the X Ray a Curative Agent?" Chicago Daily Tribune. April 14, 1896.

26. "Operated on 72 Times." *New York Times*. March 12, 1926, page 22.

27. Bavley, H. "Shoe-Fitting with X-Ray." *National Safety News*. Vol. 62, no. 3. (1950): 107–111.

28. "City Sets Control of X-Ray Devices; Health Board Restricts Use and Sale to Professionals to Cut Radiation Peril." *New York Times*. January 23, 1958, page 29.

29. Van Allen WW, Van Allen WW. "Hazards of Shoe-Fitting Fluoroscopes." *Public Health Reports*. Vol. 66, no. 12. (1951): 375-378. doi: 10.2307/4587674.

30. "X Ray Shoe Fitters a Peril, Ewing Says." *New York Times*. March 29, 1950, page 38.

31. Miller RW. "Some Potential Hazards of the Use of Roentgen Rays." *Pediatrics*. Vol. 11, no. 3. (March 1953): 294–303.

32. Wheatley GM. "Shoe-Fitting Fluoroscopes." *Pediatrics*. Vol. 11, no. 2. (February 1953): 189–90.

33. ICRP. "Recommendations of the International Commission on Radiological

Protection." *British Journal of Radiology*. Supplement 6. 1955.

34. "X-Rays for Shoes Barred." *New York Times*. January 27, 1957, page 65.

35. "Shoe X-Rays Scored; Health Service Urges States to Curb the Fluoroscopes." *New York Times*. August 19, 1960, page 10.

36. "The Hazards of Shoe Fitting." *Canadian Medical Association Journal*. Vol. 74, no. 3. (February 1, 1956): 234.

37. "U.S. Census Bureau History: Did You Know?" October 2015. https://www.census.gov/history/www/homepage_archive/2015/october_2015.html.

38. Peter Kerr. "Cordless Phones Catching On." *New York Times*. February 16, 1983.

39. Eric Mack. "The First Commercial Cell Call Was Made 30 Years Ago on a $9,000 Phone." *Forbes*. October 13, 2013.

40. Mercola.com.

41. Telecommunication Development Bureau. "ICT Facts & Figures: The World in 2015." International Telecommunications Union. May 2015. https://www.itu.int/en/ITU-D/Statistics/Documents/facts/ICTFactsFigures2015.pdf.

42. Mercola.com.

43. World Bank, TCdata360. "Mobile Network Coverage, % Population." Accessed July 25, 2019. https://tcdata360.worldbank.org/indicators/entrp.mob.cov?country=USA&indicator=3403&viz=line_chart&years=2012,2016.

44. Mercola.com.

45. Aaron Smith. "Record Shares of Americans Now Own Smartphones, Have Home Broadband." *Factank*, Pew Research Center. January 12, 2017.

46. Statista Research Department. "Number of Tablet Users in the United States from 2014 to 2020 (in Millions)." Edited March 2, 2016.

47. Jeffrey I. Cole, Ph.D., Michael Suman, Ph.D., Phoebe Schramm, Ph.D., Liuning Zhou, Ph.D. "The 2017 Digital Future Report: Surveying the Digital Future." Center for the Digital Future. University of Southern California. 2017.

48. Statista Research Department. "Internet of Things (IoT) Connected Devices Installed Base Worldwide from 2015 to 2025 (in Billions)." Edited November 27, 2016.

49. Johansson O, Flydal E. "Health Risk from Wireless? The Debate Is Over." ElectromagneticHealth.org (blog). 2014. http://electromagnetichealth.org/electromagnetic-health-blog/article-by-professor-olle-johansson-health-riskfrom-wireless-the-debate-is-over/.

2장. 5G, 사상 최대 규모의 건강 실험

1. Burrell L. "5G Radiation Dangers: 11 Reasons to Be Concerned." ElectricSense. Last modified April 24, 2019. https://www.electricsense.com/5g-radiation-dangers/.

2. "Gartner Says 8.4 Billion Connected 'Things' Will Be in Use in 2017, up 31 Percent from 2016." Gartner press release. Egham, U.K. February 7, 2017. https://www.gartner.com/en/newsroom/press-releases/2017-02-07-gartner-says-8-billionconnected-things-will-be-in-use-in-2017-up-31-percent-from-2016.

3. Selena Larson. "Verizon to Test 5G in 11 Cities." CNN Business. February 22, 2017. https://money.cnn.com/2017/02/22/technology/verizon-5g-testing/index.html.

4. "AT&T Bringing 5G to More U.S. Cities in 2018." AT&T.com. July 20, 2018. https://about.att.com/story/5g_to_launch_in_more_us_cities_in_2018.html.

5. "Mobile 5G Becoming a Reality in 12 Cities with Rapid Enhancements to Follow as the Ecosystem Evolves." AT&T.com. December 18, 2018. https://about.att.com/story/2018/att_brings_5g_service_to_us.html.

6. James Temperton, "A 'Fourth Industrial Revolution' Is about to Begin (In Germany)." Wired. May 21, 2015. https://www.wired.co.uk/article/factory-of-the-future.

7. IHS Economics and IHS Technology. "The 5G Economy: How 5G Technology Will Contribute to the Global Economy." IHS.com. January, 2017. https://www.qualcomm.com/media/documents/files/ihs-5g-economic-impact-study.pdf.

8. Allan Holmes. "5G Cell Service Is Coming. Who Decides Where It Goes?" *New York Times*. March 2, 2018. https://www.nytimes.com/2018/03/02/technology/5g-cellular-service.html.

9. CSPAN. "FCC Chair Tom Wheeler Delivers Remarks on 5G Networks." June 25, 2016. https://archive.org/details/CSPAN_20160625_230000_FCC_Chair_Tom_Wheeler_Delivers_Remarks_on_5G_Networks.

10. John P. Thomas. "5G from Space: 20,000 Satellites to Blanket the Earth." Technocracy. January 8, 2019. http://www.technocracy.news/5g-from-space-20000-satellites-to-blanket-the-earth/.Jeanine Marie Russaw. "SpaceX Looks to Add 30,000 New Satellites to Starlink Mission." *Newsweek*. October 19, 2019. https://www.newsweek.com/spacex-satellites-starlink-mission-1466480.

11. Eric Ralph. "SpaceX's First Dedicated Starlink Launch Announced as Mass Production Begins." Teslarati. April 8, 2019. https://www.teslarati.com/spacex-starlink-first-launch-date.

12. Global Union Against Radiation Deployment from Space. "Planned Global WiFi from Space Will Destroy Ozone Layer, Worsen Climate Change, and Threaten Life

on Earth." Accessed April 14, 2019. http://www.stopglobalwifi.org.

13. ISPreview. "London Scientists Prep 10 Gbps Home Wireless Network Using Li-Fi and 5G." September 14, 2017. https://www.ispreview.co.uk/index.php/2017/09/london-scientists-prep-10gbps-home-wireless-network-using-li-fi-5g.html.

14. Electronic Products. "5G in a Light Bulb? Scientists Explore LED-Based 10-Gbps Li-Fi Network." September 21, 2017. https://www.electronicproducts.com/Optoelectronics/LEDs/5G_in_a_light_bulb_Scientists_explore_LED_based_10_Gbps_Li_Fi_network.aspx.

15. EMFields Solutions. "5G Update." August 15, 2017. http://www.lessemf.com/5G.pdf.

16. Lebedeva NN. "Sensor and Subsensor Reactions of a Healthy Man to Peripheral Effects of Low-Intensity Millimeter Waves." (In Russian.) *Millimetrovie Volni v Biologii i Meditcine*. Vol. 2 (1993): 5–23.

17. Lebedeva NN. "Neurophysiological Mechanisms of Biological Effects of Peripheral Action of Low-Intensity Nonionizing Electromagnetic Fields in Humans." (In Russian.) 10th Russian Symposium "Millimeter Waves in Medicine and Biology," Moscow, Russia. (April 1995): 138–140.

18. Golovacheva TV. "EHF Therapy in Complex Treatment of Cardiovascular Diseases." (In Russian.) 10th Russian Symposium "Millimeter Waves in Medicine and Biology," Moscow, Russia. (April 1995): 29–31.

19. Afanas'eva TN, Golovacheva TV. "Side Effects of the EHF-therapy for Essential Hypertension." (In Russian.) 11th Russian Symposium "Millimeter Waves in Medicine and Biology," Zvenigorod, Russia. (April 1997): 26–28.

20. Zalyubovskaya NP. "Biological Effect of Millimeter Radiowaves." (In Russian.) Vracheboyne Delo. No. 3. (1977): 116–119. https://drive.google.com/file/d/1mX1fSrTzvWIxJBOC0Q8POLD0XhBQSpDv/view.Joel Moskowitz. "5G Wireless Technology: Millimeter Wave Health Effects." Electromagnetic Radiation Safety. November 14, 2018 (updated February 22, 2019). https://www.saferemr.com/2017/08/5g-wireless-technology-millimeter-wave.html.

21. EMFields Solutions. "5G Update." August 15, 2017. http://www.lessemf.com/5G.pdf.

22. Jody McCutcheon. "Frightening Frequencies: The Dangers of 5G." Eluxe Magazine. Accessed on April 15, 2019. https://eluxemagazine.com/magazine/dangers-of-5g/.

23. ElectricSense. "The Dangers of 5G—11 Reasons to Be Concerned." May 30, 2018. https://ecfsapi.fcc.gov/file/1053072081009/5G%20Radiation%20Dangers%20-%20

11%20Reasons%20To%20Be%20Concerned%20_%20ElectricSense.pdf.

24. Dr. Cindy Russell. "A 5G Wireless Future: Will It Give Us a Smart Nation or Contribute to an Unhealthy One?" The Bulletin. January–February 2017. https:// ecfsapi.fcc.gov/file/10308361407065/5%20G%20Wireless%20Future-SCCMA%20 Bulletin_FEb%202017_pdf.pdf.

25. References for "A 5G Wireless Future" by Dr. Cindy Russell (PDF). http://www.sccma-mcms.org/Portals/19/assets/docs/References5garticle. pdf?ver=2017-03-10-112153-967.

26. Prost M, Olchowik G, Hautz W, Gaweda R. "Experimental Studies on the Influence of Millimeter Radiation on Light Transmission through the Lens." *Klin Oczna*. Vol. 96, no. 8-9 (August–September 1994): 257–9. https://www.ncbi.nlm.nih. gov/pubmed/7897988.

27. Kojima M, Hanazawa M, Yamashiro Y, Sasaki H, Watanabe S, Taki M, Suzuki Y, Hirata A, Kamimura Y, Sasaki K. "Acute Ocular Injuries Caused by 60-GHz Millimeter-Wave Exposure." *Health Physics*. Vol. 97, no. 3. (September, 2009): 212–8. doi: 10.1097/HP.0b013e3181abaa57.

28. Wang KJ, Yao K, Lu DQ, Jiang H, Tan J, Xu W. "Effect of Low-Intensity Microwave Radiation on Proliferation of Cultured Epithelial Cells of Rabbit Lens." *Zhonghua Lao Dong Wei Sheng Zhi Ye Bing Za Zhi (Chinese Journal of Industrial Hygiene and Occupational Diseases)*. Vol. 21, no. 5. (October 2003): 346–9.

29. Potekhina IL, Akoev GN, Enin LD, Oleiner VD. "The Effect of Low-Intensity Millimeter-Range Electromagnetic Radiation on the Cardiovascular System of the White Rat." (In Russian.) *Fiziol Zh SSSR Im I M Sechenova (Sechenov Physiological Journal of the USSR)*. Vol. 78, no. 1. (January 1992): 35–41.

30. Dr. Cindy Russell. "A 5G Wireless Future: Will It Give Us a Smart Nation or Contribute to an Unhealthy One?" *The Bulletin*. January–February 2017. https:// ecfsapi.fcc.gov/file/10308361407065/5%20G%20Wireless%20Future-SCCMA%20 Bulletin_FEb%202017_pdf.pdf.

31. References for "A 5G Wireless Future" by Dr. Cindy Russell (PDF). http://www.sccma-mcms.org/Portals/19/assets/docs/References5garticle. pdf?ver=2017-03-10-112153-967.

32. Dr. Cindy Russell. "A 5G Wireless Future: Will It Give Us a Smart Nation or Contribute to an Unhealthy One?" *The Bulletin*. January–February 2017. https:// ecfsapi.fcc.gov/file/10308361407065/5%20G%20Wireless%20Future-SCCMA%20 Bulletin_FEb%202017_pdf.pdf.

33. References for "A 5G Wireless Future" by Dr. Cindy Russell (PDF). http://www.sccma-mcms.org/Portals/19/assets/docs/References5garticle.

pdf?ver=2017-03-10-112153-967.

34. Ramundo-Orlando A. "Effects of Millimeter Waves Radiation on Cell Membrane—A Brief Review." *Journal of Infrared, Millimeter, and Terahertz Waves.* Vol. 31, no. 12. (December 2010): 1400–11.

35. Kolomytseva MP, Gapeey AB, Sadovniko VB, Chemeris NK. "Suppression of Nonspecific Resistance of the Body under the Effect of Extremely High Frequency Electromagnetic Radiation of Low Intensity." *Biofizika (Biophysics).* Vol. 47, no. 1. (January–February 2002): 71–7.

36. Soghomonyan D, Trchounian K, Trchounian A. "Millimeter Waves or Extremely High Frequency Electromagnetic Fields in the Environment: What Are Their Effects on Bacteria?" *Applied Microbiology and Biotechnology.* Vol. 100, no. 11. (June 2016): 4761–4771. doi: 10.1007/s00253-016-7538-0.

37. Martin L. Pall, Ph.D. "5G: Great Risk for EU, U.S. and International Health! Compelling Evidence for Eight Distinct Types of Great Harm Caused by Electromagnetic Field (EMF) Exposures and the Mechanism That Causes Them." May 17, 2018. Page 81. https://peaceinspace.blogs.com/files/5g-emf-hazards--dr-martin-l.-pall--eu-emf2018-6-11us3.pdf.

38. Burrell L. "5G Radiation Dangers: 11 Reasons to Be Concerned." ElectricSense. Last modified April 24, 2019. https://www.electricsense.com/5g-radiation-dangers/.

39. Dr. Cindy Russell. "A 5G Wireless Future: Will It Give Us a Smart Nation or Contribute to an Unhealthy One?" *The Bulletin.* January–February 2017. https://ecfsapi.fcc.gov/file/10308361407065/5%20G%20Wireless%20Future-SCCMA%20Bulletin_FEb%202017_pdf.pdf.

40. References for "A 5G Wireless Future" by Dr. Cindy Russell (PDF). http://www.sccma-mcms.org/Portals/19/assets/docs/References5garticle.pdf?ver=2017-03-10-112153-967.

41. Environmental Health Trust. "Letter to the FCC from Dr. Yael Stein MD in Opposition to 5G Spectrum Frontiers." July 9, 2016. https://ehtrust.org/letter-fcc-dr-yael-stein-md-opposition-5g-spectrum-frontiers/.

42. Grassroots Environmental Education. "5th Generation (5G) Wireless Communications Fact Sheet." Accessed April 14, 2019. https://www.telecompowergrab.org/uploads/3/8/5/9/38599771/5g_fact_sheet_v9.pdf.

43. Environmental Health Trust. "Letter to the FCC from Dr. Yael Stein MD in Opposition to 5G Spectrum Frontiers." July 9, 2016. https://ehtrust.org/letter-fcc-dr-yael-stein-md-opposition-5g-spectrum-frontiers/.

44. Shafirstein G, Moros EG. "Modelling Millimetre Wave Propagation and

Absorption in a High Resolution Skin Model: the Effect of Sweat Glands." Physics in Medicine & Biology. Vol. 56, no. 5. (2011): 1329–39. doi: 10.1088/0031-9155/56/5/007.

45. Environmental Health Trust. "Letter to the FCC from Dr. Yael Stein MD in Opposition to 5G Spectrum Frontiers." July 9, 2016. https://ehtrust.org/letter-fcc-dr-yael-stein-md-opposition-5g-spectrum-frontiers/.

46. Joint Non-Lethal Weapons Program. "Active Denial Technology Fact Sheet." U.S. Department of Defense. May 2016. https://jnlwp.defense.gov/Portals/50/Documents/Press_Room/Fact_Sheets/ADT_Fact_Sheet_May_2016.pdf.

47. Environmental Health Trust. "Top Facts on 5G: What You Need to Know about 5G Wireless and 'Small' Cells." Accessed April 15, 2019. https://ehtrust.org/key-issues/cell-phoneswireless/5g-internet-everything/20-quick-facts-what-you-need-to-know-about-5g-wireless-and-small-cells/.

48. Nerkararyan AV, Shahinyan MA, Mikaelyan MS, Vardevanyan PO. "Effect of Millimeter Waves with Low Intensity on Peroxidase Total Activity and Isoenzyme Composition in Cells of Wheat Seedling Shoots." International Journal of Scientific Research in Environmental Sciences. Vol. 1, no. 9. (2013): 217–223. doi: 10.12983/ijsres-2013-p217-223.

49. Sánchez-Bayo F, Wyckhuys CAG. "Worldwide Decline of the Entomofauna: A Review of Its Drivers." Biological Conservation. Vol. 232. (2019): 8–27. doi: 10.1016/j.biocon.2019.01.020.

50. Bond S, Wang K-K. "The Impact of Cell Phone Towers on House Prices in Residential Neighborhoods." The Appraisal Journal. Summer 2005. http://electromagnetichealth.org/wp-content/uploads/2014/06/TAJSummer05p256-277.pdf.

51. National Association of Realtors. "Cell Towers, Antennas Problematic for Buyers." Realtor Magazine. July 25, 2014. https://magazine.realtor/daily-news/2014/07/25/cell-towers-antennas-problematic-for-buyers.

52. Ibid.

53. Office of Richard Blumenthal, United States Senator for Connecticut. "At Senate Commerce Hearing, Blumenthal Raises Concerns on 5G Wireless Technology's Potential Health Risks." February 7, 2019. https://www.blumenthal.senate.gov/newsroom/press/release/at-senate-commerce-hearing-blumenthal-raises-concerns-on-5g-wireless-technologys-potential-health-risks.

54. "Scientists Warn of Potential Serious Health Effects of 5G." Environmental Health Trust. September 13, 2017. https://ehtrust.org/wp-content/uploads/Scientist-5G-appeal-2017.pdf.

55. "International Appeal: Stop 5G on Earth and in Space." June 7, 2019. https://

www.5gSpaceAppeal.org.

56. Maurizio Martucci. "'It Causes Damage to the Body!' Florence Brakes on 5G and Applies the Precautionary Principle. Motion in Defense of Health Approved (Almost) Unanimous." [Article in Italian.] Oasi Sana. April 5, 2019. https://oasisana.com/2019/04/05/provoca-danni-al-corpo-firenze-frena-sul-5g-e-applica-il-principio-di-precauzione-approvata-con-voto-quasi-unanime-la-mozione-in-difesa-della-salute-notizia-esclusiva-oasi-sana/.

57. "Italian Court Orders Government To Launch Cell Phone Radiation Awareness Campaign." Environmental Health Trust. https://ehtrust.org/italian-courtorders-government-to-launch-cell-phone-radiation-awareness-campaign/.

58. Peter Winterman. "Chamber Wants Radiation Research First, Then 5G Network." [Article in Dutch.] AD News. April 4, 2019. https://www.ad.nl/tech/kamer-wil-eerst-stralingsonderzoek-dan-pas-5g-netwerk~ab567cd6/.

59. "Germans Petition Parliament to Stop 5G Auction on Health Grounds." Telecompaper. April 8, 2019. https://www.telecompaper.com/news/germans-petition-parliament-to-stop-5g-auction-on-health-grounds--1287962.

60. Anouch Seydtaghia. "5G: After the Vaud Moratorium, the Storm." [Article in French.] Le Temps. April 9, 2019. https://www.letemps.ch/suisse/5g-apres-moratoire-vaudois-tempete.

61. "Geneva Adopts Motion for a Moratorium on 5G." [Article in French.] Le Temps. April 11, 2019. www.letemps.ch/suisse/geneve-adopte-une-motion-un-moratoire-5g.

62. "A Municipality of Rome Votes against 5G: What Will the Giunta Do?" [Article in Italian.] Terra Nuova. March 28, 2019. http://www.terranuova.it/News/Attualita/Un-Municipio-di-Roma-vota-contro-il-5G-cosa-fara-la-Giunta.

63. Valery Kodachigov. "The Ministry of Defense Refused to Transmit to the Operators the Frequencies for 5G." [Article in Russian.] Vedomosti. March 28, 2019. https://www.vedomosti.ru/technology/articles/2019/03/28/797714-minoboroni-otkazalos-peredavat-5g.

64. "Radiation Concerns Halt Brussels 5G Development, for Now." The Brussels Times. April 1, 2019. https://www.brusselstimes.com/brussels/55052/radiation-concerns-halt-brussels-5g-for-now/.

65. Bob Egelko. "Court Upholds SF's Right to Prevent Telecom Companies from Marring Scenic Views." San Francisco Chronicle. April 4, 2019. https://www.sfchronicle.com/bayarea/article/Court-upholds-SF-s-right-to-prevent-telecom-13742615.php.

66. "Exhibit 1: Small Cell 5G Health Study Resolution." Hallandale Beach, Florida.

2019. https://ehtrust.org/wp-content/uploads/Hallandale-Small-Cell-5G-Health-Study-Resolution.pdf.

67. "House Joint Resolution No. 13, Introduced by D. Dunn, A. Olsen." State of Montana. https://leg.mt.gov/bills/2019/billpdf/HJ0013.pdf?fbclid=IwAR1SPkpwFE99J ZWKTMiVJfrw_IZ04LhvO6laVo7iQKZzGN67nfK7w9o88pE.

68. Keaton Thomas. "5G Wireless Technology Comes with Big Promises, but City of Portland Has Big Concerns." KATU News. March 12, 2019. https://katu.com/news/local/5g-wireless-technology-comes-with-big-promises-but-the-city-of-portland-has-big-concerns.

69. "Chapter 12.18 – Wireless Telecommunications Facilities in the Public Right-of-Way." City of Racho Palos Verdes Municipal Code. May 7, 2019. https://library.municode.com/ca/rancho_palos_verdes/codes/code_of_ordinances?nodeId=TIT12STSIPUPL_CH12.18WITEFAPURI-W.

70. New Hampshire HB522: Establishing a Commission to Study the Environmental and Health Effects of Evolving 5G Technology, adopted by both bodies in the

2019 legislative session. https://trackbill.com/bill/new-hampshire-house-bill-522-establishing-a-commission-to-study-the-environmental-and-health-effects-of-evolving-5g-technology/1630657/?fbclid=IwAR28psMtRFU7mBGMmA8SKxoS0AIkf8 LzcQR7e7vO_MiifUzs0N4GfUNcLC4.

71. "Ordinance No. 819: An Urgency Ordinance of the Town Council of the Town of Fairfax Enacting Title 20 ('Telecommunications') of the Fairfax Municipal Code to Establish New Regulations for Wireless Telecommunications Facilities." Accessed April 5, 2019. https://storage.googleapis.com/proudcity/fairfaxca/uploads/2018/10/Ord-819-URGENCYsmall-cell.pdf.

72. "San Rafael City Council Agenda Report." December 17, 2018. https://ehtrust.org/wp-content/uploads/6.c-Small-Wireless-Facilities.pdf.

73. "Agenda Item Summary, City Council Meeting, November 5, 2018." City of Sonoma, California. https://sonomacity.civicweb.net/document/17797.

74. Adrian Rodriguez. "Ross Valley Officials Work to Tighten 5G Antenna Rules." *Marin Independent Journal*. October 27, 2018. https://www.marinij.com/2018/10/27/ross-valley-officials-work-to-tighten-5g-antenna-rules/.

75. Adrian Rodriguez. "California Town Looks for Alternatives to Small Cell Installations." *Marin Independent Journal*. October 5, 2018. https://www.govtech.com/network/California-Town-Looks-for-Alternatives-to-Small-Cell-Installations.html.

76. "Town of Burlington Policy, Applications for Small Cell Wireless Installations."

Accepted by Board of Selectmen October 22, 2018. http://cms2.revize.com/revize/
burlingtonma/Small.Cell.Wireless.Equiptment.Policy.Approved.10.22.2018.
BURLINGTON.MA.pdf.

77. Rich Hosford. "Verizon Drops Small Cell Wireless Booster Application in Face of
Fees." Burlington Cable Access Television. October 23, 2018. http://www.bcattv.org/
bnews/top-stories/verizon-drops-small-cell-wireless-booster-application-in-face-of-
fees/.

78. Glenn M. Parrish. "Cell Tower Ordinance Read for First Time at
Council Meeting." *Booneville Democrat*. September 5, 2018. https://www.
boonevilledemocrat.com/news/20180905/cell-tower-ordinance-read-for-first-time-
at-council-meeting.

79. "Mill Valley Staff Report." September 6, 2018. http://cityofmillvalley.granicus.
com/MetaViewer.php?view_id=2&clip_id=1290&meta_id=59943.

80. Petaluma Municipal Code, Ordinance 2674, passed November 19, 2018. https://
www.codepublishing.com/CA/Petaluma/.

81. "Small Cell Towers Nixed in 7-Hour Monterey Planning Commission Meeting."
Cedar Street Times. March 19, 2018. http://www.cedarstreettimes.com/18237-2/.

82. To see the code online go to https://qcode.us/codes/walnut/, click on "Title
6: Planning and Zoning," click on "Chapter 6.88: Antennas and Communication
Facilities," click on "6.88.060: Design standards," see item "O."

83. Bob Fernandez. "Philly, Suburbs Brace for 'Attack of the Small Cells' Towers."
Philadelphia Inquirer. June 1, 2017. https://www.philly.com/philly/business/
comcast/philly-and-suburbs-brace-for-attack-of-the-small-cells-20170601.
html?arc404=true.

84. William Kelly. "Official: Palm Beach Exempt from 5G Wireless Law."
Palm Beach Daily News. May 3, 2017. https://www.palmbeachdailynews.com/
news/20170503/official-palm-beach-exempt-from-5g-wireless-law.

85. "Part Eleven Zoning Ordinance." City of Mason, Ohio. Revised May
15, 2017. https://www.imaginemason.org/download/PDFs/building/
MasonZoningCodev-05-15-2017.pdf.

86. "Town of Warren, Section 20 – Special Permit for Telecommunications Facilities
and Towers." December 11, 2012. https://ehtrust.org/wp-content/uploads/Warren_
Zoning_Telecom_Regs_-_December_11_2012-4.pdf.

87. C. Robert Gibson. "How a Mid-Sized Tennessee Town Took on Comcast, Revived
Its Economy, and Did It With Socialism." Huffington Post. March 6, 2015 (updated
May 6, 2015). http://www.huffingtonpost.com/carl-gibson/chattanooga-socialism_

b_6812368.html.

88. Trevor Hughes. "Town Creates High-Speed Revolution, One Home at a Time." *USA Today*. November 19, 2014. https://www.usatoday.com/story/news/nation/2014/11/19/longmont-internet-service/19294335/.

89. Katherine Tweed. "Bell Labs Sets New Record for Internet over Copper." IEEE Spectrum. July 14, 2014. http://spectrum.ieee.org/tech-talk/telecom/internet/bell-labs-sets-new-record-for-internet-over-copper.

90. "New Method Examined to Bring Fiber Optics to Homes." *Durango Herald*. May 6, 2018. https://durangoherald.com/articles/221644.

3장. 휴대전화는 21세기 담배다

1. Brandt AM. "Inventing Conflicts of Interest: A History of Tobacco Industry Tactics." *American Journal of Public Health*. Vol. 102, no. 1. (January 2012): 63–71. doi: 10.2105/AJPH.2011.300292.

2. Glantz SA, Slade J, Bero LA, Hanauer P, Barnes DE. *The Cigarette Papers*. 1998: University of California Press. Berkeley, California. Page 188.

3. Turner C and Spilich GJ. "Research into Smoking or Nicotine and Human Cognitive Performance: Does the Source of Funding Make a Difference?" *Addiction*. Vol. 92, no. 11. (1997): 1423–1426. https://pdfs.semanticscholar.org/d1ba/670b367bab2df3bd9ffcf5ae33d24c9688e3.pdf.

4. Ibid.

5. Brownell KC, Warner KE. "The Perils of History: Big Tobacco Played Dirty and Millions Died. How Similar is Big Food?" *Milbank Quarterly*. Vol. 87, no. 1. (2009): 259–294. doi: 10.1111/j.1468-0009.2009.00555.x.

6. Broder JM. "Cigarette Maker Concedes Smoking Can Cause Cancer." *New York Times*. March 21, 1997. https://www.nytimes.com/1997/03/21/us/cigarette-maker-concedes-smoking-can-cause-cancer.html.

7. Milberger S, Davis RM, Douglas CE, Beasley JK, Burns D, Houston T, Shopland D. "Tobacco Manufacturers' Defence against Plaintiffs' Claims of Cancer Causation: Throwing Mud at the Wall and Hoping Some of It Will Stick." *Tobacco Control*. Vol. 15, suppl. 4. (December 2006): iv17–iv26. doi: 10.1136/tc.2006.016956.

8. Andrew Dugan. "In U.S., Smoking Hits New Low at 16%." Gallup. July 24, 2018. https://news.gallup.com/poll/237908/smoking-rate-hits-new-low.aspx.

9. Centers for Disease Control and Prevention. "Smoking Leads to Disease and

Disability and Harms Nearly Every Organ of the Body." Page last reviewed February 6, 2019. Accessed March 4, 2019. https://www.cdc.gov/tobacco/data_statistics/fact_sheets/fast_facts/index.htm.

10. Velicer, C, St Helen G, Glantz SA. "Tobacco Papers and Tobacco Industry Ties in Regulatory Toxicology and Pharmacology." *Journal of Public Health Policy.* Vol. 39, no. 1. (February 2018): 34-48. doi: 10.1057/s41271-017-0096-6.

11. Liu JJ, Bell CM, Matelski JJ, Detsky AS, Cram P. "Payments by US Pharmaceutical and Medical Device Manufacturers to US Medical Journal Editors: Retrospective Observational Study." *BMJ.* Vol. 359, no. j4619. (October 26, 2017). doi: 10.1136/bmj.j4619.

12. Friedman L. "Financial Conflicts of Interest and Study Results in Environmental and Occupational Health Research." *Journal of Occupational and Environmental Medicine.* Vol. 58, no. 3. (March 2016): 238-47. doi: 10.1097/JOM.0000000000000671.

13. George Carlo. "The Latest Reassurance Ruse about Cell Phones and Cancer." *Journal of the Australasian College of Nutritional and Environmental Medicine.* Vol. 26, No. 1. (April, 2007).

14. "A Report on Non-Iodizing Radiation." *Microwave News.* Vol. 26, no. 4. (July, 2006) https://microwavenews.com/sites/default/files/docs/mwn.7-06.RR.pdf.

15. Huss A, Egger M, Hug K, Huwiler-Müntener K, Röösli M. "Source of Funding and Results of Studies of Health Effects of Mobile Phone Use: Systematic Review of Experimental Studies." *Ciência & Saúde Coletiva.* Vol. 13, no. 3 (2008). doi: 10.1590/S1413-81232008000300022.

16. Marino AA, Carruba S. "The Effects of Mobile-Phone Electromagnetic Fields on Brain Electrical Activity: A Critical Analysis of the Literature." *Electromagnetic Biology and Medicine.* Vol. 28, no. 3. (2009): 250–274. doi: 10.3109/15368370902918912.

17. Joel M. Moskowitz, "Government Must Inform Us of Cell Phone Risk." SFGate.com. July 25, 2013. http://www.sfgate.com/cgi-bin/article.cgi?f=/c/a/2010/04/27/EDMB1D58TC.DTL#ixzz1qAghpiqI.

18. Panagopoulos DJ. "Comparing DNA Damage Induced by Mobile Telephony and Other Types of Man-Made Electromagnetic Fields." *Mutation Research/Reviews in Mutation Research.* Vol. 781. July–September 2019: 53–62. doi: 10.1016/j.mrrev.2019.03.003.

19. Daroit NB, Visioli F, Magnusson AS, Vieira GR, Rados PV. "Cell Phone Radiation Effects on Cytogenetic Abnormalities of Oral Mucosal Cells." *Brazilian Oral Research.* Vol. 29. (2015): 1–8. doi: 10.1590/1807-3107BOR-2015.vol29.0114.

20. Ibid.

21. D'Silva MH, Swer RT, Anbalagan J, Rajesh B. "Effect of Radiofrequency Radiation Emitted from 2G and 3G Cell Phone on Developing Liver of Chick Embryo – A Comparative Study." *Journal of Clinical and Diagnostic Research for Doctors*. Vol. 11, no. 7. (2017): 5–9. doi: 10.7860/JCDR/2017/26360.10275.

22. Panagopoulos D. "Mobile Telephony Radiation Effects on Insect Ovarian Cells. The Necessity for Real Exposures Bioactivity Assessment. The Key Role of Polarization, and the 'Ion Forced-Oscillation Mechanism.'" In Geddes CD (Ed.), *Microwave Effects on DNA and Proteins*. Springer, 2017.

23. Gevrek F, Aydin D, Ozsoy S, Aygun H, Bicer C. "Inhibition by Egb761 of the Effect of Cellphone Radiation on the Male Reproductive System." *Bratislava Medical Journal*. Vol. 118, no. 11. (2017): 676–683. doi: 10.4149/BLL_2017_128.

24. Çetkin M, Demirel C, Kızılkan N, Aksoy N, Erbağcı H. "Evaluation of the Mobile Phone Electromagnetic Radiation on Serum Iron Parameters in Rats." *African Health Sciences*. Vol. 17, no. 1. (2017): 186–189. doi: 10.4314/ahs.v17i1.23.

25. Shahin S, Singh SP, Chaturvedi CM. "Mobile Phone (1800 MHz) Radiation Impairs Female Reproduction in Mice, Mus Musculus, through Stress Induced Inhibition of Ovarian and Uterine Activity." *Reproductive Toxicology*. 73 (October 2017): 41–60. doi: 10.1016/j.reprotox.2017.08.001.

26. Zothansiama, Zosangzuali M, Lalramdinpuii M, Jagetia GC. "Impact of Radiofrequency Radiation on DNA Damage and Antioxidants in Peripheral Blood Lymphocytes of Humans Residing in the Vicinity of Mobile Phone Base Stations." *Electromagnetic Biology and Medicine*. Vol. 36, no. 3. (2017): 295–305. doi: 10.1080/15368378.2017.1350584.

27. De Oliveira FM, Carmona AM, Ladeira C. "Is Mobile Phone Radiation Genotoxic? An Analysis of Micronucleus Frequency in Exfoliated Buccal Cells." *Mutation Research*. 822: (October 2017): 41–46. doi: 10.1016/j.mrgentox.2017.08.001.

28. Kalafatakis F, Bekiaridis-Moschou D, Gkioka E, Tsolaki M. "Mobile Phone Use for 5 Minutes Can Cause Significant Memory Impairment in Humans." *Hellenic Journal of Nuclear Medicine*. Vol. 20 supplement. (September 2017): 146–154.

29. Schauer I, Mohamad Al-Ali B. "Combined Effects of Varicocele and Cell Phones on Semen and Hormonal Parameters." *Wien Klin Wochenschrift*. Vol. 130, no. 9-10. (2018): 335–340. doi: 10.1007/s00508-017-1277-9.

30. Akdag M, Dasdag S, Canturk F, Akdag MZ. "Exposure to Non-Ionizing Electromagnetic Fields Emitted from Mobile Phones Induced DNA Damage in Human Ear Canal Hair Follicle Cells." *Electromagnetic Biology and Medicine*. Vol 37, no. 2. (2018): 66–75. doi: 10.1080/15368378.2018.1463246.

31. Fragopoulou AF, Polyzos A, Papadopoulou MD, Sansone A, Manta AK,

Balafas E, Kostomitsopoulos N, Skouroliakou A, Chatgilialoglu C, Georgakilas A, Stravopodis DJ, Ferreri C, Thanos D, Margaritis LH. "Hippocampal Lipidome and Transcriptome Profile Alterations Triggered by Acute Exposure of Mice to GSM 1800 MHz Mobile Phone Radiation: An Exploratory Study." *Brain and Behavior*. Vol. 8, no. 6. (June 2018). doi: 10.1002/brb3.1001.

32. Ahmadi S, Alavi SS, Jadidi M, Ardjmand A. "Exposure to GSM 900-MHz Mobile Radiation Impaired Inhibitory Avoidance Memory Consolidation in Rat: Involvements of Opioidergic and Nitrergic Systems." *Brain Research*. Vol. 1701. (December 15, 2018): 36–45. doi: 10.1016/j.brainres.2018.07.016.

33. Shahbazi-Gahrouei D, Hashemi-Beni B, Moradi A, Aliakbari M, Shahbazi-Gahrouei S. "Exposure to Global System for Mobile Communication 900 MHz Cellular Phone Radiofrequency Alters Growth, Proliferation and Morphology of Michigan Cancer Foundation-7 Cells and Mesenchymal Stem Cells." *International Journal of Preventive Medicine*. Vol. 9. (June 19, 2018): 51. doi: 10.4103/ijpvm. IJPVM_75_17.

34. Bektas H, Bektas MS, Dasdag S. "Effects of Mobile Phone Exposure on Biochemical Parameters of Cord Blood: A Preliminary Study." *Electromagnetic Biology and Medicine*. Vol. 37, no. 4. (August 29, 2018): 184–191. doi: 10.1080/15368378.2018.1499033.

35. El-Maleky NF, Ebrahim RH. "Effects of Exposure to Electromagnetic Field from Mobile Phone on Serum Hepcidin and Iron Status in Male Albino Rats." *Electromagnetic Biology and Medicine*. Vol. 38, no. 1. (2019): 66–73. doi: 10.1080/15368378.2018.1531423.

36. Béres S, Németh Á, Ajtay Z, Kiss I, Németh B, Hejjel L. "Cellular Phone Irradiation of the Head Affects Heart Rate Variability Depending on Inspiration/ Expiration Ratio." *In Vivo*. Vol. 32, no. 5. (2018): 1145–1153. doi: 10.21873/ invivo.11357.

37. Shahabi S, Hassanzadeh Taji I, Hoseinnezhaddarzi M, Mousavi F, Shirchi S, Nazari A, Zarei H, Pourabdolhossein F. "Exposure to Cell Phone Radiofrequency Changes Corticotrophin Hormone Levels and Histology of the Brain and Adrenal Glands in Male Wistar Rat." *Iranian Journal of Basic Medical Sciences*. Vol. 21, no. 12. (December 2018): 1269–1274. doi: 10.22038/ijbms.2018.29567.7133.

38. CTIA. "Overall Safety of Cell Phones." Cellphone Health Facts. Accessed February 12, 2019. https://www.wirelesshealthfacts.com/faq/.

39. Roberts C. "Do I Need to Worry about Radiation From WiFi and Bluetooth Devices?" *Consumer Reports*. March 1, 2018. https://www.consumerreports.org/ radiation/do-i-need-to-worry-about-radiation-from-wifi-and-bluetooth-devices/.

40. National Toxicology Program. "Cell Phone Radio Frequency Radiation."

Accessed February 14, 2019. https://ntp.niehs.nih.gov/results/areas/cellphones/index.html.

41. National Institute of Environmental Health Sciences. "NTP Releases Rodent Studies on Cell Phone Radiofrequency Radiation." Environmental Factor. June 2016. https://factor.niehs.nih.gov/2016/6/science-highlights/cellphones/index.htm.

42. Broad WJ. "Study of Cellphone Risks Finds 'Some Evidence' of Link to Cancer, at Least in Male Rats." New York Times. November 1, 2018. https://www.nytimes.com/2018/11/01/health/cellphone-radiation-cancer.html.

43. Knutson R. "Cellphone-Cancer Link Found in Government Study." Wall Street Journal. May 28, 2016. https://www.wsj.com/articles/cellphone-cancer-link-found-in-government-study-1464324146?mg=id-wsj.

44. "Telecommunications." Cornell Law School's Legal Information Institute. Accessed May 31, 2019. https://www.law.cornell.edu/uscode/text/47/332.

45. Norm Alster. Captured Agency: How the Communications Commission Is Dominated by the Industry It Presumably Regulates. Edmund J. Safra Institute for Ethics, Harvard University. Cambridge, Massachusetts. 2015.

46. Christopher Ketcham. "Warning: Your Cell Phone May Be Hazardous to Your Health." GQ. January 26 2010. https://www.gq.com/story/warning-cell-phone-radiation.

47. Daniel Lathro. "From Government Service to Private Practice: Writers of Telecom Law Move to K Street." Center for Public Integrity. October 28, 2004. http://www.publicintegrity.org/2004/10/28/6597/government-service-private-practice.

48. Center for Responsive Politics. "AT&T, Inc: Summary." Open Secrets. Accessed March 4, 2019. https://www.opensecrets.org/lobby/clientsum.php?id=D000000076&year=2018.

49. Joel Moskowitz. "Cell Phones, Cell Towers, and Wireless Safety." https://www.youtube.com/watch?v=AgGRukb7qI4.

50. Lai H and Singh NP. "Acute Low-Intensity Microwave Exposure Increases DNA Single-Strand Breaks in Rat Brain Cells." Bioelectromagnetics. Vol. 16, no. 3. (1995): 207–210. doi: 10.1002/bem.2250160309.

51. "Motorola, Microwaves and DNA Breaks: 'War-Gaming' the Lai-Singh Experiments." Microwave News. Vol. 17, no. 1. January/February 1997: 13. https://microwavenews.com/news/backissues/j-f97issue.pdf.

52. Frey AH, Feld SR, Frey B. "Neural Function and Behavior: Defining the Relationship." Annals of the New York Academy of Sciences. Vol. 247, no. 1. (February 1975): 433–439. https://nyaspubs.onlinelibrary.wiley.com/doi/abs/10.1111/

j.1749-6632.1975.tb36019.x.

53. Christopher Ketcham. "Warning: Your Cell Phone May Be Hazardous to Your Health." *GQ.* January 25, 2010. https://www.gq.com/story/warning-cell-phone-radiation.

54. Paul Brodeur. *The Zapping of America: Microwaves, Their Deadly Risk and the Cover-Up.* Norton, 1977, p. 74.

55. Norm Alster. *Captured Agency: How the Federal Communications Commission Is Dominated by the Industries It Presumably Regulates.* Edmond J. Safra Center for Ethics, Harvard University. Cambridge, Massachusetts. 2015.

56. Alex Kotch of Sludge. "Revealed: How US Senators Invest in Firms They Are Supposed to Regulate." *The Guardian* and Sludge, an investigative news website focused on money in politics. September 19, 2019. https://amp.theguardian.com/us-news/2019/sep/19/us-senators-investments-conflict-of-interest?__twitter_impression=true.

57. Philip Shabecoff. "U.S. Sees Possible Cancer Tie to Electromagnetism." May 23, 1990. https://www.nytimes.com/1990/05/23/us/us-sees-possible-cancer-tie-to-electromagnetism.html.

58. "White House Report Argues EMFs Are Not a Public Health Issue." *Microwave News.* Vol. 12, no 6. (November/December 1992.) https://microwavenews.com/news/backissues/n-d92issue.pdf.

59. Portier CJ, Wolfe MS, editors. "Assessment of Health Effects from Exposure to Power-Line Frequency Electric and Magnetic Fields." National Institute of Environmental Health Sciences of the National Institutes of Health. 1998. http://niremf.ifac.cnr.it/docs/niehs98.pdf.

60. Yoram Wurmser. "Mobile Time Spent 2018: Will Smartphones Remain Ascendant?" June 18, 2018. https://www.emarketer.com/content/mobile-time-spent-2018.

61. Hardell L, Carlberg M, Mild KH. "Pooled Analysis of Case-Control Studies on Malignant Brain Tumours and the Use of Mobile and Cordless Phones Including Living and Deceased Subjects." *International Journal of Oncology.* Vol. 38, no 5. (2011): 1465–1474. doi: 10.3892/ijo.2011.947.

62. Danny Hakim. "At C.D.C., a Debate Behind Recommendations on Cellphone Risk." *New York Times.* January 1, 2016. https://www.nytimes.com/2016/01/02/technology/at-cdc-a-debate-behind-recommendations-on-cellphone-risk.html?_r=3.

63. "International Appeal: Scientists Call for Protection from Non-Ionizing Electromagnetic Field Exposure." EMFScientist.org. https://www.emfscientist.org/

index.php/emf-scientist-appeal.

64. "ACS Responds to New Study Linking Cell Phone Radiation to Cancer." American Cancer Society. May 27, 2016. http://pressroom.cancer.org/NTP2016.

65. Proctor RN. "Tobacco and Health: Expert Witness Report Filed on Behalf of Plaintiffs in: 'The United States of America, Plaintiff, v. Philip Morris, Inc., et al., Defendants,' Civil Action No. 99-CV-02496 (GK)." May 10, 2002. http://www.columbia.edu/itc/hs/pubhealth/p9740/readings/tobacco-proctor.pdf.

66. Voosen P. "Hiroshima and Nagasaki Cast Long Shadows Over Radiation Science." *New York Times*. April 11, 2011. https://archive.nytimes.com/www.nytimes.com/gwire/2011/04/11/11greenwire-hiroshima-and-nagasaki-cast-long-shadows-over-99849.html?pagewanted=all.

67. Internal Brown & Williamson memo, August 21, 1969. https://www.industrydocumentslibrary.ucsf.edu/tobacco/docs/#id=qsdw0147.

4장. 전자기장은 어떻게 몸을 손상시키는가?

1. Gultekin DH, Moeller L. "NMR Imaging of Cell Phone Radiation Absorption in Brain Tissue." *Proceedings of the National Academy of Sciences of the United States of America*. Vol. 110, no. 1. (January 2, 2013): 58–63. doi: 10.1073/pnas.1205598109.

2. Glaser, ZR, Ph.D. "Bibliography of Reported Biological Phenomena ('Effects') and Clinical Manifestations Attributed to Microwave and Radio-Frequency Radiation." Report No. 2, Revised. Naval Medical Research Institute. June 1971.

3. Goldsmith. JR. "Epidemiologic Evidence Relevant to Radar (Microwave) Effects." *Environmental Health Perspectives*. Vol. 105, suppl. 6. (1997): 1579–1587. doi: 10.1289/ehp.97105s61579.

4. Pall ML. "Wi-Fi Is an Important Threat to Human Health." *Environmental Research*. Vol. 164. (July 2018): 405–416. doi: 10.1016/j.envres.2018.01.035.

5. Pall ML. "How to Approach the Challenge of Minimizing Non-Thermal Health Effects of Microwave Radiation from Electrical Devices." *International Journal of Innovative Research in Engineering and Management*. Vol. 2, no. 5. (September 2015): 71–6.

6. Pall, ML. "Electromagnetic Fields Act via Activation of Voltage-Gated Calcium Channels to Produce Beneficial or Adverse Effects." *Journal of Cellular and Molecular Medicine*. Vol. 17, no. 8. (2013): 958–965. doi: 10.1111/jcmm.12088.

7. Piste P, Sayaji D, Avinash M. "Calcium and Its Role in Human Body." *International Journal of Research in Pharmaceutical and Biomedical Science*. Vol. 4.

(2012): 2229–3701.

8. Demaurex N, Nunes P. "The Role of STIM and ORAI Proteins in Phagocytic Immune Cells." *American Journal of Physiology. Cell Physiology.* Vol. 310, no. 7. (April 2016): C496–C508. doi: 10.1152/ajpcell.00360.2015.

9. Walleczek J. "Electromagnetic Field Effects on Cells of the Immune System: The Role of Calcium Signaling." *FASEB Journal.* Vol. 6, no. 13. (1992): 3177–85. doi: 10.1096/fasebj.6.13.1397839.

10. Pall ML. "Wi-Fi Is an Important Threat to Human Health." *Environmental Research.* Vol. 164. (July 2018): 405–416. doi: 10.1016/j.envres.2018.01.035.

11. Pall ML. "Electromagnetic Fields Act via Activation of Voltage-Gated Calcium Channels to Produce Beneficial or Adverse Effects." *Journal of Cellular and Molecular Medicine.* Vol. 17, no. 8. (August 2013): 958–65. doi: 10.1111/jcmm.12088.

12. Vekaria HJ, et al. "Targeting Mitochondrial Dysfunction in CNS Injury Using Methylene Blue; Still a Magic Bullet?" *Neurochemical International.* Vol. 109. (October 2017): 117–125. doi: 10.1016/j.neuint.2017.04.004.

13. Pall ML. "Electromagnetic Fields Act Similarly in Plants as in Animals: Probable Activation of Calcium Channels via Their Voltage Sensor." *Current Chemical Biology.* Vol. 10, no. 1 (July 2016): 74–82. doi: 10.2174/2212796810666160419 160433.

14. Santhosh Kumar S. "Colony Collapse Disorder (CCD) in Honey Bees Caused by EMF Radiation." *Bioinformation.* Vol. 14, no. 9. (December 21, 2018): 521–524. doi: 10.6026/97320630014521.

15. Dariusz Leszczy. "Henry Lai: Cautionary Words on 'Calcium Hypothesis' in the Science of EMF." *Between a Rock and a Hard Place* (blog). June 12, 2019. https://betweenrockandhardplace.wordpress.com/2019/06/12/henry-lai-cautionarywords-on-calcium-hypothesis-in-the-science-of-emf/.

16. Cheeseman KH, Slater TF. "An Introduction to Free Radical Biochemistry." *British Medical Bulletin.* Vol. 49, no. 3. (July 1993): 481–93. doi: 10.1093/oxfordjournals.bmb.a072625.

17. Sakihama Y, Maeda M, Hashimoto M, Tahara S, Hashidoko Y. "Beetroot Betalain Inhibits Peroxynitrite-Mediated Tyrosine Nitration and DNA Strand Damage." *Free Radical Research.* Vol. 46, no. 1. (2012): 93–9. doi: 10.3109/10715762.2011.641157.

18. Azizova OA, Panasenko OM, Vol'nova TV, Vladimirov YA. "Free Radical Lipid Oxidation Affects Cholesterol Transfer Between Lipoproteins and Erythrocytes." *Free Radical Biology & Medicine.* Vol. 7, no. 3. (1989): 251–7. doi: 10.1016/0891 -5849(89)90132-9.

19. Lyras L, Perry RH, Perry EK, Ince PG, Jenner A, Jenner P, Halliwell B. "Oxidative Damage to Proteins, Lipids, and DNA in Cortical Brain Regions from Patients with Dementia with Lewy Bodies." *Journal of Neurochemistry*. Vol. 71, no. 1. (July 1998): 302–12. doi: 10.1046/j.1471-4159.1998.71010302.x.

20. Borys J, Maciejczyk M, Antonowicz B, Krętowski A, Sidun J, Domel E, Dąbrowski JR, Ładny JR, Morawska K, Zalewska A. "Glutathione Metabolism, Mitochondria Activity, and Nitrosative Stress in Patients Treated for Mandible Fractures." *Journal of Clinical Medicine*. Vol. 8, no. 1. (January 21, 2019): E127. doi: 10.3390 /jcm8010127.

21. Tan DQ, Suda T. "Reactive Oxygen Species and Mitochondrial Homeostasis as Regulators of Stem Cell Fate and Function." *Antioxidants & Redox Signaling*. Vol. 29, no 2. (July 10, 2018): 149–168. doi: 10.1089/ars.2017.7273.

22. Cadet J, Douki T, Ravanat JL. "Oxidatively Generated Base Damage to Cellular DNA." *Free Radical Biology & Medicine*. Vol. 49, no. 1. (July 1, 2010): 9–21. doi: 10.1016/j.freeradbiomed.2010.03.025.

23. Pacher P, Beckman JS, Liaudet L. "Nitric Oxide and Peroxynitrite in Health and Disease." *Physiological Reviews*. Vol. 87, no. 1. (January 2007): 315–424. doi: 10.1152/ physrev.00029.2006.

24. Reczek CR, Chandel NS. "ROS-Dependent Signal Transduction." *Current Opinion in Cell Biology*. Vol. 33. (April 2015): 8–13. doi: 10.1016/j.ceb.2014.09.010.

25. *Fat for Fuel*. Dr. Joseph Mercola. Hay House. Carlsbad, California. 2017.

26. Sohal RS, Weindruch R. "Oxidative Stress, Caloric Restriction, and Aging." *Science*. Vol. 273, no. 5271. (July 5, 1996): 59–63. doi: 10.1126/science.273.5271.59.

27. Salminena A, Kauppinenc A, Hiltunena M, Kaarnirantac K. "Krebs Cycle Intermediates Regulate DNA and Histone Methylation: Epigenetic Impact on the Aging Process." *Ageing Research Reviews*. Vol. 16. (July 2014): 45–65. doi: 10.1016/ j.arr.2014.05.004.

28. Consales C, Merla C, Marino C, Benassi B. "Electromagnetic Fields, Oxidative Stress, and Neurodegeneration." *International Journal of Cell Biology*. Vol. 2012. (2012): 683897. doi: 10.1155/2012/683897.

29. Sawyer DT, Valentine J. "How Super Is Superoxide?" *Accounts of Chemical Research*. Vol. 14, no. 12. (December 1, 1981): 393–400.

30. Huie RE, Padmaja S. "The Reaction Rate of Nitric Oxide with Superoxide." *Free Radical Research Communications*. Vol. 18. (1993): 195–199.

31. Yetik-Anacak G, Catravas JD. "Nitric Oxide and the Endothelium: History and Impact on Cardiovascular Disease." *Vascular Pharmacology*. Vol. 45, no. 5. (November 2006): 268–276. doi: 10.1016/j.vph.2006.08.002.

32. Griffith TM, Edwards DH, Davies RL, Harrison TJ, Evans KT. "EDRF Co-ordinates the Behaviour of Vascular Resistance Vessels." *Nature*. Vol. 329. (1987): 442–445. https://www.nature.com/articles/329442a0.

33. Hibbs JB Jr. "Synthesis of Nitric Oxide from L-arginine: A Recently Discovered Pathway Induced by Cytokines with Antitumour and Antimicrobial Activities." *Research in Immunology*. Vol. 142, no. 7. (1991): 565–569. doi: 10.1016/0923 -2494(91)90103-P.

34. Förstermann U. "Nitric Oxide and Oxidative Stress in Vascular Disease." *Pflügers Archiv: European Journal of Physiology*. Vol. 459, no. 6. (May 2010): 923-39. doi: 10.1007/s00424-010-0808-2.

35. Ziche M, Morbidelli L. "Nitric Oxide and Angiogenesis." *Journal of Neuro-oncology*. Vol. 50, no. 1-2. (October-November 2000):13-48. doi: 10.1023/ a:1006431309841.

36. Fode M, Jensen CFS, Østergren PB. "Sildenafil in Postprostatectomy Erectile Dysfunction (Perspective)." *International Journal of Impotence Research*. Vol. 31, no. 2. (March 2019): 61–64. doi: 10.1038/s41443-018-0102-y.

37. Pacher P, Szabo C. "Role of the Peroxynitrite-Poly(ADP-Ribose) Polymerase Pathway in Human Disease." *American Journal of Pathology*. Vol. 173, no. 1. (July 2008): 2–13. doi: 10.2353/ajpath.2008.080019.

38. Radi R. "Peroxynitrite, a Stealthy Biological Oxidant." *Journal of Biological Chemistry*. Vol. 288, no. 37. (September 13, 2013): 26464–26472. doi: 10.1074 /jbc. R113.472936.

39. Beckman JS, Beckman TW, Chen J, Marshall PA, Freeman BA. "Apparent Hydroxyl Radical Production by Peroxynitrite: Implications for Endothelial Injury from Nitric Oxide and Superoxide." *Proceedings of the National Academy of Sciences of the United States of America*. Vol. 87, no. 4. (February 1990): 1620–4. doi: 10.1073/pnas.87.4.1620.

40. Pacher P, Beckman JS, Liaudet L. "Nitric Oxide and Peroxynitrite in Health and Disease." *Physiological Reviews*. Vol. 87, no. 1. (January 2007); 315-424. doi: 10.1152/ physrev.00029.2006.

41. Schwarz C, Kratochvil E, Pilger A, Kuster N, Adlkofer F, Rüdiger HW. "Radiofrequency Electromagnetic Fields (UMTS, 1,950 MHz) Induce Genotoxic Effects in Vitro in Human Fibroblasts but not in Lymphocytes." *International Archives of Occupational and Environmental Health*. Vol. 81, no. 6. (May 2008): 755–767. doi: 10.1007/s00420-008-0305-5.

42. Pall MP. "5G: Great Risk for EU, U.S. and International Health! Compelling Evidence for Eight Distinct Types of Great Harm Caused by Electromagnetic Field

(EMF) Exposures and the Mechanism that Causes Them." EMF:data. May 17, 2018. https://www.emfdata.org/en/documentations/detail&id=243.

43. Lutz J, Adlkofer F. "Objections Against Current Limits for Microwave Radiation." Proceedings of the WFMN07, Chemnitz, Germany. (2007): 119–123. http://bemri. org/publications/icnirp/112-objections-against-the-current-limits-for-microwave-radiation.html.

44. Sivani S, Sudarsanam D. "Impacts of Radio-frequency Electromagnetic Field (RFEMF) from Cell Phone Towers and Wireless Devices on Biosystem and Ecosystem – A Review." *Biology and Medicine*. Vol. 4, no. 4. (2012): 202–16. http:// www.biolmedonline.com/Articles/Vol4_4_2012/Vol4_4_202-216_BM-8.pdf.

45. Cucurachi C, Tamis WL, Vijver MG, Peijnenburg WJ, Bolte JF, de Snoo GR. "A Review of the Ecological Effects of Radiofrequency Electromagnetic Fields (RF-EMF)." *Environment International*. Vol. 51. (2013): 116–40. doi: 10.1038/ nature13290.

46. "Busy as a Bee: Pollinators Put Food on the Table." National Resources Defense Council. June, 2015. https://www.nrdc.org/sites/default/files/bee-deaths-FS.pdf.

47. Ellis J. "The Honey Bee Crisis." *Outlooks on Pest Management*. Vol. 23, no. 1. (February 2012): 34-40(6). doi: 10.1564/22feb10.

48. "Everything You Should Know About Colony Collapse Disorder and 'Disappearing' Bee Populations." ZME Science. April 3, 2019. https:// geneticliteracyproject.org/2019/04/03/everything-you-should-know-about-colony-collapse-disorder-and-disappearing-bee-populations/.

49. Odemer R, Odemer F. "Effects of Radiofrequency Electromagnetic Radiation (RFEMF) on Honey Bee Queen Development and Mating Success." *Science of the Total Environment*. Vol. 661. (April 15, 2019): 553-562. doi: 10.1016/ j.scitotenv.2019.01.154.

50. Figueroa LL, Bergey EA. "Bumble Bees (Hymenoptera: Apidae) of Oklahoma: Past and Present Biodiversity." *Journal of the Kansas Entomological Society*. Vol. 88, no. 4. (October 1, 2015): 418-429. doi: 10.2317/0022-8567-88.4.418.

51. Favre D "Mobile Phone Induced Honeybee Worker Piping." *Apidologie*. Vol. 42. (2011): 270-9. https://link.springer.com/article/10.1007/s13592-011-0016-x.

52. Sharma VP and Kumar NK. "Changes in Honeybee Behaviour and Biology Under the Influence of Cellphone Radiations." *Current Science*. Vol. 98, no 10. (2010): 1376-8. https://www.researchgate.net/publication/225187745_Changes_in_honey_bee_behaviour_and_biology_under_the_influence_of_cell_phone_radiations.

53. Kimmel S, Kuhn J, Harst W, Stever H. "Electromagnetic Radiation: Influences on Honeybees (Apis mellifera)." *IIAS-InterSymp Conference*. 2007. https://www.

researchgate.net/publication/228510851_Electromagnetic_Radiation_Influences_
on_Honeybees_Apis_mellifera.

54. Harst W, Harst JK, Stever H. "Can Electromagnetic Exposure Cause a Change
in Behaviour? Studying Possible Non-thermal Influences on Honey Bees – An
Approach Within the Framework of Educational Informatics." *Acta Systemica- IIAS
International Journal*. Vol 6, no. 1. (2006): 1-6. http://www.next-up.org/pdf/ICRW_
Kuhn_Landau_study.pdf.

55. Margaritis LH, Manta AK, Kokkaliaris KD, Schiza D, Alimisis K, Barkas G,
Georgiou E, Giannakopoulou O, Kollia I, Kontogianna G, Kourouzidou A, Myari A,
Roumelioti F, Skouroliakou A, Sykioti V, Varda G, Xenos K, Ziomas K. "Drosophila
Oogenesis as a Biomarker Responding to EMF Sources." *Electromagnetic Biology
and Medicine*, vol. 33, no. 3, 2014, pp. 165-89. doi: 10.3109/15368378.2013.800102.

56. Sánchez-Bayo F, Wyckhuys KAG. "Worldwide Decline of the Entomofauna: A
Review of its Drivers." *Biological Conservation*. Vol. 232. (2019): 8-27. doi: 10.1016/
j.biocon.2019.01.020.

57. Damian Carrington. "Plummeting Insect Numbers 'Threaten Collapse
of Nature." *The Guardian*. February 10, 2019. https://www.theguardian.com/
environment/2019/feb/10/plummeting-insect-numbers-threaten-collapse-of-nature.

58. Pall M. "Electromagnetic Fields Act Similarly in Plants as in Animals: Probable
Activation of Calcium Channels via Their Voltage Sensor." *Current Chemical
Biology*. Vol. 10, no. 1. (2016). doi: 10.2174/2212796810666160419160433.

59. Soran, ML, Stan M, Niinemets Ü, Copolovici L. "Influence of Microwave
Frequency Electromagnetic Radiation on Terpene Emission and Content in
Aromatic Plants." *Journal of Plant Physiology*. Vol. 171, no. 15. (2014): 1436-43. doi:
0.1016/j.jplph.2014.06.013.

60. Beaubois E, Girard S, Lallechere S, Davies E, Paladian F, Bonnet P, Ledoigt
G, Vian A. "Intercellular Communication in Plants: Evidence for Two Rapidly
Transmitted Signals Generated in rRsponse to Electromagnetic Field Stimulation
in Tomato." *Plant, Cell & Environment*. Vol. 30. (2007): 840-4. doi: 10.1111/j.1365-
3040.2007.01669.x

61. Waldmann-Selsam C, Balmori-de la Puente A, Breunig H, Balmori A.
"Radiofrequency Radiation Injures Trees Around Mobile Phone Base Stations."
Science of the Total Environment. Vol. 572. (2016): 554-69. doi: 10.1016/
j.scitotenv.2016.08.045.

62. Haggerty K. "Adverse Influence of Radio Frequency Background on Trembling
Aspen Seedlings." *International Journal of Forestry Research*. Vol. 2010, no. 836278.
(2010). doi: 10.1155/2010/836278.

63. Halgamuge MN. "Weak Radiofrequency Radiation Exposure from Mobile Phone Radiation on Plants." *Electromagnetic Biology and Medicine.* Vol. 36, no. 2. (2017): 213-235. doi: 10.1080/15368378.2016.1220389.

64. Grimaldi S, Pasquali R, Barbatano L, Lisi A, Santoro N, Serafino A, Pozzi D. "Exposure to a 50Hz Electromagnetic Field Induces Activation of the Epstein-Barr Virus Genome in Latently Infected Human Lyphoid Cells." *Journal of Environmental Pathology, Toxicology, and Oncology.* Vol. 16, no. 2-3. (1997): 205-7.

65. Dietrich Klinghardt. "Electromagnetic Fields: Their Effect on Your Biology and the Development of an Autistic Child." https://www.youtube.com/watch?v=qMAV-pZMlZs.

66. Voĭchuk SI, Podgorskiĭ VS, Gromozova EN. "Effect of Radio-frequency Electromagnetic Radiation on Physiological Features of Saccharomyces Cerevisiae Strain UCM Y-517." *Microbiology Journal.* Vol. 66, no. 3. (May-June 2004): 51-57.

67. Hadjiloucas S, Chahal MS, Bowen JW. "Preliminary Results on the Non-thermal Effects of 200-350 GHz Radiation on the Growth Rate of S. cerevisiae cells in Microcolonies." *Physics in Medicine and Biology.* Vol. 47, no. 21. (November 7, 2002): 3831-9. doi: 10.1088/0031-9155/47/21/322.

68. Taheri M, Mortazavi SM, Moradi M, Mansouri S, Hatam GR, Nouri F. "Evaluation of the Effect of Radiofrequency Radiation Emitted From Wi-Fi Router and Mobile Phone Simulator on the Antibacterial Susceptibility of Pathogenic Bacteria Listeria monocytogenes and Escherichia coli. Dose Response." Vol. 15, no. 1. (2017): 1559325816688527. doi: 10.1177/1559325816688527.

69. Hiscock HG, Mouritsen H, Manolopoulos DE, Hore PJ. "Disruption of Magnetic Compass Orientation in Migratory Birds by Radiofrequency Electromagnetic Fields." *Biophysical Journal.* Vol. 113, no. 7. (2017): 1475–1484. doi:10.1016/j.bpj.2017.07.031.

70. Malkemper EP, Eder SHK, Phillips JB, Winklhofer M, Hart V, Burda H. "Magnetoreception in the Wood Mouse (Apodemus sylvaticus): Influence of Weak Frequency-modulated Radio Frequency Fields." *Scientific Reports.* Vol. 4, no. 9917. (2015). https://www.nature.com/articles/srep09917.

71. Ernst DA, Lohmann, KJ."Effect of Magnetic Pulses on Caribbean Spiny Lobsters: Implications for Magnetoreception." *Journal of Experimental Biology.* Vol. 219, no. 12. (2016): 1827-32. 2016. doi: 10.1242/jeb.136036.

72. Balmori, A. "Mobile Phone Mast Effects on Common Frog (Rana temporaria) Tadpoles." *Electromagnetic Biology and Medicine.* Vol. 29, no. 1-2. (2010): 31-5. doi: 0.3109/15368371003685363.

73. Hillman D, Goeke CL, Moser R. "Electric and Magnetic Fields (EMF) Affect

Milk Production and Behavior of Cows; Results Using Shielded Neutral Isolation Transformer." EE 12 International Conference on Production Diseases in Farm Animals, Michigan State University. Published by: Shocking News, 750 Berkshire Lane, East Lansing, Michigan. July 2004. http://www.electricalpollution.com/documents/Hillman/ShockingNewsv3-072004.pdf.

74. Nicholls B, Racey PA. "Bats Avoid Radar Installations: Could Electro-magnetic Fields Deter Bats from Colliding with Wind Turbines?" *PLOS One*. Vol. 3, no. e297. (2007). doi: 10.1371/journal.pone.0000297.

75. Morgan LL, Kesari S, Davis DL. "Why Children Absorb More Microwave Radiation Than Adults: The Consequences." *Journal of Microscopy and Ultrastructure*. Vol. 2, no 4. (December 2014): 197–204. doi: 10.1016/j.jmau.2014.06.005.

76. Ibid.

77. Bioelectric Shield. "The Risks of Cellphone Radiation for Children—and How to Protect Them." *Epoch Times*. February 27, 2017. https://www.theepochtimes.com/the-risks-of-cellphone-radiation-for-children-and-how-to-protectthem-2_2223846.html.

78. Melody Gutierrez, "State Kept Secret Guidelines on Safe Cell Phone Use." SFGate. March 3, 2017. https://www.sfgate.com/news/article/Judge-may-order-release-of-state-health-report-on-10973430.php.

79. Gandhi OP, Lazzi G, Furse CM. "Electromagnetic Absorption in the Human Head and Neck for Mobile Telephones at 835 and 1900 MHz." *IEEE Transactions on Microwave Theory and Techniques*. Vol. 44, no. 10. (1996): 1884–1897. doi: 10.1109/22.539947.

80. Gandhi OP, Morgan LL, Augusto de Salles A, Han Y, Herberman RB, Davis DL. "Exposure Limits: The Underestimation of Absorbed Cell Phone Radiation, Especially in Children." *Electromagnetic Biology and Medicine*. (2012): 1–18. doi: 10.3109/15368378.2011.622827.

81. International Agency for Research on Cancer. "Non-Ionizing Radiation, Part 2: Radiofrequency Electromagnetic Fields." Vol. 102. (2013): 44. https://monographs.iarc.fr/iarc-monographs-on-the-evaluation-of-carcinogenic-risks-to-humans-14/.

82. Divan HA, Kheifets L, Obel C, Olsen J. "Prenatal and Postnatal Exposure to Cell Phone Use and Behavioral Problems in Children." *Epidemiology*. Vol. 19, no. 4. (July 2008): 523–9. doi: 10.1097/EDE.0b013e318175dd47.

83. Ibid.

84. Divan HA, Kheifets L, Obel C, Olsen J. "Cell Phone Use and Behavioural

Problems in Young Children." *Journal of Epidemiology and Community Health*. Vol. 66, no. 6. (June 2012): 524–529. doi: 10.1136/jech.2010.115402.

85. Li D, Ferber JR, Odouli R, Quesenberry, Jr CP. "A Prospective Study of In-Utero Exposure to Magnetic Fields and the Risk of Childhood Obesity." *Scientific Reports*. Vol. 2, no. 540. (2012). https://www.nature.com/articles/srep00540.

86. Li D, Chen H, Odouli R. "Maternal Exposure to Magnetic Fields During Pregnancy in Relation to the Risk of Asthma in Offspring." *Archives of Pediatric and Adolescent Medicine*. Vol. 165, no. 10. (October 2011): 945–950. doi: 10.1001/archpediatrics.2011.135.

87. Birks L, Guxens M, Papadopoulou E, Alexander J, Ballester F, Estarlich M, Gallastegi M, Ha M, Haugen M, Huss A, Kheifets L, Lim H, Olsen J, Santa-Marina L, Sudan M, Vermeulen R, Vrijkotte T, Cardis E, Vrijheid M. "Maternal Cell Phone Use During Pregnancy and Child Behavioral Problems in Five Birth Cohorts." *Environment International*. Vol. 104. (July 2017): 122–131. doi: 10.1016/j.envint.2017.03.024.

88. Li DK, Chen H, Ferber JR, Odouli R, Quesenberry C. "Exposure to Magnetic Field Non-Ionizing Radiation and the Risk of Miscarriage: A Prospective Cohort Study." *Scientific Reports*. Vol. 7, no 1. (December 13, 2017): 17541. doi: 10.1038 / s41598-017-16623-8.

89. Li DK, Chen H, Odouli R. "Maternal Exposure to Magnetic Fields During Pregnancy in Relation to the Risk of Asthma in Offspring." *Archives of Pediatrics and Adolescent Medicines*. Vol. 165, no. 10. (October 2011): 945–50. doi: 10.1001 / archpediatrics.2011.135.

90. Li DK, Ferber JR, Odouli R, Quesenberry CP Jr. "A Prospective Study of In-Utero Exposure to Magnetic Fields and the Risk of Childhood Obesity." *Scientific Reports*. Vol. 2. (July 27, 2012): 540. doi: 10.1038/srep00540.

91. Li DK. "Adverse Fetal and Childhood Health Effect of In-Utero Exposure to Magnetic Fields Non-ionizing Radiation." Division of Research, Kaiser Foundation Research Institute, Kaiser Permanente. Accessed August 15, 2019. https://www. healthandenvironment.org/docs/De-KunLiSlidesv3.2018-5-9.pdf.

92. Thomas S, Heinrich S, von Kries R, Radon K. "Exposure to Radio-Frequency Electromagnetic Fields and Behavioural Problems in Bavarian Children and Adolescents." *European Journal of Epidemiology*. Vol. 25, no. 2. (February 2010): 135–141. doi: 10.1007/s10654-009-9408-x.

93. Li DK. "Adverse Fetal and Childhood Health Effect of In-Utero Exposure to Magnetic Fields Non-ionizing Radiation." Division of Research, Kaiser Foundation Research Institute, Kaiser Permanente. Accessed August 15, 2019. https://www. healthandenvironment.org/docs/De-KunLiSlidesv3.2018-5-9.pdf.

94. Sage C, Burgio E. "Electromagnetic Fields, Pulsed Radiofrequency Radiation, and Epigenetics: How Wireless Technologies May Affect Childhood Development." *Child Development*. Vol. 89. (2018): 129–136. doi: 10.1111/cdev.12824.

95. Martin Pall. "The Autism Epidemic Is Caused by EMFs, Acting via Calcium Channels and Chemicals Acting via NMDA-Rs." AutismOne Media. June 10, 2015. https://www.youtube.com/watch?v=yydZZanRJ50.

96. Breitenkamp AF, Matthes J, Herzig S. "Voltage-Gated Calcium Channels and Autism Spectrum Disorders." *Current Molecular Pharmacology*. Vol. 8, no. 2. (2015): 123. doi: 10.2174/1874467208666150507105235.

97. Golomb, BA. "Diplomats' Mystery Illness and Pulsed Radiofrequency/Microwave Radiation." *Neural Computation*. (September 5, 2018): 1–104. doi: 10.1162 /neco_a_01133.

98. De Luca C, Chung Sheun Thai J, Raskovic D, Cesareo E, Caccamo D, Trukhanov A, Korkina L. "Metabolic and Genetic Screening of Electromagnetic Hypersensitive Subjects as a Feasible Tool for Diagnostics and Intervention." *Mediators of Inflammation*. Vol. 2014. (April 9, 2014). doi: 10.1155/2014/924184.

99. Lee SS, Kim HR, Kim MS, Park SH, Kim DW. "Influence of Smart Phone Wi-Fi Signals on Adipose-Derived Stem Cells." *Journal of Craniofacial Surgery*. Vol. 25, no. 5. (September 2014): 1902–1907. doi: 10.1097/SCS.0000000000000939.

100. Belyaev IY, Markovà E, Hillert L, Malmgren LO, Persson BR. "Microwaves from UMTS/GSM Mobile Phones Induce Long-Lasting Inhibition of 53BP1/gamma-H2AX DNA Repair Foci in Human Lymphocytes." *Bioelectromagnetics*. Vol. 30, no. 2. (February 2009): 129–141. doi: 10.1002/bem.20445.

101. Markovà E, Malmgren LO, Belyaev IY. "Microwaves from Mobile Phones Inhibit 53BP1 Focus Formation in Human Stem Cells More Strongly Than in Differentiated Cells: Possible Mechanistic Link to Cancer Risk." *Environmental Health Perspectives*. Vol. 118, no. 3. (March 1, 2010): 394–399. doi: 10.1289/ehp.0900781.

102. Czyz J, Guan K, Zeng Q, Nikolova T, Meister A, Schönborn F, Schuderer J, Kuster N, Wobus AM. "High Frequency Electromagnetic Fields (GSM Signals) Affect Gene Expression Levels in Tumor Suppressor p53-Deficient Embryonic Stem Cells." *Bioelectromagnetics*. Vol. 25, no. 4. (May 2004): 296–307. doi: 10.1002/bem.10199.

103. Xu F, Bai Q, Zhou K, Ma L, Duan J, Zhuang F, Xie C, Li W, Zou P, Zhu C. "Age-Dependent Acute Interference with Stem and Progenitor Cell Proliferation in the Hippocampus after Exposure to 1800 MHz Electromagnetic Radiation." *Electromagnetic Biology and Medicine*. Vol. 36, no. 2. (2017): 213–35. doi: 10.1080/15368378.2016.

104. H. Bhargav, T.M. Srinivasan, S. Varambally, B.N. Gangadhar, P. Koka. "Effect of Mobile Phone-Induced Electromagnetic Field on Brain Hemodynamics and Human Stem Cell Functioning: Possible Mechanistic Link to Cancer Risk and Early Diagnostic Value of Electronphotonic Imaging." *Journal of Stem Cells*. Vol. 10, no. 4. (2015): 287–294. doi: jsc.2015.10.4.287.

105. Odaci E, Bas O, Kaplan S. "Effects of Prenatal Exposure to a 900 MHz Electromagnetic Field on the Dentate Gyrus of Rats: a Stereological and Histopathological Study." *Brain Research*. Vol. 1238 (October 31, 2008): 224–229. doi: 10.1016/j.brainres.2008.08.013.

106. Uchugonova A, Isemann A, Gorjup E, Tempea G, Bückle R, Watanabe W, König K. "Optical Knock Out of Stem Cells with Extremely Ultrashort Femtosecond Laser Pulses." *Journal of Biophotonics*. Vol. 1, no. 6. (2008): 463–469. doi: 10.1002/jbio.200810047.

107. Wang C, Wang X, Zhou H, Dong G, Guan X, Wang L, Xu X, Wang S, Chen P, Peng R, Hu X. "Effects of Microwave Exposure on BM-MSCs Isolated from C57BL/6 Mice." *PLoS One*. Vol. 10, no. 2. (2015): e0117550, doi: 10.1371/journal.pone.0117550.

108. Teven CM, Greives M, Natale RB, Su Y, Luo Q, He BC, Shenaq D, He TC, Reid RR. "Differentiation of Osteoprogenitor Cells Is Induced by High-Frequency Pulsed Electromagnetic Fields." *Journal of Craniofacial Surgery*. Vol. 23, no. 2. (March 2012): 586–593. doi: 10.1097/SCS.0b013e31824cd6de.

109. Xu F, Bai Q, Zhou K, Ma L, Duan J, Zhuang F, Xie C, Li W, Zou P, Zhu C. "Age-Dependent Acute Interference with Stem and Progenitor Cell Proliferation in the Hippocampus After Exposure to 1800 MHz Electromagnetic Radiation." *Electromagnetic Biology and Medicine*. Vol. 36, no. 2. (2017): 213–35. doi: 10.1080/15368378.2016.

110. Bhargav H, Srinivasan TM, Varambally S, Gangadhar BN, Koka P. "Effect of Mobile Phone-Induced Electromagnetic Field on Brain Hemodynamics and Human Stem Cell Functioning: Possible Mechanistic Link to Cancer Risk and Early Diagnostic Value of Electronphotonic Imaging." *Journal of Stem Cells*. Vol. 10, no. 4. (2015): 287–294. doi: jsc.2015.10.4.287.

111. Herbert MR, Sage C. "Autism and EMF? Plausibility of a Pathophysiological Link – Part I." *Pathophysiology*. Vol. 20, no. 3. (2013): 191–209. doi: 10.1016/j.pathophys.2013.08.001.

112. Mariea TJ, Carlo GL. "Wireless Radiation in the Etiology and Treatment of Autism: Clinical Observations and Mechanisms." *Journal of Australasian College of Nutrition and Environmental Medicine*. Vol. 26, no. 2. (2007): 3–7.

113. Thornton I. "Out of Time: A Possible Link Between Mirror Neurons, Autism and Electromagnetic Radiation." *Medical Hypotheses*. Vol. 67, no. 2. (2006): 378–382.

doi: 10.1016/j.mehy.2006.01.032.

114. Currenti SA. "Understanding and Determining the Etiology of Autism." *Cellular Molecular Neurobiology*. Vol. 30, no. 2. (March 2010): 161–171. doi: 10.1007/s10571-009-9453-8.

115. Pino-Lopez M, Romero-Ayuso DM. "Parental Occupational Exposures and Autism Spectrum Disorder in Children." *Revista Española de Salud Pública*. Vol. 87. (2013): 73–85. doi: 10.4321/S1135-57272013000100008.

116. Kane RC. "A Possible Association Between Fetal/Neonatal Exposure to Radiofrequency Electromagnetic Radiation and the Increased Frequency of Autism Spectrum Disorders (ASD)." *Medical Hypotheses*. Vol. 62, no. 2. (2004): 195–197. doi: 10.1016/S0306-9877(03)00309-8.

117. Lathe R. "Electromagnetic Radiation and Autism." *E-Journal of Applied Psychology*. Vol. 5. (2009): 11–30. doi: 10.7790/ejap.v5i1.144.

118. Goldworthy A. "How Electromagnetically-induced Cell Leakage May Cause Autism." (2011). http://electromagnetichealth.org/wp-content/uploads/2011/05/Autism_2011_b.pdf.

119. Herbert MR, Sage C. "Autism and EMF? Plausibility of a Pathophysiological Link – Part I." *Pathophysiology*. Vol. 20, no. 3. (2013): 191–209. doi: 10.1016/j.pathophys.2013.08.001.

120. Herbert MR, Sage C. "Autism and EMF? Plausibility of a Pathophysiological Link-Part II." *Pathophysiology*. Vol. 20, no. 3. (June 2013): 211–234. doi: 10.1016/j.pathophys.2013.08.002.

121. Sullivan P. "Understanding Autism." 2013. https://www.youtube.com/watch?v=muMVAK19GTM.

122. "Data & Statistics on Autism Spectrum Disorder." Centers for Disease Control and Prevention. Accessed May 30, 2019. https://www.cdc.gov/ncbddd/autism/data.html.

123. Kogan MD, Vladutiu CJ, Schieve LA, Ghandour RM, Blumberg SJ, Zablotsky B, Perrin JM, Shattuck P, Kuhlthau KA, Harwood RL, Lu MC. "The Prevalence of Parent-Reported Autism Spectrum Disorder among US Children." *Pediatrics*. Vol. 142, no. 6. (December 2018): e20174161. doi: 10.1542/peds.2017-4161.

124. Katie Singer. "Calming Behavior in Children with Autism and ADHD." The Weston A. Price Foundation. August 22, 2016. https://www.westonaprice.org/health-topics/childrens-health/calming-behavior-children-autism-adhd/. Peter Sullivan. "Wireless and EMF Reduction for Autism." Clear Light Ventures. July 31, 2014. http://www.clearlightventures.com/blog/2014/07/emf-reduction-for-autism.html.

125. "Autism May Be Linked to Electromagnetic Radiation Levels In Mother's Bedroom During Pregnancy." Electromagnetichealth.org. Accessed May 30 2019. http://electromagnetichealth.org/media-stories/#Autism.

126. Adam Popescu. "Keep Your Head Up: How Smartphone Addiction Kills Manners and Moods." *New York Times*. January 25, 2018. https://www.nytimes.com/2018/01/25/smarter-living/bad-text-posture-neckpain-mood.html.

127. "The New Normal: Parents, Teens, and Devices around the World." Common Sense Media. Accessed May 30, 2019. https://www.commonsensemedia.org/research/The-New-Normal-Parents-Teens-and-Devices-Around-the-World.

128. Vernon L, Modecki KL,Barber BL. "Mobile Phones in the Bedroom: Trajectories of Sleep Habits and Subsequent Adolescent Psychosocial Development." *Child Development*. Vol. 89, no. 1. (January–February 2018): 66–77. doi: 10.1111/cdev.12836.

129. Twenge JM, Joiner TE, Rogers ML, and Martin GN. (2018). "Increases in Depressive Symptoms, Suicide-Related Outcomes, and Suicide Rates among U.S. Adolescents after 2010 and Links to Increased New Media Screen Time." *Clinical Psychological Science*, Vol. 6, no. 1. (2018): 3–17. doi: 10.1177/2167702617723376.

130. Hedegaard H, Curtin SC, Warner M. "Suicide Rates in the United States Continue to Increase." National Center of Health Statistics. NCHS Data Brief. No. 309. June 2018. https://www.cdc.gov/nchs/products/databriefs/db309.htm.

131. Anthony Cuthbertson. "iPhones Pose Suicide Risk to Teenagers, Apple Investors Warn." *Newsweek*. January 18, 2018. http://www.newsweek.com/iphones-pose-suicide-risk-teenagers-apple-investors-warn-773819. Lumb, David. "Kids Are Overusing iPhones, Warn Apple Investors." Engadget. January 8, 2018. https://www.engadget.com/2018/01/08/kids-are-overusing-iphones-warn-two-apple-investors/.

132. Juli Clover. "How to Use Screen Time in iOS 12." MacRumors. September 19, 2018. https://www.macrumors.com/how-to/how-to-use-screen-time-in-ios-12/.

133. Alissa J. Rubin and Elian Peltier. "France Bans Smartphones in Schools through 9th Grade. Will It Help Students?" *New York Times*. September 20, 2018. https://www.nytimes.com/2018/09/20/world/europe/france-smartphones-schools.html.

134. Mikko Ahonen, "Why Are Some Countries Removing Wi-Fi in Schools and Others Not?" Wireless Education. Accessed May 28, 2019. https://www.wirelesseducation.org/1073-2.

135. "Worldwide Precautionary Action." Parents for Safe Technology. Accessed May 28, 2019. http://www.parentsforsafetechnology.org/worldwide-countries-taking-action.html.

136. "Mobile Kids: The Parent, the Child and the Smartphone." Nielsen. February 28, 2017. https://www.nielsen.com/us/en/insights/news/2017/mobile-kids—the-parent-the-child-and-the-smartphone.html. "The Common Sense Census: Media Use by Kids Age Zero to Eight 2017." Common Sense Media. Accessed May 28, 2019. https://www.commonsensemedia.org/research/the-common-sense-census-media-use-by-kids-age-zero-to-eight-2017.

137. Jacqueline Howard. "When Kids Get Their First Cellphones around the World." CNN Health. December 11, 2017. https://www.cnn.com/2017/12/11/health/cell-phones-for-kids-parenting-without-borders-explainer-intl/.

138. "Quarter of Children Under Six Have a Smartphone, Study Finds." *The Independent*. April 8, 2018.

139. Monica Anderson and Jingjing Jiang. "Teens, Social Media & Technology 2018." Pew Research Center. May 31, 2018. https://www.pewinternet.org/2018/05/31/teens-social-media-technology-2018/.

5장. 전자기장과 질병

1. Landgrebe M, Frick U, Hauser S, Hajak G, Langguth B. "Association of Tinnitus and Electromagnetic Hypersensitivity: Hints for a Shared Pathophysiology?" *PLoS One*. Vol. 4, no. 3. (2009): e5026. doi: 10.1371/journal.pone.0005026.

2. Mayo Clinic. "Tinnitus." Mayo Clinic. Accessed March 19, 2019. https://www.mayoclinic.org/diseases-conditions/tinnitus/symptoms-causes/syc-20350156.

3. Dobie RA. "A Review of Randomized Clinical Trials in Tinnitus." *Laryngoscope*. Vol. 109, no. 8. (August 1999): 1202–11. doi: 10.1097/00005537-199908000-00004.

4. Nittby H, Grafström G, Tian DP, Malmgren L, Brun A, Persson BR, Salford LG, Eberhardt J. "Cognitive Impairment in Rats after Long-Term Exposure to GSM-900 Mobile Phone Radiation." *Bioelectromagnetics*. Vol. 29, no. 3. (April 2008): 219–232. doi: 10.1002/bem.20386.

5. Krause CM, Pesonen M, Haarala BC, Hamalainen H. "Effects of Pulsed and Continuous Wave 902 MHz Mobile Phone Exposure on Brain Oscillatory Activity during Cognitive Processing." *Bioelectromagnetics*. Vol. 28, no. 4. (May 2007): 296–308. doi: 10.1002/bem.20300.

6. Papageorgiou CC, Nanou ED, Tsiafakis VG, Kapareliotis E, Kontoangelos KA, Capsalis CN, Rabavilas AD, Soldatos CR. "Acute Mobile Phone Effects on Pre-Attentive Operation." *Neuroscience Letters*. Vol. 397, no. 1–2. (April 2006): 99–103. doi: 10.1016/j.neulet.2005.12.001.

7. Maier R, Greter SE, Maier N. "Effects of Pulsed Electromagnetic Fields on Cognitive Processes - a Pilot Study on Pulsed Field Interference with Cognitive Regeneration." *Acta Neurologica Scandinavica*. Vol. 110, no. 1. (July 2004): 46–52. doi: 10.1111/j.1600-0404.2004.00260.x.

8. Hutter HP, Moshammer H, Wallner P, Cartellieri M, Denk-Linnert DM, Katzinger M, Ehrenberger K, Kundi M. "Tinnitus and Mobile Phone Use." *Occupational and Environmental Medicine*. Vol. 67, no. 12. (December 2010): 804–808. doi: 10.1136/oem.2009.048116.

9. Holgers K-M. "Tinnitus in 7-Year-Old Children." *European Journal of Pediatrics*. Vol. 162, no. 4. (April 2003): 276–78. doi: 10.1007/s00431-003-1183-1.

10. Holgers K-M and Juul J. "The Suffering of Tinnitus in Childhood and Adolescence." *International Journal of Audiology*. Vol. 45, no. 5. (May 2006): 267–72. doi: 10.1080/14992020500485668.

11. Bormusov E, Andle U, Sharon N, Schächter L, Lahav A, Dovrat A. "Non-Thermal Electromagnetic Radiation Damage to Lens Epithelium." *Open Ophthalmology Journal*. Vol. 2. (May 21, 2008): 102–106. doi: 10.2174/1874364100802010102.

12. Yu Y, Yao K. "Non-Thermal Cellular Effects of Low-Power Microwave Radiation on the Lens and Lens Epithelial Cells." *Journal of International Medical Research*. Vol. 38, no. 3. (June 2010): 729–736. doi: 10.1177/147323001003800301.

13. Parathath SR, Parathath S, Tsirka SE. "Nitric Oxide Mediates Neurodegeneration and Breakdown of the Blood-Brain Barrier in tPA-Dependent Excitotoxic Injury in Mice." *Journal of Cell Science*. Vol. 119. (January 15, 2006): 339–349. doi: 10.1242/jcs.02734.

14. Salford LG, Brun A, Sturesson K, Eberhardt JL, Persson BR. "Permeability of the Blood-Brain Barrier Induced by 915 MHz Electromagnetic Radiation, Continuous Wave and Modulated at 8, 16, 50, and 200 Hz." *Microscopy Research and Technique*. Vol. 27, no. 6. (April 15, 1994): 535–42. doi: 10.1002/jemt.1070270608.

15. Nittby H, Brun A, Eberhardt J, Malmgren L, Persson BR, Salford LG. "Increased Blood-Brain Barrier Permeability in Mammalian Brain 7 Days After Exposure to the Radiation from a GSM-900 Mobile Phone." *Pathophysiology*. Vol. 16, no. 2–3. (August 2009): 103–12. doi: 10.1016/j.pathophys.2009.01.001.

16. Tang J, Zhang Y, Yang L, Chen Q, Tan L, Zuo S, Feng H, Chen Z, Zhu G. "Exposure to 900 MHz Electromagnetic Fields Activates the mkp-1/ERK Pathway and Causes Blood-Brain Barrier Damage and Cognitive Impairment in Rats." *Brain Research*. Vol. 1601. (March 19, 2015): 92–101. doi: 10.1016/j.brainres.2015.01.019.

17. Salford LG, Nittby H, Persson BRR. "Effects of Electromagnetic Fields from Wireless Communication upon the Blood-Brain Barrier." Prepared for the

BioInitiative Working Group. September 2012. https://bioinitiative.org/wp-content/uploads/pdfs/sec10_2012_Effects_Electromagnetic_Fields_Wireless_Communication.pdf.

18. Bagheri Hosseinabadi M, Khanjani N, Ebrahimi MH, Haji B, Abdolahfard M. "The Effect of Chronic Exposure to Extremely Low-Frequency Electromagnetic Fields on Sleep Quality, Stress, Depression and Anxiety." *Electromagnetic Biology and Medicine*. Vol. 38, no. 1. (2019): 96–101. doi: 10.1080/15368378.2018.1545665.

19. Thomée S. "Mobile Phone Use and Mental Health. A Review of the Research That Takes a Psychological Perspective on Exposure." *International Journal of Environmental Research and Public Health*. Vol. 15, no. 12. (November 29, 2018): E2692. doi: 10.3390/ijerph15122692.

20. Ibrahim NK, Baharoon BS, Banjar WF, Jar AA, Ashor RM, Aman AA, Al-Ahmadi JR. "Mobile Phone Addiction and Its Relationship to Sleep Quality and Academic Achievement of Medical Students at King Abdulaziz University, Jeddah, Saudi Arabia." *Journal of Research in Health Science*. Vol. 18, no. 3. (August 4, 2018): e00420.

21. Zhang J, Sumich A, Wang G. "Acute Effects of Radiofrequency Electromagnetic Field Emitted by Mobile Phone on Brain Function." *Bioelectromagnetics*. Vol. 38, no. 5. (July 2017): 329–338. doi: 10.1002/bem.22052.

22. Matthew Walker. *Why We Sleep: Unlocking the Power of Sleep and Dreams*. Scribner's. New York City. 2018.

23. Griefahn B, Kunemund C, Blaszkewicz M, Lerchl A, Degen GH. "Effects of Electromagnetic Radiation (Bright Light, Extremely Low-Frequency Magnetic Fields, Infrared Radiation) on the Circadian Rhythm of Melatonin Synthesis, Rectal Temperature, and Heart Rate." *Industrial Health*. Vol. 40, no. 4. (October 2002): 320–7. doi: 10.2486/indhealth.40.320.
Reiter RJ. "Electromagnetic Fields and Melatonin Production." *Biomedicine & Pharmacotherapy*. Vol. 47, no. 10. (1993): 439–44.
Weydahl A, Sothern RB, Cornélissen G, Wetterberg L. "Geomagnetic Activity Influences the Melatonin Secretion at Latitude 70° N." *Biomedicine & Pharmacotherapy*. Vol. 55, Supplement 1. (November 11, 2000): s57–s62. doi: 10.1016/S0753-3322(01)90006-X.
Burch JB, Reif JS, Yost MG. "Geomagnetic Disturbances Are Associated with Reduced Nocturnal Excretion of a Melatonin Metabolite in Humans." *Neuroscience Letters*. Vol. 266, no. 3. (May 14, 1999): 209–12. doi: 10.1016/s0304-3940(99)00308-0.
Reiter RJ. "Melatonin Suppression by Static and Extremely Low Frequency Electromagnetic Fields: Relationship to the Reported Increased Incidence of Cancer." *Review of Environmental Health*. Vol. 10, no. 3–4. (1994): 171–86.

24. Neil Cherry. "EMF/EMR Reduces Melatonin in Animals and People." September

2, 2002. https://hdl.handle.net/10182/3906.

25. Aynali G, Nazıroğlu M, Çelik Ö, Doğan M, Yarıktaş M, Yasan H. "Modulation of Wireless (2.45 GHz)-Induced Oxidative Toxicity in Laryngotracheal Mucosa of Rat by Melatonin." *European Archives of Oto-Rhino-Laryngology*. Vol. 270, no. 5. (May 2013): 1695–1700. doi: 10.1007/s00405-013-2425-0.

26. Mortazavi SM, Daiee E, Yazdi A, Khiabani K, Kavousi A, Vazirinejad R, Behnejad B, Ghasemi M, Mood MB. "Mercury Release from Dental Amalgam Restorations after Magnetic Resonance Imaging and Following Mobile Phone Use." *Pakistan Journal of Biological Sciences*. Vol. 11, no. 8. (April 15, 2008): 1142–6. doi: 10.3923/pjbs.2008.1142.1146.

Paknahad M, Mortazavi SM, Shahidi S, Mortazavi G, Haghani M. "Effect of Radiofrequency Radiation from Wi-Fi Devices on Mercury Release from Amalgam Restorations." *Journal of Environmental Health Science & Engineering*. Vol. 14, no. 12. (December 2016). doi: 10.1186/s40201-016-0253-z.

27. Mortazavi G, Mortazavi SAR, Mehdizadeh AR. "'Triple M' Effect: A Proposed Mechanism to Explain Increased Dental Amalgam Microleakage after Exposure to Radiofrequency Electromagnetic Radiation." *Journal of Biomedical Physics and Engineering*. Vol. 8, no. 1. (March 1, 2018): 141–146.

28. Hardell L, Carlberg M, Söderqvist F, Mild KH. "Case-Control Study of the Association between Malignant Brain Tumours Diagnosed between 2007 and 2009 and Mobile and Cordless Phone Use." *International Journal of Oncology*. Vol. 43, no. 6. (December 2013): 1833–45. doi: 10.3892/ijo.2013.2111.

29. Hardell L, Carlberg M, Söderqvist F, Mild KH. "Pooled Analysis of Case-Control Studies on Acoustic Neuroma Diagnosed 1997–2003 and 2007–2009 and Use of Mobile and Cordless Phones." *International Journal of Oncology*. Vol. 43, no. 4. (October 2013): 1036–44. doi: 10.3892/ijo.2013.2025.

30. Wang Y, Guo X. "Meta-Analysis of Association between Mobile Phone Use and Glioma Risk." *Journal of Cancer Research Therapies*. Vol. 12 supplement. (2016): C298–C300. doi: 10.4103/0973-1482.200759.

31. Carlberg M, Hardell L. "Evaluation of Mobile Phone and Cordless Phone Use and Glioma Risk Using the Bradford Hill Viewpoints from 1965 on Association or Causation." *BioMed Research International*. (2017): 9218486. doi: 10.1155/2017/9218486.

32. Hardell L. "Effects of Mobile Phones on Children's and Adolescents' Health: A Commentary." *Child Development*. Vol. 89, no. 1. (January 2018): 137–140. doi: 10.1111/cdev.12831.

33. Momoli F, Siemiatycki J, McBride ML, Parent ME, Richardson L, Bedard D, Platt R, Vrijheld M, Cardis E, Krewski D. "Probabilistic Multiple-Bias Modelling Applied

to the Canadian Data From the INTERPHONE Study of Mobile Phone Use and Risk of Glioma, Meningioma, Acoustic Neuroma, and Parotid Gland Tumors." *American Journal of Epidemiology*. Vol. 186, no. 7. (2017): 885–893.

34. Hardell L, Carlberg M. "Use of Wireless Phones and Evidence for Increased Risk of Brain Tumors." Prepared for the BioInitiative Working Group. November 2017. https://bioinitiative.org/wp-content/uploads/2017/11/Hardell-2017-Sec11-Update-Use_of_Wireless_Phones.pdf.
Hardell L, Carlberg M, Kundi M. "Evidence for Brain Tumors and Acoustic Neuromas." Prepared for the BioInitiative Working Group. July 2007. https://bioinitiative.org/wp-content/uploads/pdfs/sec11_2007_Evidence_%20Effects_Brain_Tumors.pdf.
Hardell L, Carlberg M, Mild KH. "Use of Wireless Phones and Evidence for Increased Risk of Brain Tumors." Prepared for the BioInitiative Working Group. November 2012. https://bioinitiative.org/wp-content/uploads/pdfs/sec11_2012_Use_of_Wireless_Phones.pdf.
Kundi M. "Evidence for Brain Tumors (Epidemiological)." Prepared for the BioInitiative Working Group. September 2012. https://bioinitiative.org/wp-content/uploads/pdfs/sec11_2012_Evidence_%20Brain_Tumors.pdf.

35. Nadler DL and Zurbenko IG. "Estimating Cancer Latency Times Using a Weibull Model." *Advances in Epidemiology*. (2014): 746769. doi: 10.1155/2014/746769.

36. American Cancer Society. *Cancer Facts & Figures* 2019. Atlanta. 2019. https://www.cancer.org/content/dam/cancer-org/research/cancer-facts-and-statistics/annual-cancer-facts-and-figures/2019/cancer-facts-and-figures-2019.pdf.

37. James V. Grimaldi. "Verizon and AT&T Provided Cell Towers for McCain Ranch." *Washington Post*. October 16, 2008.

38. Morgan LL, Miller AB, Sasco A, Davis DL. "Mobile Phone Radiation Causes Brain Tumors and Should Be Classified as a Probable Human Carcinogen (2A) (Review)." *International Journal of Oncology*. Vol. 46, no. 5. (May 2015): 1865–1871. doi: 10.3892/ijo.2015.2908.
Bortkiewicz A, Gadzicka E, Szymczak W. "Mobile Phone Use and Risk for Intracranial Tumors and Salivary Gland Tumors – A Meta-Analysis." *International Journal of Occupational Medicine and Environmental Health*. Vol. 30, no. 1. (February 21, 2017): 27–43. doi: 10.13075/ijomeh.1896.00802.
Myung SK, Woong J, McDonnell D, Lee YJ, Kazinets G, Cheng C-T, Moskowitz JM. "Mobile Phone Use and Risk of Tumors: A Meta-Analysis." *Journal of Clinical Oncology*. Vol. 27, no. 33. (November 20, 2009): 5565–5572. doi: 10.1200/JCO.2008.21.6366.
Prasad M, Kathuria P, Nair P, Kumar A, Prasad K. "Mobile Phone Use and Risk of Brain Tumours: A Systematic Review of Association Between Study Quality, Source of Funding, and Research Outcomes." *Neurological Sciences*. Vol. 38, no. 5. (May

2017): 797. doi: 10.1007/s10072-017-2850-8.

Coureau G, Bouvier G, Lebailly P, Fabbro-Peray P, Gruber A, Leffondre K, Guillamo JS, Loiseau H, Mathoulin-Pélissier S, Salamon R, Baldi I. "Mobile Phone Use and Brain Tumours in the CERENAT Case-Control Study." *Occupational and Environmental Medicine*. Vol. 71, no. 7. (July 2014): 514–522. doi: 10.1136/oemed-2013-101754.

39. Michael Wyde. "NTP Toxicology and Carcinogenicity Studies of Cell Phone Radiofrequency Radiation." National Toxicology Program, National Institute of Environmental Health Sciences. June 8, 2016. https://ntp.niehs.nih.gov/ntp/research/areas/cellphone/slides_bioem_wyde.pdf.

40. Yang M, Guo W, Yang C, Tang J, Huang Q, Feng S, Jiang A, Xu X, Jiang G. "Mobile Phone Use and Glioma Risk: A Systematic Review and Meta-Analysis." *PLoS One*. Vol. 12, no. 5. (May 4, 2017): e0175136. doi: 10.1371/journal.pone.0175136.

41. Carlberg M, Hardell L. "Pooled Analysis of Swedish Case-Control Studies during 1997–2003 and 2007–2009 on Meningioma Risk Associated with the Use of Mobile and Cordless Phones." *Oncology Reports*. Vol. 33, no. 6. (June 2015): 3093 3098. doi: 10.3892/or.2015.3930.

42. Hardell L, Carlberg M. "Mobile Phones, Cordless Phones and the Risk for Brain Tumours." *International Journal of Oncology*. Vol. 35, no. 1. (July 2009): 5–17. doi: 10.3892/ijo_00000307.

43. Hardell L, Carlberg M, Hansson Mild K. "Use of Mobile Phones and Cordless Phones Is Associated with Increased Risk for Glioma and Acoustic Neuroma." *Pathophysiology*. Vol. 20, no. 2. (April 2013): 85–110. doi: 10.1016/j.pathophys.2012.11.001.

44. Hardell L, Carlberg M. "Mobile Phone and Cordless Phone Use and the Risk for Glioma – Analysis of Pooled Case-Control Studies in Sweden, 1997–2003 and 2007–2009." *Pathophysiology*. Vol. 22, no. 1. (March 2015): 1–13.

45. Philips A, Henshaw DL, Lamburn G, O'Carroll MJ. "Brain Tumours: Rise in Glioblastoma Multiforme Incidence in England 1995–2015 Suggests an Adverse Environmental or Lifestyle Factor." *Journal of Environmental and Public Health*. Vol. 2018: 1–10. doi: 10.1155/2018/7910754.
"Incidence of Deadly Brain Tumours in England Doubled between 1995 and 2015." Powerwatch. September 7, 2018. https://www.powerwatch.org.uk/news/20180709-glioma-increase-paper.pdf.

46. Sage CL, "Evidence for Breast Cancer Promotion (Melatonin Studies in Cells and Animals)." Report for the BioInitiative Working Group. July 2007. https://bioinitiative.org/wp-content/uploads/pdfs/sec14_2007_Evidence_For_Breast_Cancer_Promotion.pdf.

47. West JG, Kapoor NS, Liao SY, Chen JW, Bailey L, Nagourney RA. "Multifocal Breast Cancer in Young Women with Prolonged Contact between Their Breasts and Their Cellular Phones." *Case Reports in Medicine*. Vol. 2013. (2013): 354682. doi: 10.1155/2013/354682.

48. Balekouzou A, Yin P, Afewerky HK, Bekolo C, Pamatika CM, Nambei SW, Djeintote M, Doui Doumgba A, Mossoro-Kpinde CD, Shu C, Yin M, Fu Z, Qing T, Yan M, Zhang J, Chen S, Li H, Xu Z, Koffi B. "Behavioral Risk Factors of Breast Cancer in Bangui of Central African Republic: A Retrospective Case-Control Study." *PLoS One*. Vol. 12, no. 2. (February 8, 2017): e0171154. doi: 10.1371/journal.pone.0171154.

49. Çiğ B, Nazıroğlu M. "Investigation of the Effects of Distance from Sources on Apoptosis, Oxidative Stress and Cytosolic Calcium Accumulation via TRPV1 Channels Induced by Mobile Phones and Wi-Fi in Breast Cancer Cells." *Biochimica et Biophysica Acta (BBA)—Biomembranes*. Vol. 1848, no. 10, Part B. (October 2015): 2756–65. doi: 10.1016/j.bbamem.2015.02.013.

50. Esmekaya MA, Seyhan N, Kayhan H, Tuysuz MZ, Kurşun AC, Yağcı M. "Investigation of the Effects of 2.1 GHz Microwave Radiation on Mitochondrial Membrane Potential ($\Delta\Psi$ m), Apoptotic Activity and Cell Viability in Human Breast Fibroblast Cells." *Cell Biochemistry and Biophysics*. Vol. 67, no. 3. (December 2013): 1371–8. doi: 10.1007/s12013-013-9669-6.

51. Coogan PF, Clapp RW, Newcomb PA, Wenzl TB, Bogdan G, Mittendorf R, Baron JA, Longnecker MP. "Occupational Exposure to 60-Hertz Magnetic Fields and Risk of Breast Cancer in Women." *Epidemiology*. Vol. 7, no. 5. (September 1, 1996): 459–464. doi: 10.1097/00001648-199609000-00001.
McElroy JA, Egan KM, Titus-Ernstoff L, Anderson HA, Trentham-Dietz A, Hampton JM, Newcomb PA. "Occupational Exposure to Electromagnetic Field and Breast Cancer Risk in a Large, Population-Based, Case-Control Study in the United States." *Journal of Occupational and Environmental Medicine*. Vol. 49, no. 3. (March 2007): 266–274. doi: 10.1097/JOM.0b013e318032259b.
Dosemeci M, Blair A. "Occupational Cancer Mortality Among Women Employed in the Telephone Industry." *Journal of Occupational Medicine*. Vol. 36, no. 11. (1994): 1204–1209. doi: 10.1097/00043764-199411000-00006.
Kliukiene J, Tynes T, Andersen A. "Follow-Up of Radio and Telegraph Operators with Exposure to Electromagnetic Fields and Risk of Breast Cancer." *European Journal of Cancer Prevention*. Vol. 12, no. 4. (2003): 301–307. doi: 10.1097/00008469-200308000-00010.

52. Zhang Y, Lai J, Ruan G, Chen C, Wang DW. "Meta-Analysis of Extremely Low Frequency Electromagnetic Fields and Cancer Risk: a Pooled Analysis of Epidemiologic Studies." *Environment International*. Vol. 88. (March 2016): 36–43. doi: 10.1016/j.envint.2015.12.012.

53. Wertheimer N, Leeper R. "Electrical Wiring Configurations and Childhood Cancer." *American Journal of Epidemiology*. Vol. 109, no 3. (March 1979): 273–284. doi: 10.1093/oxfordjournals.aje.a112681.

54. Savitz DA, Wachtel H, Barnes FA, John EM, Tvrdik JG. "Case-Control Study of Childhood Cancer and Exposure to 60-Hz Magnetic Fields." *American Journal of Epidemiology*. Vol. 128, no. 1. (July 1988): 21–38. doi: 10.1093/oxfordjournals.aje.a114943.

55. Kundi M. "Evidence for Childhood Cancers (Leukemia)." Prepared for the BioInitiative Working Group. September 2012. https://bioinitiative.org/wp-content/uploads/pdfs/sec12_2012_Evidence_%20Childhood_Cancers.pdf.

56. World Health Organization. "Extremely Low Frequency Fields." *Environmental Health Criteria No*. 238. (Updated August 4, 2016): 9. https://www.who.int/peh-emf/publications/elf_ehc/en/.

57. Yang Y, Jin X, Yan C, Tian Y, Tang J, Shen X. "Case-Only Study of Interactions between DNA Repair Genes (*hMLH1, APEX1, MGMT, XRCC1* and *XPD*) and Low-Frequency Electromagnetic Fields in Childhood Acute Leukemia." *Leukemia & Lymphoma*. Vol. 49, no. 12. (2008): 2344–2350. doi: 10.1080/10428190802441347.

58. "Faulty DNA Repair May Explain EMF Role in Childhood Leukemia." *Microwave News*. December 15, 2008. https://microwavenews.com/XRCC1.html.

59. Mejía-Aranguré JM, Bonilla M, Lorenzana R, Juárez-Ocaña S, de Reyes G, Pérez-Saldivar ML, González-Miranda G, Bernáledez-Ríos R, Ortiz-Fernández A, Ortega-Alvarez M, del Carmen Martínez-García M, Fajardo-Gutiérrez. "Incidence of Leukemias in Children from El Salvador and Mexico City between 1996 and 2000: Population-Based Data." *BMC Cancer*. Vol. 5. (2005): 33. doi: 10.1186/1471-2407-5-33.

60. Mejia-Arangure J, Fajardo-Gutierrez A, Perez-Saldivar M, Gorodezky C, Martinez-Avalos A, Romero-Guzman L, Campo-Martinez M, Flores-Lujano J, Salamanca-Gomez F, Velasquez-Perez L. "Magnetic Fields and Acute Leukemia in Children with Down Syndrome." *Epidemiology*. Vol. 18, no. 1. (January 2007): 158–161.doi: 10.1097/01.ede.0000248186.31452.be.

61. Centers for Disease Control and Prevention. "XRCC1 Allele and Genotyle Frequencies." Public Health Genomics. Accessed on March 7, 2019. https://www.cdc.gov/genomics/population/genvar/frequencies/XRCC1.htm#race.

62. Dixon RE, Cheng EP, Mercado JL, Santana LF. "L-Type Ca2+ Channel Function During Timothy Syndrome." *Trends in Cardiovascular Medicine*. Vol. 22, no. 3. (April 2012): 72–76. doi: 10.1016/j.tcm.2012.06.015.
Hsiao PY, Tien HC, Lo CP, Juang JM, Wang YH, Sung RJ. "Gene Mutations in Cardiac Arrhythmias: A Review of Recent Evidence in Ion Channelopathies." *Applications in Clinical Genetics*. Vol. 6. (January 18, 2013): 1–13. doi: 10.2147/TACG.

S29676.

Tynes T, Hannevik M, Andersen A, Vistnes AI, Haldorsen T. "Incidence of Breast Cancer in Norwegian Female Radio and Telegraph Operators." *Cancer Causes & Control*. Vol. 7, no. 2. (March 1996): 197–204.

Kliukiene J., Tynes T., Andersen A. "Follow-Up of Radio and Telegraph Operators with Exposure to Electromagnetic Fields and Risk of Breast Cancer." *European Journal of Cancer Prevention*. Vol. 12, no. 4. (August 2003): 301–7. doi: 10.1097/01. cej.0000082602.47188.da.

63. Pall ML. "Microwave Electromagnetic Fields Act by Activating Voltage-Gated Calcium Channels: Why the Current International Safety Standards Do Not Predict Biological Hazard." *Journal of Cellular and Molecular Medicine*. Vol. 17, no. 8. (August 2013): 958–965. doi: 10.1111/jcmm.12088.

64. Braune S, Wrocklage C, Raczek J, Gailus T, Lücking CH. "Resting Blood Pressure Increase During Exposure to a Radio-Frequency Electromagnetic Field." *Research Letters*. Vol. 351, no. 9119. (June 20, 1998): 1857–1858. doi: 10.1016/s0140-6736(98)24025-6.

65. John Schieszer. "Researcher: Turn off Cell Phones at BP Visits." *Renal & Urology News*. May 16, 2013. https://www.renalandurologynews.com/home/conference-highlights/american-society-of-hypertension/researcher-turn-off-cell-phones-at-bp-visits/.

66. Pedersen SA, Gaist D, Schmidt SAJ, Hömlich LR, Friis S, Pottegård A. "Hydrochlorothiazise Use and Risk of Nonmelanoma Skin Cancer: A Nationwide Case-Control Study from Denmark." *Journal of the American Academy of Dermatology*. Vol. 78, no. 4. (April 2018): 673–681. doi: 10.1016/j.jaad.2017.11.042.

67. "Facts & Statistics." Anxiety and Depression Association of America. Accessed March 7, 2019. https://adaa.org/about-adaa/press-room/facts-statistics.

68. Ruscio AM, Hallion LS, Lim CCW, Aguilar-Gaxiola S, Al-Hamzawi A, Alonso J, Andrade LH, Borges G, Bromet EJ, Bunting B, Caldas de Almeida JM, Demyttenaere K, Florescu S, de Girolamo G, Gureje O, Haro JM, He Y, Hinkov H, Hu C, de Jonge P, Karam EG, Lee S, Lepine JP, Levinson D, Mneimneh Z, Navarro-Mateu F, Posada-Villa J, Slade T, Stein DJ, Torres Y, Uda H, Wojtyniak B, Kessler RC, Chatterji S, Scott KM. "Cross-Sectional Comparison of the Epidemiology of DSM-5 Generalized Anxiety Disorder across the Globe." *JAMA Psychiatry*. Vol. 74, no. 5. (May 1, 2017): 465–475. doi: 10.1001/jamapsychiatry.2017.0056.

69. "Majority of Americans Say They Are Anxious about Health; Millennials Are More Anxious than Baby Boomers." American Psychiatric Association. May 22, 2017. https://www.psychiatry.org/newsroom/news-releases/majority-of-americans-say-they-are-anxious-about-health-millennials-are-more-anxious-than-baby-boomers.

70. "Americans Say They Are More Anxious Than a Year Ago; Baby Boomers Report Greatest Increase in Anxiety." American Psychiatric Association. May 7, 2018. https://www.psychiatry.org/newsroom/news-releases/americans-say-they-are -more-anxious-than-a-year-ago-baby-boomers-report-greatest-increase-inanxiety.

71. "Major Depression." National Institute of Mental Health. Updated February 2019. https://www.nimh.nih.gov/health/statistics/major-depression.shtml.

72. Söderqvist F, Carlberg M, Hardell L. "Use of Wireless Telephones and Self-Reported Health Symptoms: A Population-Based Study among Swedish Adolescents Aged 15–19 Years." Environmental Health. Vol. 7. (May 2008): 18.doi: 10.1186/1476-069X-7-18.

73. Hyman IE Jr, Sarb BA, Wise-Swanson BM. "Failure to See Money on a Tree: Inattentional Blindness for Objects That Guided Behavior." Frontiers in Psychology. Vol. 5. (April 23, 2014): 356. doi: 10.3389/fpsyg.2014.00356.

74. Ward AF, Duke K, Gneezy A, Bos MW. "Brain Drain: The Mere Presence of One's Own Smartphone Reduces Available Cognitive Capacity." Journal of the Association for Consumer Research. Vol. 2, no. 2. (April 2017).

75. Kolodynski AA, Kolodynska VV. "Motor and Psychological Functions of School Children Living in the Area of the Skrunda Radio Location Station in Latvia." Science of the Total Environment. Vol. 180, no. 1. (February 2, 1996): 87–93.

76. Pall ML. "Microwave Frequency Electromagnetic Fields (EMFs) Produce Widespread Neuropsychiatric Effects Including Depression." Journal of Chemical Neuroanatomy. Vol. 75, Part B. (September 2016): 43–51. doi: 10.1016/j.jchemneu.2015.08.001.

77. The research Pall based this statement on includes:
Berridge MJ. "Neuronal Calcium Signaling." Neuron. Vol. 21, no. 1. (July 1998): 13–26. doi: 10.1016/s0896-6273(00)80510-3.
Dunlap K, Luebke JL, Turner TJ. "Exocytic Ca Cannels in the Mammalian Central Nervous System." Neuroscience. Vol. 18, no 2. (February 1995): 89–98.
Wheeler DB, Randall A, Tsien RW. "Roles of N-type and Q-type Channels in Supporting Hippocampal Synaptic Transmission." Science. Vol. 264, no. 5155. (April 1, 1994): 107–111. https://science.sciencemag.org/content/264/5155/107.

78. Sundberg I, Ramklint M, Stridsberg M, Papadopoulos FC, Ekselius L, Cunningham JL. "Salivary Melatonin in Relation to Depressive Symptom Severity in Young Adults." PLoS One. Vol. 11, no. 4. (2016): e0152814. doi: 10.1371/journal.pone.0152814.

79. Oto R, Akdag Z, Dasdag S, Celik Y. "Evaluation of Psychologic Parameters in People Occupationally Exposed to Radiofrequencies and Microwaves." Biotechnology & Biotechnology Equipment. Vol. 8, no. 4. (1994): 71–74. doi:

10.1080/13102818.1994.10818812.

80. Thomée S, Härenstam A, Hagberg M. "Mobile Phone Use and Stress, Sleep Disturbances, and Symptoms of Depression Among Young Adults – a Prospective Cohort Study." *BMC Public Health.* Vol. 11. (January 31, 2011): 66. doi: 10.1186/1471-2458-11-66.

81. Glaser, ZR, Ph.D. "Bibliography of Reported Biological Phenomena ('Effects') and Clinical Manifestations Attributed to Microwave and Radio-Frequency Radiation." Report No. 2, Revised. Naval Medical Research Institute. June 1971.

82. Raines JK. "Electromagnetic Field Interactions with the Human Body: Observed Effects and Theories." National Aeronautics and Space Administration. Greenbelt, Maryland. April 9, 1981. https://ntrs.nasa.gov/search.jsp?R=19810017132.

83. Bolen SM. "Radiofrequency/Microwave Radiation Biological Effects and Safety Standards: A Review." U.S. Air Force Material Command, Griffiss Air Force Base. New York. 1994. https://apps.dtic.mil/dtic/tr/fulltext/u2/a282886.pdf.

84. Pall ML. "Microwave Frequency Electromagnetic Fields (EMFs) Produce Widespread Neuropsychiatric Effects Including Depression." *Journal of Chemical Neuroanatomy.* Vol. 75, Part B. (September 2016): 43–51. doi: 10.1016/j.jchemneu.2015.08.001.

85. Tolgskaya MS, Gordon ZV (Haigh B, Translator). *Pathological Effects of Radio Waves.* Consultants Bureau. New York/London. 1973.

86. Pall, M. "Microwave Frequency Electromagnetic Fields (EMFs) Produce Widespread Neuropsychiatric Effects Including Depression." *Journal of Chemical Neuroanatomy.* Vol. 75, part B. (September 2016): 43–51. doi: 10.1016/j.jchemneu.2015.08.001.

87. Sobel E, Davanipour Z, Sulkava R, Erkinjuntti T, Wikstrom J, Henderson VW, Buckwalter G, Bowman JD, Lee PJ. "Occupations with Exposure to Electromagnetic Fields: A Possible Risk Factor for Alzheimer's Disease." *American Journal of Epidemiology.* Vol. 142, no. 5. (September 1, 1995): 515–24. doi: 10.1093/oxfordjournals.aje.a117669.
Sobel E, Dunn M, Davanipour Z, Qian Z, Chui HC. "Elevated Risk of Alzheimer's Disease among Workers with Likely Electromagnetic Field Exposure." *Neurology.* Vol. 47, no. 6. (December 1996): 1477-81. doi: 10.1212/wnl.47.6.1477.
Savitz DA, Loomis DP, Tse CK. "Electrical Occupations and Neurodegenerative Disease: Analysis of U.S. Mortality Data." *Archives of Environmental Health.* Vol. 53, no. 1. (January–February 1998): 71–4. doi: 10.1080/00039899809605691.
Håkansson N, Gustavsson P, Johansen C, Floderus B. "Neurodegenerative Diseases in Welders and Other Workers Exposed to High Levels of Magnetic Fields." *Epidemiology.* Vol. 14, no. 4. (July 2003): 420–6; discussion 427–8.

Harmanci H, Emre M, Gurvit H, Bilgic B, Hanagasi H, Gurol E, Sahin H, Tinaz S. "Risk Factors for Alzheimer Disease: A Population-Based Case-Control Study in Istanbul, Turkey." *Alzheimer Disease & Associated Disorders*. Vol. 17, no. 3. (July– September 2003): 139–45.

Feychting M, Jonsson F, Pedersen NL, Ahlbom A. "Occupational Magnetic Field Exposure and Neurodegenerative Disease." *Epidemiology*. Vol. 14, no. 4. (July 2003): 413–9; discussion 427–8. doi: 10.1097/01.EDE.0000071409.23291.7b.

Röösli M, Lörtscher M, Egger M, Pfluger D, Schreier N, Lörtscher E, Locher P, Spoerri A, Minder C. "Mortality from Neurodegenerative Disease and Exposure to Extremely Low-Frequency Magnetic Fields: 31 Years of Observations on Swiss Railway Employees." *Neuroepidemiology*. Vol. 28, no. 4. (September 11, 2007): 197–206. doi: 10.1159/000108111.

Davanipour Z, Tseng CC, Lee PJ, Sobel E. "A Case-Control Study of Occupational Magnetic Field Exposure and Alzheimer's Disease: Results from the California Alzheimer's Disease Diagnosis and Treatment Centers." *BMC Neurology*. Vol. 7. (June 2007): 13. doi: 10.1186/1471-2377-7-13.

Park RM, Schulte PA, Bowman JD, Walker JT, Bondy SC, Yost MG, Touchstone JA, Dosemeci M. "Potential Occupational Risks for Neurodegenerative Diseases." *American Journal of Independent Medicine*. Vol. 48, no. 1. (July 2005): 63–77.

88. Huss A, Spoerri A, Egger M, Röösli M. "Residence Near Power Lines and Mortality from Neurodegenerative Diseases: Longitudinal Study of the Swiss Population." *American Journal of Epidemiology*. (November 5, 2008) [Epub ahead of print]. doi: 10.1093/aje/kwn297.

89. Salford LG, Brun AE, Eberhardt JL, Malmgren L, Persson BR. "Nerve Cell Damage in Mammalian Brain after Exposure to Microwaves from GSM Mobile Phones." *Environmental Health Perspectives*. Vol. 111, no. 7. (2003): 881–A408. doi: 10.1289/ehp.6039.

90. Jiang DP, Li J, Zhang J, Xu SL, Kuang F, Lang HY, Wang YF, An GZ, Li JH, Guo GZ. "Electromagnetic Pulse Exposure Induces Overexpression of Beta Amyloid Protein in Rats." *Archives of Medical Research*. Vol. 44, no. 3. (April 2013): 178– 184. doi: 10.1016/j.arcmed.2013.03.005.

91. Soto-Gamez A, Quax WJ, Demaria M. "Regulation of Survival Networks in Senescent Cells: From Mechanisms to Interventions." *Journal of Molecular Biology*. Vol. 431, no. 15. (May 31, 2019): 2629-2643. doi: 10.1016/j.jmb.2019.05.036.

92. Pereira BI, Devine OP, Vukmanovic-Stejic M, Chambers ES, Subramanian P, Patel N, Virasami A, Sebire NJ, Kinsler V, Valdovinos A, LeSaux CJ, Passos JF, Antoniou A, Rustin MHA, Campisi J, Akbar AN. "Senescent Cells Evade Immune Clearance via HLA-E-Mediated NK and CD8+ T Cell Inhibition." *Nature Communications*. Vol. 10, no. 1. (2019): 2387. doi: 10.1038/s41467-019-10335-5.

93. Bevington M. "The Prevalence of People with Restricted Access to Work in Man-Made Electromagnetic Environments." *Journal of Environment and Health Science*. Vol. 5. (January 18, 2019.) doi: 10.15436/2378-6841.19.2402.

94. Irigaray P, Caccamo D, Belpomme D. "Oxidative Stress in Electrohypersensitivity SelfReporting Patients: Results of a Prospective in Vivo Investigation with Comprehensive Molecular Analysis." *International Journal of Molecular Medicine*. Vol. 42, no. 4. (October 2018): 1885–1898. doi: 10.3892/ijmm.2018.3774.

95. EHS & MCS Research and Treatment European Group. "Hypothesis of Common Patho-Physiological Mechanisms Accounting for the Co-Occurrence of EHS and MCS." Accessed April 4, 2019. http://www.ehs-mcs.org/en/patho-physiological-mechanisms_178.html.

96. De Luca C, Chung Sheun Thai J, Raskovic D, Cesareo E, Caccamo D, Trukhanov A, Korkina L. "Metabolic and Genetic Screening of Electromagnetic Hypersensitive Subjects as a Feasible Tool for Diagnostics and Intervention." *Mediators of Inflammation*. Vol. 2014, no. 2. (April 9, 2014). doi: 10.1155/2014/924184.

97. Golomb, BA. "Diplomats' Mystery Illness and Pulsed Radiofrequency/Microwave Radiation." *Neural Computation*. (September 5, 2018): 1–104. doi: 10.1162/neco_a_01133.

98. Omura Y, Losco M, Omura AK, Yamamoto S, Ishikawa H, Takeshige C, Shimotsuura Y, Muteki T. "Chronic or Intractable Medical Problems Associated with Prolonged Exposure to Unsuspected Harmful Environmental Electric, Magnetic or Electro-Magnetic Fields Radiating in the Bedroom or Workplace and Their Exacerbation by Intake of Harmful Light and Heavy Metals from Common Sources." *Acupuncture & Electro-Therapeutics Research*. Vol. 16, no. 3–4. (1991): 143–77.

99. Landgrebe M, Frick U, Hauser S, Hajak G, Langguth B. "Association of Tinnitus and Electromagnetic Hypersensitivity: Hints for a Shared Pathophysiology?" *PLoS One*. Vol. 4, no. 3. (March 27, 2009): e5026. doi: 10.1371/journal.pone.0005026.

100. Administrative Appeals Tribunal of Australia. "McDonald and Comcare." Last updated February 28, 2013. http://www7.austlii.edu.au/cgi-bin/viewdoc/au/cases/cth/aat/2013/105.html.

101. "Gadget 'Allergy': French Woman Wins Disability Grant." BBC News. August 27, 2015. https://www.bbc.com/news/technology-34075146.

102. Scott O'Connell. "Judge Rules in Favor of Southboro School in Wifi Sickness Case." *Worcester Telegram & Gazette*. https://www.telegram.com/news/20180611/judge-rules-in-favor-of-southboro-school-in-wifi-sickness-case.

103. Mascarenhas MN, Flaxman SR, Boerma T, Vanderpoel S, Stevens GA. "National,

Regional, and Global Trends in Infertility Prevalence since 1990: A Systematic Analysis of 277 Health Surveys." *PLoS Medicine*. Vol. 9, no. 12. (December 2012): e1001356. doi: 10.1371/journal.pmed.1001356.

104. Brugh VM, Lipshultz LI. "Male Factor Infertility: Evaluation and Management." *Medical Clinics of North America*. Vol. 88. no. 2. (March 2004): 367–85. doi: 10.1016/S0025-7125(03)00150-0.Hirsh A. "Male Subfertility." BMJ. Vol. 327. (2003): 669. doi: 10.1136/bmj.327.7416.669.

105. Philips A, Philips J. "The Adverse Effects of Electromagnetic Fields on Reproduction." EMFFields.org. (2013). http://www.powerwatch.org.uk/library/downloads/emf-reproduction-2014-03.pdf.

106. Wertheimer N, Leeper E. "Possible Effects of Electric Blankets and Heated Waterbeds on Fetal Development." *Bioelectromagnetics*. Vol. 7, no. 1. (1986): 13–22. doi: 10.1002/bem.2250070103.

107. Mascarenhas MN, Flaxman SR, Boerma T, Vanderpoel S, Stevens GA. "National, Regional, and Global Trends in Infertility Prevalence Since 1990: A Systematic Analysis of 277 Health Surveys." *PLoS Medicine*. Vol 9, no. 12. (December 2012): e1001356. doi: 10.1371/journal.pmed.1001356.

108. Carlsen E, Giwercman A, Keiding N, Skakkebæk NE. "Evidence for Decreasing Quality of Semen During Past 50 years." *BMJ*. Vol. 305, no. 6854. (September 12, 1992): 609–613. doi: 10.1136/bmj.305.6854.609.

109. Gorpinchenko I, Nikitin O, Banyra O, Shulyak A. "The Influence of Direct Mobile Phone Radiation on Sperm Quality." *Central European Journal of Urology*. Vol. 67, no. 1. (2014): 65–71. doi: 10.5173/ceju.2014.01.art14.

110. Agarwal A, Deepinder F, Sharma RK, Ranga G, Li J. "Effect of Cell Phone Usage on Semen Analysis in Men Attending Infertility Clinic: An Observational Study." *Fertility and Sterility*. Vol. 89. (2008): 124–128. doi: 10.1016/j.fertnstert.2007.01.166.

111. Agarwal A, Desai NR, Makker K, Varghese A, Mouradi R, Sabanegh E, Sharma R. "Effects of Radiofrequency Electromagnetic Waves (RF-EMW) from Cellular Phones on Human Ejaculated Semen: An in Vitro Pilot Study." *Fertility and Sterility*. Vol. 92, no. 4. (October 2009): 1318–1325. doi: 10.1016/j.fertnstert.2008.08.022.

112. Li DK, Yan B, Li Z, Gao E, Miiao M, Gong D, Weng X, Ferber JR, Yuan W. "Exposure to Magnetic Fields and the Risk of Poor Sperm Quality." *Reproductive Toxicology*. Vol. 29, no. 1. (January 2010): 86–92. doi: 10.1016/j.reprotox.2009.09.004.

113. Kesari KK, Agarwal A, Henkel R. "Radiations and Male Fertility." *Reproductive Biology and Endocrinology*. Vol. 16, no. 1. (December 9, 2018): 118. doi: 10.1186/s12958-018-0431-1.

114. Adams JA, Galloway TS, Mondal D, Esteves SC, Mathews M. "Effect of Mobile Telephones on Sperm Quality: A Systematic Review and Meta-Analysis." *Environment International*. Vol. 70. (September 2014): 106-112. doi: 10.1016/j.envint.2014.04.015.

La Vignera S, Condorelli RA, Vicari E, D'Agata R, Calogero AE. "Effects of the Exposure to Mobile Phones on Male Reproduction: A Review of the Literature." *Journal of Andrology*. Vol. 33, no. 3. (May–June 2012): 350–6. doi: 10.2164/jandrol.111.014373.

Desai NR, Kesari KK, Agarwal A. "Pathophysiology of Cell Phone Radiation: Oxidative Stress and Carcinogenesis with Focus on Male Reproductive System." *Reproductive Biology and Endocrinology*. Vol. 7. (October 22, 2009): 114. doi: 10.1186/1477-7827-7-114.

Dama MS, Bhat MN. "Mobile Phones Affect Multiple Sperm Quality Traits: A Meta-Analysis." *F1000 Research*. Vol. 2. (February 12, 2013): 40. doi: 10.12688/f1000research.2-40.v1.

Liu K, Li Y, Zhang G, Liu J, Cao J, Ao L, Zhang S. "Association between Mobile Phone Use and Semen Quality: A Systemic Review and Meta-Analysis." *Andrology*. Vol. 2. (2014): 491–501. doi: 10.1111/j.2047-2927.2014.00205.x.

Houston B, Nixon B, King B, De Iuliis G, Aitken R. "The Effects of Radiofrequency Electromagnetic Radiation on Sperm Function." *Reproduction*. Vol. 152, no. 6. (2016): R263-R276. doi: 10.1530/REP-16-0126.

La Vignera S, Condorelli RA, Vicari E, D'Agata R, Calogero AE. "Effects of the Exposure to Mobile Phones on Male Reproduction: A Review of the Literature." *Journal of Andrology*. Vol. 33, no. 3. (May–June 2012): 350–6. doi: 10.2164/jandrol.111.014373.

115. Santini SJ, Cordone V, Falone S, Mijit M, Tatone C, Amicarelli F, Di Emidio G. "Role of Mitochondria in the Oxidative Stress Induced by Electromagnetic Fields: Focus on Reproductive Systems." *Oxidative Medicine and Cellular Longevity*. Vol. 2018, no. 3. (November 2018): article ID 5076271. doi: 10.1155/2018/5076271.

116. Kesari KK, Behari J. "Evidence for Mobile Phone Radiation Exposure Effects on Reproductive Pattern of Male Rats: Role of ROS." *Electromagnetic Biology and Medicine*. Vol. 31, no. 3. (September 2012): 213–22. doi: 10.3109/15368378.2012.700292.

117. Meena R, Kumari K, Kumar J, Rajamani P, Verma HN, Kesari KK. "Therapeutic Approaches of Melatonin in Microwave Radiations-Induced Oxidative Stress-Mediated Toxicity on Male Fertility Pattern of Wistar Rats." *Electromagnetic Biology and Medicine*. Vol. 33, no. 2. (June 2014): 81–91.

118. Simon Khalaf and Lali Kesiraju. "U.S. Consumers Time-Spent on Mobile Crosses 5 Hours a Day." *Flurry Analytics Blog*. March 2, 2017. https://www.flurry.com/blog/post/157921590345/us-consumers-time-spent-on-mobile-crosses-5.

119. Xu YQ, Li BH, Cheng HM. "High-Frequency Electromagnetic Field Exposure on Reproductive and Endocrine Functions of Female Workers." [Article in Chinese.] *Zhonghua Lao Dong Wei Sheng Zhi Ye Bing Za Zhi (Chinese Journal of Industrial Hygiene and Occupational Diseases)*. Vol. 26, no. 6. (2008): 332–5.

120. Wojsiat J, Korczyński J, Borowiecka M, Żbikowska HM. "The Role of Oxidative Stress in Female Infertility and in Vitro Fertilization." [Article in Polish.] *Postepy Higieny i Medycyny Doswiadczalnej*. Vol. 71. (May 9, 2017): 359–366.

121. Gul A, Çelebi H, Uğraş S. "The Effects of Microwave Emitted by Cellular Phones on Ovarian Follicles in Rats." *Archives of Gynecology and Obstetrics*. Vol. 280. (November 2009): 729–33. doi: 10.1007/s00404-009-0972-9.

122. Augner C, Hacker GW. "Are People Living Next to Mobile Phone Base Stations More Strained? Relationship of Health Concerns, Self-Estimated Distance to Base Station, and Psychological Parameters." *Indian Journal of Occupational and Environmental Medicine*. Vol. 13, no. 3. (2009): 141–5. doi: 10.4103/0019-5278.58918. Augner C, Hacker GW, Oberfeld G, Florian M, Hitzl W, Hutter J, Pauser G. "Effects of Exposure to GSM Mobile Phone Base Station Signals on Salivary Cortisol, Alpha-Amylase, and Immunoglobulin A." *Biomedical and Environmental Sciences*. Vol. 23, no. 3. (June 2010): 199–207. doi: 10.1016/S0895-3988(10)60053-0.

123. Mary Brophy Marcus. "Stress May Diminish a Woman's Fertility, Study Suggests." HealthDay. March 24, 2014. Lynch CD, Sundaram R, Maisog JM, Sweeney AM, Buck Louis GM. "Preconception Stress Increases the Risk of Infertility: Results from a Couple-Based Prospective Cohort Study—the LIFE Study." *Human Reproductive*. Vol. 29, no. 5. (May 2014): 1067–75. doi: 10.1093/humrep/deu032.

124. Li D-K, Chen H, Ferber JR, Odouli R, Quesenberry C. "Exposure to Magnetic Field Non-Ionizing Radiation and the Risk of Miscarriage: A Prospective Cohort Study." *Scientific Reports*. Vol. 7, no. 1. (2017): 17541. doi: 10.1038/s41598-017-16623-8.

125. Li D-K, Odouli R, Wi S, Janevic T, Golditch I, Bracken TD, Senior R, Rankin R, Iriye R. "A Population-Based Prospective Cohort Study of Personal Exposure to Magnetic Fields During Pregnancy and the Risk of Miscarriage." *Epidemiology*. Vol. 13, no. 1. (January 2002): 9–20. Lee GM, Neutra RR, Hristova L, Yost M, Hiatt RA. "A Nested Case-Control Study of Residential and Personal Magnetic Field Measures and Miscarriages." *Epidemiology*. Vol. 13, no. 1. (January 2002): 21–31.

126. Chen H, Qu Z, Liu W. "Effects of Simulated Mobile Phone Electromagnetic Radiation on Fertilization and Embryo Development." *Fetal and Pediatric Pathology*. Vol. 36, no. 2. (April 2017): 123–9. doi: 10.1080/15513815.2016.1261974.

6장. 전자기장으로 인한 손상을 어떻게 치유할 것인가?

1. Hopp AK, Grüter P, Hottiger MO. "Regulation of Glucose Metabolism by NAD+ and ADP-Ribosylation." *Cells*. Vol. 8, no. 8. (August 2019): 890. doi: 10.3390/cells8080890.

2. Virág L, Szabo C. "The Therapeutic Potential of Poly(ADP-ribose) Polymerase Inhibitors." *Pharmacological Reviews*. Vol. 54, no. 3. (September 2002): 375–429.

3. Shall S, de Murcia G. "Poly(ADP-ribose) Polymerase-1: What Have We Learned from the Deficient Mouse Model?" *Mutation Research*. Vol. 460, no. 1. (June 30, 2000): 1–15.

4. Alemasova EE, Lavrik OI. "Poly(ADP-ribosyl)ation by PARP1: Reaction Mechanism and Regulatory Proteins." *Nucleic Acids Research*. Vol. 47, no. 8. (February 25, 2019): 3811–3827. doi: 10.1093/nar/gkz120.

5. Schraufstatter IU, Hinshaw DB, Hyslop PA, Spragg RG, Cochrane CG. "Oxidant Injury of Cells. DNA Strand-Breaks Activate Polyadenosine Diphosphate-Ribose Polymerase and Lead to Depletion of Nicotinamide Adenine Dinucleotide." *Journal of Clinical Investigation*. Vol. 77, no. 4. (April 1, 1986): 1312–1320. doi: 10.1172/JCI112436.

6. Bai P. "PARP-1 Inhibition Increases Mitochondrial Metabolism through SIRT1 Activation." *Cell Metabolism*. Vol. 13, no. 4. (April 6, 2011): 461–46.

7. Pirinen E, Cantó C, Jo YS, Morato L, Zhang H, Menzies KJ, Williams EG, Mouchiroud L, Moullan N, Hagberg C, Li W, Timmers S, Imhof R, Verbeek J, Pujol A, van Loon B, Viscomi C, Zeviani M, Schrauwen P, Sauve AA, Schoonjans K, Auwerx J. "Pharmacological Inhibition of Poly(ADP-Ribose) Polymerases Improves Fitness and Mitochondrial Function in Skeletal Muscle." *Cell Metabolism*. Vol. 19, no. 6. (June 3, 2014): 1034–41. doi: 10.1016/j.cmet.2014.04.002.

8. Massudi H, Grant R, Braidy N, Guest J, Farnsworth B, Guillemin GJ. "Age-Associated Changes in Oxidative Stress and NAD+ Metabolism in Human Tissue." *PLoS One*. Vol. 7, no. 7. (2012): e42357.

9. Braidy N, Guillemin GJ, Mansour H, Chan-Ling T, Poljak A, Grant R. "Age Related Changes in NAD+ Metabolism, Oxidative Stress, and Sirt1 Activity in Wistar Rats." *PLoS One*. Vol. 6, no. 4. (April 26, 2011): e19194.

10. Makvandi M, Sellmyer MA, Mach RH. "Inflammation and DNA Damage: Probing Pathways to Cancer and Neurodegeneration." *Drug Discovery Today: Technologies*. Vol. 25. (November 2017): 37–43. doi: 10.1016/j.ddtec.2017.11.001.

11. Berger, F. "The New Life of a Centenarian: Signalling Functions of NAD(P)." *Trends in Biochemical Sciences*. Vol. 29, no. 3. (2004): 111–118. doi: 10.1016/

j.tibs.2004.01.007.

12. Warburg O, Pyridine CW. "Pyridine, the Hydrogen Transfusing Component of Fermentative Enzymes." *Helvetica Chimica Acta*. Vol. 19. (1936): 79–88.

13. Sinclair DA, Guarente L. "Unlocking the Secrets of Longevity Genes." *Scientific American*. Vol. 294, no. 3. (March 2006): 48–51, 54–7.

14. Romani M. "Niacin: An Old Lipid Drug in a New NAD+ Dress." Journal of Lipid Research. Vol. 60, no. 4. (April 2019): 741–746. doi: 10.1194/jlr.S092007.

15. Braidy N, Berg J, Clement J, Khorshidi F, Poliak A, Javasena T, Grant R, Sachdev P. "Role of NAD+ and Related Precursors as Therapeutic Targets for Age-Related Degenerative Diseases: Rationale, Biochemistry, Pharmacokinetics, and Outcomes." *Antioxidants & Redox Signal*. Vol. 30, no. 2. (January 10, 2019): 251–294. doi: 10.1089/ars.2017.7269.

16. Ansari HR, Raghava GP. "Identification of NAD Interacting Residues in Proteins." *BMC Bioinformatics*. Vol. 11. (March 30, 2010): 160.

17. Placzek S, Schomburg I, Chang A, Jeske L, Ulbrich M, Tillack J, Schomburg D. "BRENDA in 2017: New Perspectives and New Tools in BRENDA." *Nucleic Acids Research*. Vol. 45. (January 4, 2017): D380–D388.

18. Conze D, Brenner C, Kruger CL. "Safety and Metabolism of Long-Term Administration of NIAGEN (Nicotinamide Riboside Chloride) in a Randomized, Double-Blind, Placebo-Controlled Clinical Trial of Healthy Overweight Adults." *Scientific Reports*. Vol. 9, no. 1. (July 5, 2019): 9772. doi: 10.1038/s41598-019-46120-z.

19. Canto C, Menzies KJ, and Auwerx J. "NAD(+) Metabolism and the Control of Energy Homeostasis: A Balancing Act Between Mitochondria and the Nucleus." *Cellular Metabolism*. Vol. 22. (2015): 31–53.

20. Won SJ, Choi BY, Yoo BH, Sohn M, Ying W, Swanson R, Suh SW. "Prevention of Traumatic Brain Injury Induced Neuron Death by Intranasal Delivery of NAD+." *Journal of Neurotrauma*. Vol. 29, no. 7. (May 1, 2012): 1401–1409.

21. Zhang M, Ying W. "NAD Deficiency Is a Common Central Pathological Factor of a Number of Diseases and Aging: Mechanisms and Therapeutic Implications." *Antioxidants & Redox Signaling*. (February 7, 2018.)

22. Hosseini L, Vafaee MS, Mahmoudi J, Badalzadeh R. "Nicotinamide Adenine Dinucleotide Emerges as a Therapeutic Target in Aging and Ischemic Conditions." *Biogerontology*. (March 5, 2019). doi: 10.1007/s10522-019-09805.

23. Csiszar A, Tarantini S, Yabluchanskiy A, Balasubramanian P, Kiss T, Farkas E, Baur JA, Ungvari ZI. "Role of Endothelial NAD+ Deficiency in Age-Related Vascular Dysfunction." *American Journal of Physiology-Heart and Circulatory Physiology*.

(2019). doi: 10.1152/ajpheart.00039.2019.

24. Poulos LH, Poulos TL. "Structure-Function Studies on Nitric Oxide Synthases." *Journal of Inorganic Biochemistry*. Vol. 99, no. 1. (January 2005): 293–305.

25. Bradshaw P. "Cytoplasmic and Mitochondrial NADPH-Coupled Redox Systems in the Regulation of Aging." *Nutrients*. Vol. 11, no. 3. (February 27, 2019): 504. doi: 10.3390/nu11030504.

26. Placzek S, Schomburg I, Chang A, Jeske L, Ulbrich M, Tillack J, Schomburg D. "BRENDA in 2017: New Perspectives and New Tools in BRENDA." *Nucleic Acids Research*. Vol. 45. (January 4, 2017): D380–D388.

27. Curtis W, Kemper ML, Miller AL, Pawlosky R, King MT, Veech RL. "Mitigation of Damage from Reactive Oxygen Species and Ionizing Radiation by Ketone Body Esters." In *Ketogenic Diet and Metabolic Therapies: Expanded Roles in Health and Disease*. (Masino SA, ed.). Oxford University Press, Oxford. 2017. Pages 254–270.

28. Harman D. "Free Radical Theory of Aging: An Update: Increasing the Functional Life Span." *Annals of the New York Academy of Sciences*. Vol. 1067. (May 2006): 10–21.

29. LaBaron TW, Laher I, Kura B, Slezak J. "Hydrogen Gas: From Clinical Medicine to an Emerging Ergogenic Molecule for Sports Athletes." *Canadian Journal of Physiology and Pharmacology*. (April 10, 2019.) doi: 10.1139/cjpp-2019-0067.

30. Selman C, McLaren JS, Meyer C, Duncan JS, Redman P, Collins AR, Duthie GG, Speakman JR. "Life-Long Vitamin C Supplementation in Combination with Cold Exposure Does Not Affect Oxidative Damage or Lifespan in Mice, but Decreases Expression of Antioxidant Protection Genes." *Mechanisms of Ageing and Development*. Vol. 127, no. 12. (December 2006): 897–904.

31. Ernst IM, Pallauf K, Bendall JK, Paulsen L, Nikolai S, Huebbe P, Roeder T, Rimbach G. "Vitamin E Supplementation and Lifespan in Model Organisms." *Ageing Research Reviews*. Vol. 12, no. 1. (January 2013): 365–375. doi: 10.1016/j.arr.2012.10.002.

32. Bradshaw P. "Cytoplasmic and Mitochondrial NADPH-Coupled Redox Systems in the Regulation of Aging." *Nutrients*. Vol. 11, no. 3. (February 27, 2019): 504. doi: 10.3390/nu11030504.

33. Zhu XH, Lu M, Lee BY, Ugurbil K, Chen W. "In Vivo NAD Assay Reveals the Intracellular NAD Contents and Redox State in Healthy Human Brain and Their Age Dependences." *Proceedings of the National Academy of Sciences of the United States of America*. Vol. 112, no. 9. (March 3, 2015): 2876–2881.

34. Pollak N, Dolle C, Ziegler M. "The Power to Reduce: Pyridine Nucleotides—

Small Molecules with a Multitude of Functions." *Biochemistry Journal*. Vol. 402. (March 1, 2007): 205–218. doi: 10.1042/BJ20061638.

35. Panday A, Sahoo MK, Osorio D, Batra S. "NADPH Oxidases: An Overview from Structure to Innate Immunity-Associated Pathologies." *Cellular & Molecular Immunology*. Vol. 12, no. 1. (January 12, 2015): 5–23. doi: 10.1038/cmi.2014.89.

36. Brandes RP, Kreuzer J. "Vascular NADPH Oxidases: Molecular Mechanisms of Activation." *Cardiovascular Research*. Vol. 65, no. 1. (January 1, 2005): 16–27.

37. Bradshaw P. "Cytoplasmic and Mitochondrial NADPH-Coupled Redox Systems in the Regulation of Aging." *Nutrients*. Vol. 11, no. 3. (February 27, 2019): 504. doi: 10.3390/nu11030504.

38. Pacher P, Beckman JS, Liaudet L. "Nitric Oxide and Peroxynitrite in Health and Disease." *Physiological Reviews*. Vol. 87, no. 1. (January 2007): 315–424.

39. Slezák J, Kura B, Frimmel K, Zálešák M, Ravingerová T, Viczenczová C, Okruhlicová Ľ, Tribulová N. "Preventive and Therapeutic Application of Molecular Hydrogen in Situations with Excessive Production of Free Radicals." *Physiological Research*. Vol. 65, no. 1. (September 19, 2016): S11-S28.

40. Ohta S. "Molecular Hydrogen as a Novel Antioxidant: Overview of the Advantages of Hydrogen for Medical Applications." *Methods in Enzymology*. Vol. 555. (2015): 289–317. doi: 10.1016/bs.mie.2014.11.038.

41. Zhai X, Chen X, Ohta S, and Sun X. "Review and Prospect of the Biomedical Effects of Hydrogen." *Medical Gas Research*. Vol. 4, no 1. (2014): 19. doi: 10.1186/s13618-014-0019-6.

42. Gao Q, Song H, Wang XT, Liang Y, Xi YJ, Gao Y, Guo QJ, LeBaron T, Luo YX, Li SC, Yin X, Shi HS, Ma YX. "Molecular Hydrogen Increases Resilience to Stress in Mice." *Scientific Reports*. Vol. 7, no. 1. (2017): 9625. doi: 10.1038/s41598-017-10362-6.

43. Sato Y, Kajiyama S, Amano A, Kondo Y, Sasaki T, Handa S, Takahashi R, Fukui M, Hasegawa G, Nakamura N, Fujinawa H, Mori T, Ohta M, Obayashi H. Maruyama N, Ishigami A. "Hydrogen-Rich Pure Water Prevents Superoxide Formation in Brain Slices of Vitamin C-Depleted SMP30/GNL Knockout Mice." *Biochemical and Biophysical Research and Communications*. Vol. 375, no. 3. (October 24, 2008): 346–350. doi: 10.1016/j.bbrc.2008.08.020.

44. LeBaron TW, Laher I, Kura B, Slezak J. "Hydrogen Gas: From Clinical Medicine to an Emerging Ergogenic Molecule for Sports Athletes." *Canadian Journal of Physiology and Pharmacology*. Vol. 97, no. 9. (September 2019): 797–807. doi: 10.1139/cjpp-2019-0067.

45. Kang KM, Kang YN, Choi IB, Gu Y, Kawamura T, Toyoda Y, Nakao A. "Effects

of Drinking Hydrogen-Rich Water on the Quality of Life of Patients Treated with Radiotherapy for Liver Tumors." *Medical Gas Research.* 2011 Jun 7; 1 (1): 11. doi: 10.1186/2045-9912-1-11.

46. Yang Q, Ji G, Pan R, Zhao Y, Yan P. "Protective Effect of Hydrogen-Rich Water on Liver Function of Colorectal Cancer Patients Treated with mFOLFOX6 Chemotherapy." *Molecular and Clinical Oncology.* Vol. 7, no. 5. (November 2017): 891–896. doi: 10.3892/mco.2017.1409.

47. Batra V, Kislay B. "Mitigation of Gamma-Radiation Induced Abasic Sites in Genomic DNA by Dietary Nicotinamide Supplementation: Metabolic Up-Regulation of NAD+ Biosynthesis." *Mutation Research/Fundamental and Molecular Mechanisms of Mutagenesis.* Vol. 749, no. 1–2. (2013): 28–38.
Braidy N, Guillemin GJ, Mansour H, Chan-Ling T, Poljak A, Grant R. "Age Related Changes in NAD+ Metabolism Oxidative Stress and Sirt1 Activity in Wistar Rats." *PLoS One.* Vol. 6, no. 4. (April 26, 2011): e19194.

48. Sheng C, Chen H, Wang B, Liu T, Hong Y, Shao J, He X, Ma Y, Nie H, Liu N, Xia W, Ying W. "NAD+ Administration Significantly Attenuates Synchrotron Radiation X-Ray-Induced DNA Damage and Structural Alterations of Rodent Testes." *International Journal of Physiology, Pathophysiology and Pharmacology.* Vol. 4, no. 1. (2012): 1–9.

49. Ma Y, Nie H, Sheng C, Chen H, Wang B, Liu T, Shao J, He X, Zhang T, Zheng C, Xia W, and Ying W. "Roles of Oxidative Stress in Synchrotron Radiation X-Ray-Induced Testicular Damage of Rodents." *International Journal of Physiology Pathophysiology and Pharmacology.* Vol. 4, no. 2. (2012): 108–114.

50. Fessel JP, Oldham W. "Pyridine Dinucleotides from Molecules to Man." *Antioxidants & Redox Signaling.* Vol. 28, no. 3. (January 20, 2018): 180–212.

51. Rajman L, Chwalek K, Sinclair DA. "Therapeutic Potential of NAD-Boosting Molecules: The in Vivo Evidence." *Cellular Metabolism.* Vol. 27, no. 3. (March 6, 2018): 529–547.

52. Erdelyi K, Bakondi E, Gergely P, Szabo C, Virag L. "Pathophysiologic Role of Oxidative Stress-Induced Poly(ADP-ribose) Polymerase-1 Activation: Focus on Cell Death and Transcriptional Regulation." *Cellular and Molecular Life Sciences.* Vol. 62, no. 7–8. (April 2005): 751–759.

53. Clement J, Wong M, Poljak A, Sachdev P, Braidy N. "The Plasma NAD+ Metabolome Is Dysregulated in 'Normal' Aging. *Rejuvenation Research.* Vol. 22, no. 2. (April 2019): 121–130. doi: 10.1089/rej.2018.2077.

54. Laliotis GP, BizelisI, Rogdakis R. "Comparative Approach of the de novo Fatty Acid Synthesis (Lipogenesis) between Ruminant and Non Ruminant Mammalian Species: From Biochemical Level to the Main Regulatory Lipogenic Genes." *Current*

Genomics. Vol. 11, no. 3. (May 2010): 168–183. doi: 10.2174/138920210791110960.

55. Fang EF, Lautrup S, Hou Y, Demarest TG, Croteau DL, Mattson MP, Bohr VA. "NAD(+) in Aging: Molecular Mechanisms and Translational Implications." *Trends in Molecular Medicine*. Vol. 23, no. 10. (October 2017): 899–916. doi: 10.1016/j.molmed.2017.08.001.

56. Katsyuba E, Auwerx J. "Modulating NAD(+) Metabolism, from Bench to Bedside." *EMBO Journal*. Vol. 36, no. 18. (September 15, 2017): 2670–2683. doi: 10.15252/embj.201797135.

57. Rajman L, Chwalek K, Sinclair DA. "Therapeutic Potential of NAD-Boosting Molecules: The in vivo Evidence." *Cellular Metabolism*. Vol. 27, no. 3. (March 6, 2018): 529–547.

58. Yoshino J, Baur JA, Ima SI. "NAD(+) Intermediates: The Biology and Therapeutic Potential of NMN and NR." *Cellular Metabolism*. Vol. 27, no. 3. (March 6, 2018): 513–528.

59. Grant RS, Kapoor V. "Murine Glial Cells Regenerate NAD, After Peroxide-Induced Depletion, Using Either Nicotinic Acid, Nicotinamide, or Quinolinic Acid as Substrates." *Journal of Neurochemistry*. Vol. 70, no. 4. (April 1998): 1759–1763.

60. Elvehjem CA, Madden RJ, Strong FM, Woolley DW. "The Isolation and Identification of the Anti-Black Tongue Factor." *Nutrition Reviews*. Vol. 32, no. 2. (February 1974): 48–50.

61. Mannar V, Hurrell R., editors. *Food Fortification in a Globalized World*. London: Academic Press/Elsevier, 2017.

62. Kirkland JB. "Niacin Status and Treatment-Related Leukemogenesis." *Molecular Cancer Therapeutics*. Vol. 8, no. 4. (April 2009): 725–732.

63. Kirkland JB. "Niacin Status Impacts Chromatin Structure." *Journal of Nutrition*. Vol. 139, no. 12. (December 2009): 2397–2401.

64. Kirkland JB. "Niacin Status and Genomic Instability in Bone Marrow Cells; Mechanisms Favoring the Progression of Leukemogenesis." *Subcellular Biochemistry*. Vol. 56. (2012): 21–3.

65. Kirkland JB. "Niacin Requirements for Genomic Stability." *Mutation Research*. Vol. 733, no. 1–2. (May 1, 2012): 14–20.

66. Menon RM, Gonzalez MA, Adams MH, Tolbert DS, Leu JH, Cefali EA. "Effect of the Rate of Niacin Administration on the Plasma and Urine Pharmacokinetics of Niacin and Its Metabolites." *Journal of Clinical Pharmacology*. Vol. 47, no. 6. (June 2007): 681–68.

67. Peled T. "Nicotinamide, a SIRT1 Inhibitor, Inhibits Differentiation and Facilitates Expansion of Hematopoietic Progenitor Cells with Enhanced Bone Marrow Homing and Engraftment." *Experimental Hematology*. Vol. 40, no. 4. (April 2012): 342–55.

68. Gaikwad A, Long DJ 2nd, Stringer JL, Jaiswal AK. "In Vivo Role of NAD(P) H:Quinone Oxidoreductase 1 (NQO1) in the Regulation of Intracellular Redox State and Accumulation of Abdominal Adipose Tissue." *Journal of Biological Chemistry*. Vol. 276, no. 25. (June 22, 2001); 22559–64.

69. Yaku K, Okabe K, Nakagawa T. "NAD Metabolism: Implications in Aging and Longevity." *Ageing Research Reviews*. Vol. 47. (November 2018): 11–7. doi: 10.1016/j.arr.2018.05.006.

70. Müller F. "Flavin Radicals: Chemistry and Biochemistry." *Free Radical Biology and Medicine*. Vol. 3, no. 3. (1987): 215–30.

71. Garber K. "Biochemistry: A Radical Treatment." *Nature*. Vol. 489. (2012) S4–6.

72. Mathew ST, Bergström P, Hammarsten O. "Repeated Nrf2 Stimulation Using Sulforaphane Protects Fibroblasts from Ionizing Radiation." *Toxicology and Applied Pharmacology*. Vol. 276, no. 3. (May 2014): 188–194.

73. Reisman SA, Lee CY, Meyer CJ, Proksch JW, Sonis ST, Ward KW. "Topical Application of the Synthetic Triterpenoid RTA 408 Protects Mice from Radiation-Induced Dermatitis." *Radiation Research*. Vol. 181, no. 5. (May 2014): 512–520.

74. Iranshahy M, Iranshahi M, Abtahi SR, Karimi G. "The Role of Nuclear Factor Erythroid 2-Related Factor 2 in Hepatoprotective Activity of Natural Products: A Review." *Food and Chemical Toxicology*. Vol. 120. (October 2018): 261–276. doi: 10.1016/j.fct.2018.07.024.

75. O'Connell MA, Hayes JD. "The Keap1/Nrf2 Pathway in Health and Disease: From the Bench to the Clinic." *Biochemical Society Transactions*. Vol. 43. (2015): 687–689.

76. Marik PE, Khangoora V, Rivera R, Hooper MH, Catravas J. "Hydrocortisone, Vitamin C, and Thiamine for the Treatment of Severe Sepsis and Septic Shock: A Retrospective Before-After Study." *Chest*. Vol. 151, no. 6. (June 2017): 1229–1238. doi: 10.1016/j.chest.2016.11.036.

77. Hershey TB, Kahn JM. "State Sepsis Mandates—A New Era for Regulation of Hospital Quality." *New England Journal of Medicine*. Vol. 376, no. 24. (June 15, 2017): 2311–2313. doi: 10.1056/NEJMp1611928.

78. Shin TG, Kim YJ, Ryoo SM, Hwang SY, Jo IJ, Chung SP, Choi SH, Suh GJ, Kim WY. "Early Vitamin C and Thiamine Administration to Patients with Septic Shock in Emergency Departments: Propensity Score-Based Analysis of a Before-and-After

Cohort Study." *Journal of Clinical Medicine*. Vol. 8, no. 1. (January 16, 2019): E102. doi: 10.3390/jcm8010102.

79. Balakrishnan M, Gandhi H, Shah K, Pandya H, Patel R, Keshwani S, Yadav N. "Hydrocortisone, Vitamin C and Thiamine for the Treatment of Sepsis and Septic Shock Following Cardiac Surgery." *Indian Journal of Anaesthesia*. Vol. 62, no. 12. (December 2018): 934-939. doi: 10.4103/ija.IJA_361_18.

80. Marik PE. "Hydrocortisone, Ascorbic Acid and Thiamine (HAT Therapy) for the Treatment of Sepsis. Focus on Ascorbic Acid." *Nutrients*. Vol. 10, no. 11. (November 14, 2018): E1762. doi: 10.3390/nu10111762.

81. Moskowitz A, Andersen LW, Huang DT, Berg KM, Grossestreuer AV, Marik PE, Sherwin RL, Hou PC, Becker LB, Cocchi MN, Doshi P, Gong J, Sen A, Donnino MW. "Ascorbic Acid, Corticosteroids, and Thiamine in Sepsis: A Review of the Biologic Rationale and the Present State of Clinical Evaluation." *Critical Care*. Vol. 22, no. 1. (October 29, 2018): 283. doi: 10.1186/s13054-018-2217-4.

82. Surh YJ, Kundu JK, Na HK. "Nrf2 as a Master Redox Switch in Turning on the Cellular Signaling Involved in the Induction of Cytoprotective Genes by Some Chemopreventive Phytochemicals." *Planta Medica*. Vol. 74, no. 13. (October 2008): 1526–39.

83. Nakagawa F, Morino K, Ugi S, Ishikado A, Kondo K, Sato D, Konno S, Nemoto K, Kusunoki C, Sekine O, Sunagawa A, Kawamura M, Inoue N, Nishio Y, Maegawa H. "4-Hydroxy Hexenal Derived from Dietary n-3 Polyunsaturated Fatty Acids Induces Anti-Oxidative Enzyme Heme Oxygenase-1 in Multiple Organs." *Biochemical and Biophysical Research Communications*. Vol. 443, no. 3. (2014): 991–996.

84. Kumar H, Kim IS, More SV, Kim BW, Choi DK. "Natural Product-Derived Pharmacological Modulators of Nrf2/ARE Pathway for Chronic Diseases." *Natural Products Reports*. Vol. 31, no. 1. (January 2014): 109–139.

85. Lewis KN, Mele J, Hayes JD, Buffenstein R. "Nrf2, a Guardian of Healthspan and Gatekeeper of Species Longevity." *Integrative and Comparative Biology*. Vol. 50, no. 5. (November 2010): 829–843.

86. Kapeta S, Chondrogianni N, Gonos ES. "Nuclear Erythroid Factor 2-Mediated Proteasome Activation Delays Senescence in Human Fibroblasts." *Journal of Biological Chemistry*. Vol. 285, no. 11. (March 12, 2010): 8171–8184.

87. Jódar L, Mercken EM, Ariza J, Younts C, González-Reyes JA, Alcaín FJ, Burón I, de Cabo R, Villalba JM. "Genetic Deletion of Nrf2 Promotes Immortalization and Decreases Life Span of Murine Embryonic Fibroblasts." *Journals of Gerontology. Series A: Biological Sciences and Medical Sciences*. Vol. 66A, no. 3. (March 2011): 247–256.

88. Takahashi A, Ohtani N, Yamakoshi K, Iida S, Tahara H, Nakayama K, Nakayama KI, Ide T, Saya H, Hara E. "Mitogenic Signalling and the p16INK4a-Rb Pathway Cooperate to Enforce Irreversible Cellular Senescence." *Nature Cell Biology*. Vol. 8, no. 11. (2006): 1291–1297.

89. Gounder SS, Kannan S, Devadoss D, Miller CJ, Whitehead KJ, Odelberg SJ. Firpo MA, Paine R 3rd, Hoidal JR, Abel ED, Rajasekaran NS. "Impaired Transcriptional Activity of Nrf2 in Age-Related Myocardial Oxidative Stress Is Reversible by Moderate Exercise Training." *PLoS One*. Vol. 7, no. 9. (2012): e45697.

90. Pall ML, Levine S. "Nrf2, a Master Regulator of Detoxification and also Antioxidant, Anti-Inflammatory and Other Cytoprotective Mechanisms, Is Raised by Health Promoting Factors." *Sheng Li Xue Bao (Acta Physiologica Sinica)*. Vol. 67, no. 1. (February 25, 2015): 1–18.

91. Pearson KJ, Lewis KN, Price NL, Chang JW, Perez E, Cascajo MV, Tamashiro KL, Poosala S, Csiszar A, Ungvari Z, Kensler TW, Yamamoto M, Egan JM, Longo DL, Ingram DK, Navas P, de Cabo R. "Nrf2 Mediates Cancer Protection but Not Prolongevity Induced by Caloric Restriction." Proceedings of the National Academy of Sciences of the United States of America. Vol. 105, no. 7. (2008):2325–2330.

92. Bishop NA, Guarente L. "Two Neurons Mediate Diet-Restriction-Induced Longevity in C. Elegans." *Nature*. Vol. 447, no. 7144. (2007): 545–549.

93. Sykiotis GP, Habeos IG, Samuelson AV, Bohmann D. "The Role of the Antioxidant and Longevity-Promoting Nrf2 Pathway in Metabolic Regulation." *Current Opinions in Clinical Nutrition and Metabolic Care*. Vol. 14, no. 1. (January 2011): 41–48.

94. Martín-Montalvo A, Villalba JM, Navas P, de Cabo R. "NRF2, Cancer and Calorie Restriction." *Oncogene*. Vol. 30, no. 5. (February 3, 2011): 505–520.

95. Ungvari Z, Parrado-Fernandez C, Csiszar A, de Cabo R. "Mechanisms Underlying Caloric Restriction and Lifespan Regulation: Implications for Vascular Aging." *Circulation Research*. Vol. 102, no. 5. (March 14, 2008): 519–528.

96. Lei P, Tian S, Teng C, Huang L, Liu X, Wang J, Zhang Y, Li B, Shan Y. "Sulforaphane Improves Lipid Metabolism by Enhancing Mitochondrial Function and Biogenesis in Vivo and In Vitro." *Molecular Nutrition & Food Research*. Vol. 63, no. 4. (February 2019): e1800795. doi: 10.1002/mnfr.201800795.

97. Huang DD, et al "Nrf2 Deficiency Exacerbates Frailty and Sarcopenia by Impairing Skeletal Muscle Mitochondrial Biogenesis and Dynamics in an Age-Dependent Manner." *Experimental Gerontology*. Vol. 119. (January 25, 2019): 617–3. doi: 10.1016/j.exger.2019.01.022.

98. Piechota-Polanczyk A, Kopacz A, Kloska D, Zgrapan B, Neumayer C, Grochot-

Przeczek A, Huk I, Brostjan C, Dulak J, Jozkowicz A."Simvastatin Treatment Upregulates HO-1 in Patients with Abdominal Aortic Aneurysm but Independently of Nrf2." *Oxidative Medicine and Cellular Longevity*. Vol. 2018, no. 28. (March 2018.) doi: 10.1155/2018/2028936.

99. Smith RE, Tran K, Smith CC, McDonald M, Shejwalkar P, Hara K"The Role of the Nrf2/ARE Antioxidant System in Preventing Cardiovascular Diseases." *Oxidative Medicine and Cellular Longevity*. Vol. 4, no. 4. (December 2016): 34.

100. Jang HJ, Hong EM, Kim M, Kim JH, Jang J, Park SW, Byun HW, Koh DH, Choi MH, Kae SH, Lee J. "Simvastatin Induces Heme Oxygenase-1 via NF-E2-Related Factor 2 (Nrf2) Activation through ERK and PI3K/Akt Pathway in Colon Cancer." *Oncotarget*. Vol. 7, no. 29. (July 19, 2016): 46219-46229. doi: 10.18632/oncotarget.10078.

101. Leonardo CC, Doré S. "Dietary Flavonoids Are Neuroprotective through Nrf2-Coordinated Induction of Endogenous Cytoprotective Proteins." *Nutritional Neuroscience*. Vol. 14, no. 5. (September 2011): 226–236. doi: 10.1179/1476830511Y.0000000013.

102. Kumar H, Kim IS, More SV, Kim BW, Choi DK. "Natural Product-Derived Pharmacological Modulators of Nrf2/ARE Pathway for Chronic Disease." *Natural Products Reports*. Vol. 31, no. 1. (January 2014): 109–139.

103. Baird L, Dinkova-Kostova AT. "The Cytoprotective Role of the Keap1-Nrf2 Pathway." *Archives of Toxicology*. Vol. 85, no. 4. (April 2011): 241–272.

104. Gao B, Doan A, Hybertson BM. "The Clinical Potential of Nrf2 Signaling in Degenerative and Immunological Disorders." *Journal of Clinical Pharmacology*. Vol. 6. (2014): 19–34.

105. Sandberg M, Patil J, D'Angelo B, Weber SG, Mallard C. "NRF2-Regulation in Brain Health and Disease: Implication of Cerebral Inflammation." *Neuropharmacology*. Vol. 79. (2014): 298–306. doi: 10.1016/j.neuropharm.2013.11.004.

106. Seo HA, Lee IK. "The Role of Nrf2: Adipocyte Differentiation, Obesity, and Insulin Resistance." *Oxidative Medicine and Cellular Longevity*. Vol. 2013. (2013): 184598.

107. Pedruzzi LM, Stockler-Pinto MB, Leite M Jr., Mafra D. "Nrf2-keap1 System Versus NF-κB: The Good and the Evil in Chronic Kidney Disease?" *Biochimie*. Vol. 94, no. 12. (December 2012): 2461–2466. doi: 10.1016/j.biochi.2012.07.015.

108. Smolarek AK, So JY, Thomas PE, Lee HJ, Paul S, Dombrowski A, Wang CX, Saw CL, Khor TO, Kong AN, Reuhl K, Lee MJ, Yang CS, SUh N. "Dietary Tocopherols Inhibit Cell Proliferation, Regulate Expression of ERα, PPARγ, and Nrf2, and Decrease Serum Inflammatory Markers During the Development of Mammary

Hyperplasia." *Molecular Carcinogenesis*. Vol. 52. (2013): 514–525. doi: 10.1002/mc.21886.

109. Chen L, Yang R, Qiao W, Zhang W, Chen J, Mao L, Goltzman D, Miao D. "1,25-Dihydroxyvitamin D Exerts an Antiaging Role by Activation of Nrf2-Antioxidant Signaling and Inactivation of p16/p53-Senescence Signaling." *Aging Cell*. Vol. 18. (March 24, 2019): e 12951. doi: 10.1111/acel.12951.

110. Chen H, Xie K, Han H, Li Y, Liu L, Yang T, Yu Y. "Molecular Hydrogen Protects Mice Against Polymicrobial Sepsis by Ameliorating Endothelial Dysfunction via an Nrf2/HO-1 Signaling Pathway." *International Immunopharmacology*. Vol. 28, no. 1. (September 2015): 643–54.

111. Yu J, Zhang W, Zhang R, Jiang G, Tang H, Ruan X, Ren P, Lu B. "Molecular Hydrogen Attenuates Hypoxia/Reoxygenation Injury of Intrahepatic Cholangiocytes by Activating Nrf2 Expression." *Toxicology Letters*. Vol. 238, no. 3. (November 4, 2015): 11–9. doi: 10.1016/j.toxlet.2015.08.010.

112. Kawamura T, Wakabayashi N, Shigemura N, Huang CS, Masutani K, Tanaka Y, Noda K, Peng X, Takahashi T, Billiar TR, Okumura M, Toyoda Y, Kensler TW, Nakao A. "Hydrogen Gas Reduces Hyperoxic Lung Injury via the Nrf2 Pathway in Vivo." *American Journal of Physiology-Lung Cellular and Molecular Physiology*. Vol. 304, no. 10. (May 15, 2013): L646–L656. doi: 10.1152/ajplung.00164.2012.

113. Huang C, Wu J, Chen D, Jin J, Wu Y, Chen Z. "Effects of Sulforaphane in the Central Nervous System." *European Journal of Pharmacology*. Vol. 853. (June 15, 2019): 153–168. doi: 10.1016/j.ejphar.2019.03.010.

114. Singh S, Dubey V, Meena A, Siddiqui L, Maruya AK, Luqman S. "Rutin Restricts Hydrogen Peroxide-Induced Alterations by Up-Regulating the Redox-System: An in Vitro, in Vivo and in Silico Study." *European Journal of Pharmacology*. Vol. 835. (July 31, 2018): 115–125. doi: 10.1016/j.ejphar.2018.07.055.

115. Tian R. "Rutin Ameliorates Diabetic Neuropathy by Lowering Plasma Glucose and Decreasing Oxidative Stress via Nrf2 Signaling Pathway in Rats." *European Journal of Pharmacology*. Vol. 771. (January 15, 2016): 84–92. doi: 10.1016/j.ejphar.2015.12.021.

116. Chaiprasongsuk A, Onkoksoong T, Pluemsamran T, Limsaengurai S, Panich U. "Photoprotection by Dietary Phenolics against Melanogenesis through Nrf2-Dependent Antioxidant Responses." *Redox Biology*. Vol. 8. (August 2016): 79–90.doi: 10.1016/j.redox.2015.12.006.

117. Lee YJ, Lee DM, Lee SH. "Nrf2 Expression and Apoptosis in Quercetin-Treated Malignant Mesothelioma Cells" *Molecules and Cells*. Vol. 38, no. 5. (May 31, 2015): 416–425. doi: 10.14348/molcells.2015.2268.

118. Sun GY, Chen Z, Jasmer KJ, Chuang DY, Gu Z, Hannink M, Simonyi A. "Quercetin Attenuates Inflammatory Responses in BV-2 Microglial Cells: Role of MAPKs on the Nrf2 Pathway and Induction of Heme Oxygenase-1." *PLoS One*. Vol. 10, no. 10. (October 27, 2015): e0141509. doi: 10.1371/journal.pone.0141509.

119. Jin Y, Huang ZL, Li L, Yang Y, Wang CH, Wang ZT, Ji LL. "Quercetin Attenuates Toosendanin-Induced Hepatotoxicity through Inducing the Nrf2/GCL/ GSH Antioxidant Signaling Pathway." *Acta Pharmacologica Sinica*. Vol. 40, no. 1. (January 2019): 75–85. doi: 10.1038/s41401-018-0024-8.

120. Miltonprabu S, Tomczyk M, Skalicka-Wózniak K, Rastrelli L, Daglia M, Nabavi SF, Alavian SM, Nabavi SM. "Hepatoprotective Effect of Quercetin: From Chemistry to Medicine." *Food and Chemical Toxicology*. Vol. 108, Part B. (October 2017): 365–374. doi: 10.1016/j.fct.2016.08.034.

121. Iranshahy M, Iranshsahi M, Abtahi SR, Karimi G. "The Role of Nuclear Factor Erythroid 2-Related Factor 2 in Hepatoprotective Activity of Natural Products: A Review." *Food and Chemical Toxicology*. Vol. 120. (October 2018): 261–276. doi: 10.1016/j.fct.2018.07.024.

122. Lu C, Zhang F, Xu W, Wu X, Lian N, Jin H, Chen Q, Chen L, Shao J, Wu L, Lu Y, Zheng S. "Curcumin Attenuates Ethanol-Induced Hepatic Steatosis through Modulating Nrf2/FXR Signaling in Hepatocytes." *IUBMB Life*. Vol. 67, no. 8. (August 2015 Aug): 645–58. doi: 10.1002/iub.1409.

123. Chen B, Zhang Y, Wang Y, Rao J, Jiang X, Xu Z. "Curcumin Inhibits Proliferation of Breast Cancer Cells through Nrf2-Mediated Down-Regulation of Fen1 Expression." *Journal of Steroid Biochemistry and Molecular Biology*. Vol. 143. (September 2014): 11–8. doi: 10.1016/j.jsbmb.2014.01.009.

124. Zhang H, Zheng W, Feng X, Yang F, Qin H, Wu S, Hou DX, Chen J. "Nrf2–ARE Signaling Acts as Master Pathway for the Cellular Antioxidant Activity of Fisetin." *Molecules*. Vol. 24, no. 4. (2018): 708. doi: 10.3390/molecules24040708.

125. Elshaer M, Chen Y, Wang XJ, Tang X. "Resveratrol: An Overview of Its Anti-Cancer Mechanisms." *Life Sciences*. Vol. 207. (August 15, 2018): 340–349. doi: 10.1016/j.lfs.2018.06.028.

126. Cheng L, Jin Z, Zhao R, Ren K, Deng C, Yu S. "Resveratrol Attenuates Inflammation and Oxidative Stress Induced by Myocardial Ischemia-Reperfusion Injury: Role of Nrf2/ARE Pathway." *International Journal of Clinical and Experimental Medicine*. Vol. 8, no. 7. (2015): 10420–10428.

127. Singh B, Shoulson R, Chatterjee A, Ronghe A, Bhat NK, Dim DC, Bhat HK. "Resveratrol Inhibits Estrogen-Induced Breast Carcinogenesis through Induction of NRF2-Mediated Protective Pathways." *Carcinogenesis*. 2014 Aug; 35 (8): 1872–1880. doi: 10.1093/carcin/bgu120.

128. Kanzaki H, Shinohara F, Itohiya-Kasuya K, Ishikawa M, Nakamura Y. "Nrf2 Activation Attenuates Both Orthodontic Tooth Movement and Relapse." *Journal of Dental Research*. Vol. 94, no. 6. (June 2015): 787–94. doi: 10.1177/0022034515577814. Kanlaya R, Khamchun S, Kapincharanon C, Thongboonkerd V. "Protective Epigallocatechin-3-Gallate (EGCG) via Nrf2 Pathway against Oxalate-Induced Epithelial Mesenchymal Transition (EMT) of Renal Tubular Cells." *Scientific Reports*. Vol. 6. (2016): 30233. doi: 10.1038/srep30233.

129. Wang D, Wang Y, Wan X, Yang CS, Zhang J. "Green Tea Polyphenol(-)-Epigallocatechin-3-Gallate Triggered Hepatotoxicity in Mice: Responses of Major Antioxidant Enzymes and the Nrf2 Rescue Pathway." *Toxicology and Applied Pharmacology*. Vol. 283, no. 1. (February 15, 2015): 65–74. doi: 10.1016/j.taap.2014.12.018.

130. Ibid.

131. Massini L, Rico D, Martin-Diana A, Barry-Ryan C. "Valorisation of Apple Peels." *European Journal of Food Research & Review*. Vol. 3, no. 1. (2013): 1–15. doi: 10.21427/D7R32T.

132. Shoji T, Akazome Y, Kanda T, Ikeda M. "The Toxicology and Safety of Apple Polyphenol Extract." *Food and Chemical Toxicology*. Vol. 42, no. 6. (2004): 959– 967.

133. Li Y, Guo C, Yang J, Wei J, Xu J, Cheng S. "Evaluation of Antioxidant Properties of Pomegranate Peel Extract in Comparison with Pomegranate Pulp Extract." *Food Chemistry*. Vol. 96, no. 2. (2006): 254–260. doi: 10.1016/j.foodchem.2005.02.033.

134. Zhai X. Zhu C, Zhang Y, Sun J, Alim A, Yang X. "Chemical Characteristics, Antioxidant Capacities and Hepatoprotection of Polysaccharides from Pomegranate Peel." *Carbohydrate Polymers*. Vol. 202. (December 15, 2018): 461–469. doi: 10.1016/j.carbpol.2018.09.013.

135. Imperatori F, Barlozzari G, Scardigli A, Romani A, Macri G, Polinori N, Berni R, Santi L. "Leishmanicidal Activity of Green Tea Leaves and Pomegranate Peel Extracts on L. infantum." *Natural Products Research*. (June 4, 2018): 1–7. doi: 10.1080/14786419.2018.1481841.

136. Ho CY, Cheng YT, Chau CF, Yen GC. "Effect of Diallyl Sulfide on in Vitro and in Vivo Nrf2-Mediated Pulmonic Antioxidant Enzyme Expression via Activation ERK/p38 Signaling Pathway." *Journal of Agricultural and Food Chemistry*. Vol. 60. (2012): 100–107. doi: 10.1021/jf203800d.

137. Colín-González AL, Santana RA, Silva-Islas CA, Chánez-Cárdenas ME, Santamaría A, Maldonado PD. "The Antioxidant Mechanisms Underlying the Aged Garlic Extract and S-Allylcysteine-Induced Protection." *Oxidative Medicine and Cellular Longevity*. Vol. 2012, no. 3. (May 2012): 907162. doi: 10.1155/2012/907162.

138. Hsieh TC, Elangovan S, Wu JM. "Differential Suppression of Proliferation in MCF-7 and MDA-MB-231 Breast Cancer Cells Exposed to Alpha-, Gamma- and Delta-Tocotrienols Is Accompanied by Altered Expression of Oxidative Stress Modulatory Enzymes." *Anticancer Research*. Vol. 30. (2010): 4169–4176.

139. Sontag TJ, Parker RS. "Influence of Major Structural Features of Tocopherols and Tocotrienols on Their Omega-Oxidation by Tocopherol-Omega-Hydroxylase." *Journal of Lipid Research*. Vol. 48, no. 5. (May 2007): 1090–1098.

140. Esatbeyoglu T, Rodriguez-Werner M, Schlösser A, Winterhalter P, Rimbach G. "Fractionation, Enzyme Inhibitory and Cellular Antioxidant Activity of Bioactives from Purple Sweet Potato (Ipomoea Batatas)." *Food Chemistry*. Vol. 221. (April 15, 2017): 447–456. doi: 10.1016/j.foodchem.2016.10.077.

141. Hwang YP, Choi JH, Choi JM, Chung YC, Jeong HG. "Protective Mechanisms of Anthocyanins from Purple Sweet Potato Against Tert-Butyl Hydroperoxide-Induced Hepatotoxicity." *Food and Chemical Toxicology*. Vol. 49, no. 9. (September 2011): 2081–9. doi: 10.1016/j.fct.2011.05.021.

142. Hwang YP, Choi JH, Yun HJ, Han EH, Kim HG, Kim JY, Park BH, Khanal T, Choi JM, Chung YC, Jeong HG. "Anthocyanins from Purple Sweet Potato Attenuate Dimethylnitrosamine-Induced Liver Injury in Rats by Inducing Nrf2-Mediated Antioxidant Enzymes and Reducing COX-2 and iNOS Expression." *Food and Chemical Toxicology*. Vol. 49, no. 1. (January, 2011): 93–9. doi: 10.1016/j.fct.2010.10.002.

143. Wu Q, Wang HD, Zhang X, Yu Q, Li W, Zhou ML, Wang XL."Astaxanthin Activates Nuclear Factor Erythroid-Related Factor 2 and the Antioxidant Responsive Element (Nrf2-ARE) Pathway in the Brain after Subarachnoid Hemorrhage in Rats and Attenuates Early Brain Injury." *Marine Drugs*. Vol. 12, no. 12. (December 2014): 6125–6141. doi: 10.3390/md12126125.

144. Saw CL, Yang AY, Guo Y, Kong AN. "Astaxanthin and Omega-3 Fatty Acids Individually and in Combination Protect Against Oxidative Stress via the Nrf2-ARE Pathway." *Food and Chemical Toxicology*. Vol. 62. (December 2013): 869–75. doi: 10.1016/j.fct.2013.10.023.

145. Feng Y, Chu A, Luo Q, Wu M, Shi X, Chen Y. "The Protective Effect of Astaxanthin on Cognitive Function via Inhibition of Oxidative Stress and Inflammation in the Brains of Chronic T2DM Rats." *Frontiers in Pharmacology*. Vol. 9. (July 2018): 748. doi: 10.3389/fphar.2018.00748.

146. Saito H. "Toxico-Pharmacological Perspective of the Nrf2- Keap1 Defense System against Oxidative Stress in Kidney Diseases." *Biochemical Pharmacology*. Vol. 85, no. 7. (April 2013): 865–872. doi: 10.1016/j.bcp.2013.01.006.

147. Pedruzzi LM, Stockler-Pinto MB, Leite M Jr, Mafra D. "Nrf2-keap1 System

Versus NF-κB: The Good and the Evil in Chronic Kidney Disease?" *Biochimie*. Vol. 94, no. 12. (December 2012): 2461–2466. doi: 10.1016/j.biochi.2012.07.015.

148. Loboda A, Rojczyk-Golebiewska E, Bednarczyk-Cwynar B, Lucjusz Z, Jozkowicz A, Dulak J. "Targeting nrf2-Mediated Gene Transcription by Triterpenoids and Their Derivatives." *Biomolecules & Therapeutics (Seoul)*. Vol. 20. (2012): 499–505. doi: 10.4062/biomolther.2012.20.6.499.

149. Vomhof-Dekrey EE, Picklo MJ Sr. "The Nrf2-Antioxidant Response Element Pathway: A Target for Regulating Energy Metabolism." *Journal of Nutritional Biochemistry*. Vol. 23, no. 10. (October 2012): 1201–1206. doi: 10.1016/j.jnutbio.2012.03.005.

150. Liby KT, Sporn MB. "Synthetic Oleanane Triterpenoids: Multifunctional Drugs with a Broad Range of Applications for Prevention and Treatment of Chronic Disease." *Pharmacological Reviews*. Vol. 64, no. 4. (October 2012): 972–1003. doi: 10.1124/pr.111.004846.

151. Jiang XY, Zhu XS, Xu HY, Zhao ZX, Li SY, Li SZ, Cai JH, Cao JM. "Diallyl Trisulfide Suppresses Tumor Growth through the Attenuation of Nrf2/Akt and Activation of p38/JNK and Potentiates Cisplatin Efficacy in Gastric Cancer Treatment." *Acta Pharmacologica Sinica*. Vol. 38, no. 7. (July 2017): 1048-1058. doi: 10.1038/aps.2016.176.

152. Yang CM, Huang SM, Liu CL, Hu ML. "Apo-8'-Lycopenal Induces Expression of HO-1 and NQO-1 via the ERK/p38- Nrf2-ARE Pathway in Human HepG2 Cells." *Journal of Agricultural and Food Chemistry*. Vol. 60, no. 6. (February 2012): 1576–1585. doi: 10.1021/jf204451n.

153. Linnewiel K, Ernst H, Caris-Veyrat C, Ben-Dor A, Kampf A, Salman H, Danilenko M, Levy J, Sharoni Y. "Structure Activity Relationship of Carotenoid Derivatives in Activation of the Electrophile/Antioxidant Response Element Transcription System." *Free Radical Biology & Medicine*. Vol. 47, no. 5. (September 2009): 659–667.

154. Zhang M, Wang S, Mao L, Leak RK, Shi Y, Zhang W, Hu X, Sun B, Cao G, Gao Y, Xu Y, Chen J, Zhang F. "Omega-3 Fatty Acids Protect the Brain against Ischemic Injury by Activating Nrf2 and Upregulating Heme Oxygenase 1." *Journal of Neuroscience*. Vol. 34. (2014): 1903–1915. doi: 10.1016/j.freeradbiomed.2009.06.008.

155. Nakagawa F, Morino K, Ugi S, Ishikado A, Kondo K, Sato D, Konno S, Nemoto K, Kusunoki C, Sekine O, Sunagawa A, Kawamura M, Inoue N, Nishio Y, Maegawa H. "4-Hydroxy Hexenal Derived from Dietary n-3 Polyunsaturated Fatty Acids Induces Anti-Oxidative Enzyme Heme Oxygenase-1 in Multiple Organs." *Biochemistry and Biophysical Research Communications*. Vol. 43. (2014): 991–996. doi: 10.1016/j.bbrc.2013.12.085.

156. Maher J, Yamamoto M. "The Rise of Antioxidant Signaling—The Evolution and Hormetic Actions of Nrf2." *Toxicology in Applied Pharmacology*. Vol. 244, no. 1. (April 2010): 4–15.

157. Ahmadi Z, Ashrafizadeh M. "Melatonin as a Potential Modulator of Nrf2." *Fundamental & Clinical Pharmacology*. (July 8, 2019). doi: 10.1111/fcp.12498.

158. Uwitonze AM, Razzaque MS. "Role of Magnesium in Vitamin D Activation and Function." *Journal of the American Osteopathic Association*. Vol. 118, no. 3. (March 1, 2018): 181–189. doi: 10.7556/jaoa.2018.037.

159. Houston M. "The Role of Magnesium in Hypertension and Cardiovascular Disease." *Journal of Clinical Hypertension (Greenwich)*. Vol. 13, no. 11. (November 2011): 843–7. doi: 10.1111/j.1751-7176.2011.00538.x.

160. Bertinato J. "Magnesium Deficiency: Prevalence, Assessment, and Physiological Effects." *Handbook of Famine, Starvation, and Nutrient Deprivation*. December 2016. doi: 10.1007/978-3-319-40007-5_6-1.

161. Liu G, Weinger JG, Lu ZL, Xue F, Sadeghpour S. "Efficacy and Safety of MMFS-01, a Synapse Density Enhancer, for Treating Cognitive Impairment in Older Adults: A Randomized, Double-Blind, Placebo-Controlled Trial." *Journal of Alzheimer's Disease*. Vol. 49, no. 4. (2016): 971–90.

7장. 전자기장 노출을 줄이는 방법

1. Wall S, Wang ZM, Kendig T, Dobraca D, Lipsett M. "Real-World Cell Phone Radiofrequency Electromagnetic Field Exposures." *Environmental Research*. Vol. 171. (April 2019): 581–592. doi: 10.1016/j.envres.2018.09.015.

2. Havas M, Illiatovitch M, Proctor C. "Teacher Student Response to the Removal of Dirty Electricity." Presented at 3rd International Workshop on the Biological Effects of EMFS, October 4–8, 2004. Kos, Greece. http://electricalpollution.com/documents/WWcolour.pdf.

3. Wilkins A, Veitch J, Lehman B. "LED Lighting Flicker and Potential Health Concerns: IEEE Standard PAR1789 Update." Institute of Electrical and Electronics Engineers. September 1, 2010. Doi: 10.1109/ECCE.2010.5618050.https://ece.northeastern.edu/groups/power/lehman/Publications/Pub2010/2010_9_Wilkins.pdf

4. David Goldman. "Your Samsung TV Is Eavesdropping on Your Private Conversations." CNN Business. February 10, 2015. https://money.cnn.com/2015/02/09/technology/security/samsung-smart-tv-privacy/index.html.

5. Matt Day, Giles Turner, and Natalia Drozdiak. "Amazon Workers Are Listening to What You Tell Alexa." Bloomberg. April 10, 2019. https://www.bloomberg.com/

news/articles/2019-04-10/is-anyone-listening-to-you-on-alexa-a-global-team-reviews-audio.

6. Samuel Burke. "Google Admits Its New Smart Speaker Was Eavesdropping on Users." CNN Business. October 12, 2017. https://money.cnn.com/2017/10/11/technology/google-home-mini-security-flaw/index.html.

7. Davies N, Griffin DW. "Effect of Metal-Framed Spectacles on Microwave Radiation Hazards to the Eyes of Humans." *Medical and Biological Engineering and Computing*. Vol. 27, no. 22. (March 1989): 191–97.

8. "How Safe Is a Wireless Baby Monitor?" CBS Local 2, posted by EMFAnalysis on November 22, 2014. https://www.youtube.com/watch?v=1WONwXP5lvM.

9. "EMF Radiation Blocked! Smart Meter EMF Radiation Protection." Smart Meter Guard. January 24, 2013. https://www.youtube.com/watch?v=cmS5pVEZHzg.

8장. 지금부터 나아갈 길

1. Mark Hertsgaard and Mark Dowie. "How Big Wireless Made Us Think That Cell Phones Are Safe: A Special Investigation." *The Nation*. March 29, 2018. https://www.thenation.com/article/how-big-wireless-made-us-think-that-cell-phones-are-safe-a-special-investigation/.

2. Sarah Ryle. "Insurers Balk at Risk from Phones." *The Guardian*. April 10, 1999. https://www.theguardian.com/uk/1999/apr/11/sarahryle.theobserver.

3. "Lloyd's Emerging Risks Team Report." November 2010, version 2.0. http://s3.amazonaws.com/ceakes-production/file_attachments/25/lloyds_of_london_emf_final_november_2010.pdf. (From https://www.joneakes.com/jons-fixit-database/2235-lloyds-of-london-bails-out-of-the-cell-phone-health-debate.)

4. MedSurance A&M Policy Document. U.S. Version 3.2 CFC Underwriting (backed by Lloyd's of London). http://www.eperils.com/pol/cfc-a&mcmb-v32.pdf.

5. Available from the company's website, at https://investor.crowncastle.com/financial-information/annual-reports.

6. Timothy Schoechle, Ph.D. "Re-Inventing Wires: The Future of Landlines and Networks." The National Institute for Science, Law, and Public Policy. 2008. http://electromagnetichealth.org/wp-content/uploads/2018/02/ReInventing-Wires-1-25-18.pdf.

부록 A. 과량의 과산화아질산이 입히는 손상

1. Pacher P, Beckman JS, Liaudet L. "Nitric Oxide and Peroxynitrite in Health and Disease." *Physiological Reviews*. Vol. 87, no. 1. (January 2007): 315-424. doi: 10.1152/physrev.00029.2006.

2. Arteel GE, Briviba K, Sies H. "Protection Against Peroxynitrite." *FEBS Letters*. Vol. 445, no. 2-3. (1999): 226–230. doi: 10.1016/s0014-5793(99)00073-3.

3. Salvemini D, Doyle TM, Cuzzocrea S. "Superoxide, Peroxynitrite and Oxidative/Nitrative Stress in Inflammation." *Biochemical Society Transactions*. Vol. 34, part 5. (November 2006): 965-70. doi: 10.1042/BST0340965.

4. Bartesaghi S, Radi R. "Fundamentals on the Biochemistry of Peroxynitrite and Protein Tyrosine Nitration." *Redox Biology*. Vol. 14. (April 2018): 618–625. doi: 10.1016/j.redox.2017.09.009.

5. Choudhari S, Chaudhary M, Badge S, Gadbail AR, Joshi V. "Nitric Oxide and Cancer: A Review." *World Journal of Surgical Oncology*. Vol. 11. (May 30, 2013): 118. doi: 10.1186/1477-7819-11-118.

6. Singh IN, Sullivan PG, Hall ED. "Peroxynitrite-Mediated Oxidative Damage to Brain Mitochondria: Protective Effects of Peroxynitrite Scavengers." *Journal of Neuroscience Research*. Vol. 85, no. 10. (August 1, 2007): 2216-2223. doi: 10.1002/jnr.21360.

7. Cai Z, Yan LJ. "Protein Oxidative Modifications: Beneficial Roles in Disease and Health." *Journal of Biochemical and Pharmacological Research*. Vol. 1, no. 1. (March 2013): 15-26.

8. Nita M, Grzybowski A. "The Role of the Reactive Oxygen Species and Oxidative Stress in the Pathomechanism of the Age-Related Ocular Diseases and Other Pathologies of the Anterior and Posterior Eye Segments in Adults." *Oxidative Medicine and Cellular Longevity*. Vol. 2016. (2016): 3164734. doi: 10.1155/2016/3164734.

9. MacMillan-Crow LA, Thompson JA. "Tyrosine Modifications and Inactivation of Active Site Manganese Superoxide Dismutase Mutant (Y34F) by Peroxynitrite." *Archives of Biochemistry and Biophysics*. Vol. 366, no. 1. (June 1, 1999): 82-88. doi: 10.1006/abbi.1999.1202.

10. Van der Veen RC, Roberts LJ. "Contrasting Roles for Nitric Oxide and Peroxynitrite in the Peroxidation of Myelin Lipids." *Journal of Neuroimmunology*. Vol. 95, no. 1-2. (March 1, 1999): 1-7. doi: 10.1016/s0165-5728(98)00239-2.

11. Schmidt P, Youhnovski N, Daiber A, Balan A, Arsic M, Bachschmid M, Przybylski M, Ullrich V. "Specific Nitration at Tyrosine 430 Revealed by High

Resolution Mass Spectrometry as Basis for Redox Regulation of Bovine Prostacyclin Synthase." *Journal of Biological Chemistry*. Vol. 278, no. 15. (April 11, 2003): 12813-12819. doi: 10.1074/jbc.M208080200.

12. Bartesaghi S, Radi R. "Fundamentals on the Biochemistry of Peroxynitrite and Protein Tyrosine Nitration." *Redox Biology*. Vol. 14. (April 2018): 618–625. doi: 10.1016/j.redox.2017.09.009.

13. Lee DY, Wauquier F, Eid AA, Roman LJ, Ghosh-Choudhury G, Khazim K, Block K, Gorin Y. "NADPH Oxidase Mediates Peroxynitrite-Dependent Uncoupling of Endothelial Nitric-Oxide Synthase and Fibronectin Expression in Response to Angiotensin II: Role of Mitochondrial Reactive Oxygen Species." *Journal of Biological Chemistry*. Vol. 288, no. 40 (October 4, 2013): 28668-28686. doi: 10.1074/jbc.M113.470971.

14. Gochman E, Mahajna J, Reznick AZ. "NF-κB Activation by Peroxynitrite through IκBα-Dependent Phosphorylation versus Nitration in Colon Cancer Cells." *Anticancer Research*. Vol. 31, no. 5. (May 2011): 1607-1617.

15. Kuzkaya N, Weissmann N, Harrison DG, Dikalov S. "Interactions of Peroxynitrite with Uric Acid in the Presence of Ascorbate and Thiols: Implications for Uncoupling Endothelial Nitric Oxide Synthase." *Biochemical Pharmacology*. Vol. 70, no. 3. (August 1, 2005): 343-354. doi: 10.1016/j.bcp.2005.05.009.

16. Pall ML. "The NO/ONOO-Cycle as the Central Cause of Heart Failure." *International Journal of Molecular Sciences*. Vol. 14, no. 11. (November 2013): 22274–22330. doi: 10.3390/ijms141122274.

17. Case AJ. "On the Origin of Superoxide Dismutase: An Evolutionary Perspective of Superoxide-Mediated Redox Signaling." *Antioxidants* (Basel). Vol. 6, no. 4 (October 30, 2017): 82. doi: 10.3390/antiox6040082.

옮긴이 | 김보은

이화여자대학교 화학과를 졸업하고, 같은 학교 분자생명과학부 대학원을 졸업했다. 가톨릭의과
대학에서 의생물과학 박사학위를 마친 뒤 바이러스 연구실에서 근무했다. 글밥 아카데미를 수료
한 후 현재 바른번역에서 전문 번역가로 활동 중이다. 옮긴 책으로는 『케톤하는 몸』, 『GOOD CAL-
ORIES, BAD CALORIES』(공역), 『GMO 사피엔스의 시대』, 『더 커넥션』, 『슈퍼 유전자』, 『크리스퍼가
온다』 등이 있으며, 《한국 스켑틱》 번역에 참여하고 있다.

5G의 역습

1판 1쇄 찍음 2021년 9월 1일
1판 1쇄 펴냄 2021년 9월 15일

지은이 | 조셉 머콜라
옮긴이 | 김보은
발행인 | 박근섭
책임편집 | 장 미
펴낸곳 | 판미동

출판등록 | 2009. 10. 8 (제2009-000273호)
주소 | 135-887 서울 강남구 신사동 506 강남출판문화센터 5층
전화 | 영업부 515-2000 **편집부** 3446-8774 **팩시밀리** 515-2007
홈페이지 | panmidong.minumsa.com

도서 파본 등의 이유로 반송이 필요할 경우에는 구매처에서 교환하시고
출판사 교환이 필요할 경우에는 아래 주소로 반송 사유를 적어 도서와 함께 보내주세요.
06027 서울 강남구 도산대로 1길 62 강남출판문화센터 6층 민음인 마케팅부

한국어판 ⓒ ㈜민음인, 2021. Printed in Seoul, Korea
ISBN 979-11-5888-978-4 13510

판미동은 민음사 출판 그룹의 브랜드입니다.